高等医学教育课程改革规划教材

供医药类本科学生学习、研究生入学、专科生和成人自学考试复习使用

# 药理学学习指导

主　编：云　宇　龙　榕

副主编：杨建宇　王　蕾　秦渝兵　罗海芸

编　者（按姓氏汉语拼音排序）

郭　英　和丽芬　后文俊　黄　宁

李　晨　龙　榕　罗海芸　马加庆

马文婕　孙海梅　王　蕾　秦渝兵

杨　泳　杨建宇　云　宇

科学出版社

北　京

# 内 容 简 介

本书归纳总结了多本药理学教材中涉及的主要知识点，同时参照了近年来各类考试中所涉及的药理学试题模式进行编写。全书共分四十四章，每章包括大纲要求、学习要点、复习思考题 3 部分，【大纲要求】部分参考了全国高等医学院校药理学教材的教学大纲、执业医师及执业药师药理学部分的考试大纲，【学习要点】部分归纳了药理学的基本内容，重点突出，强调"笔记式"框架的构建，【复习题】包括单选题、多选题、判断题、填空题、名词解释、问答题和案例题 6 种题型，多角度、多层次突出重点内容，有助于同学记忆，适宜复习和考前训练使用。

本书可供医药类本科学生学习、研究生入学、专科生和成人自学考试、执业医师和执业药师考试复习使用，也可供本专业教师教学及命题使用。

**图书在版编目（CIP）数据**

药理学学习指导/ 云宇，龙榕主编. —北京：科学出版社，2016.1
高等医学教育课程改革规划教材
ISBN 978-7-03-047168-0

Ⅰ．药… Ⅱ．①云… ②龙… Ⅲ．药理学－高等职业教育－教学参考资料 Ⅳ．R96

中国版本图书馆 CIP 数据核字（2016）第 010474 号

责任编辑：张映桥 / 责任校对：刘小梅
责任印制：徐晓晨 / 封面设计：金舵手世纪

科 学 出 版 社 出版
北京东黄城根北街 16 号
邮政编码：100717
http://www.sciencep.com

北京虎彩文化传播有限公司 印刷

科学出版社发行　　各地新华书店经销
*

2016 年 1 月第 一 版　　开本：787×1092 1/16
2018 年 1 月第四次印刷　　印张：12 1/2
字数：296 000
**定价：29.80 元**
（如有印装质量问题，我社负责调换）

# 前　言

　　本书是应广大在校学生的需求编写而成的，同时兼顾了执业医师和执业药师考试涉及的药理学知识，以满足社会考生的需求。药理学是医学、药学专业中的重要基础课程之一，同时也是基础课程中较难学习的课程之一，覆盖内容较广，很多知识点不仅仅需要记忆，同时也需要深入理解，学习起来较困难。同时，医学教育改革后本课程学时数大大削减，学生需自主学习的内容大大增加，学习难度进一步加大。为了提高教学和自主学习效率，帮助学生学好本门课程，我系教师结合多年在教学实践中的丰富经验，对重要知识点进行归纳总结，编成本书，希望对学生的药理学学习能够起到事半功倍的作用。

　　本书归纳总结了多本药理学教材中涉及的主要知识点，同时参照了近年来各类考试中所涉及的药理学试题模式进行编写。全书共分四十四章，每章包括大纲要求、学习要点、复习思考题3部分，【大纲要求】部分参考了全国高等医学院校药理学教材的教学大纲、执业医师及执业药师药理学部分的考试大纲，【学习要点】部分归纳了药理学的基本内容，重点突出，强调"笔记式"框架的构建，【复习题】包括单选题、多选题、判断题、填空题、名词解释、问答题和案例题6种题型，多角度、多层次突出重点内容，有助于同学记忆，适宜复习和考前训练使用。本书在考察"三基"的前提下还提供案例的讨论，培养学生分析问题和解决问题的能力，提高了学生的自主学习效率。

　　由于编者经验、水平有限，在编写中难免会有错误或不当之处，恳请各位读者及同行专家批评指正。

云　宇

2015 年 8 月

# 目 录
# Contents

# 第一章

# 绪 论

1. **掌握** 药理学、药物、药物效应动力学、药物代谢动力学的定义。
2. **熟悉** 药理学的学科地位、任务。
3. **了解** 药理学的主要研究方法和发展简史。

**学习要点**

## 一、药理学、药物、药物效应动力学、药物代谢动力学的定义

药理学（pharmacology）：研究药物与机体（包括病原体）相互作用及作用规律的学科，其主要研究内容包括药物效应动力学和药物代谢动力学。

药物（drug）：能影响机体器官生理功能和（或）细胞代谢活动的化学物质，可用于预防、诊断、治疗疾病和计划生育目的，与毒物（poison）没有化学本质的区别。

药物效应动力学（pharmacodynamics，简称药效学）：研究药物对机体的作用，包括药物的药理效应、作用机制、临床应用及不良反应。

药物代谢动力学（pharmacokinetics，简称药代学）：研究机体对药物的作用，即药物在机体的影响下所发生的变化及其规律，包括药物的吸收、分布、代谢及排泄过程，特别是研究血药浓度随时间变化的规律等。

## 二、药理学的学科地位、任务

药理学是一门桥梁学科，其学科任务主要包括：①阐明药物与机体相互作用的基本规律和原理，指导临床合理用药；②为新药的研发提供实验资料；③为探索生命科学提供重要科学依据和研究方法。

## 三、药理学的研究方法

实验药理学方法：以清醒或麻醉的健康动物的正常器官、组织、细胞、亚细胞、受体分子和离子通道等为实验对象，进行药效学和药代学的研究。

实验治疗学方法：以病理模型动物或组织器官为实验对象，观察药物治疗作用的方法。

临床药理学方法：以健康志愿者或患者为研究对象，观察药物的药效学和药动学，对药物的疗效和安全性进行评价。

# 复习思考题

## 一、选择题

### （一）单项选择题

1. 药理学研究的是（　　）
   - A. 药物对机体的作用
   - B. 机体对药物的影响
   - C. 药物与机体间的相互作用
   - D. 药物的合理应用
   - E. 以上说法皆对

2. 药效学是研究（　　）
   - A. 在药物影响下机体功能的变化
   - B. 提高药物疗效的途径
   - C. 如何提高药物质量
   - D. 机体如何对药物进行处理
   - E. 药物的体内过程

3. 药代学是研究（　　）
   - A. 在药物影响下机体功能的改变
   - B. 药物的不良反应
   - C. 如何改进药物给药途径
   - D. 机体如何对药物进行处理
   - E. 药物的临床应用

4. 药物（　　）
   - A. 可以预防疾病　　B. 可以治疗疾病
   - C. 可以用于疾病的诊断
   - D. 与毒药无化学本质的区别
   - E. 以上说法皆对

5. 临床药理学的研究对象是（　　）
   - A. 离体器官　　B. 人体
   - C. 小鼠　　D. 大鼠
   - E. 以上说法皆对

### （二）多项选择题

6. 药理学的研究对象包括（　　）
   - A. 药物　　B. 人体
   - C. 病原体　　D. 肿瘤细胞
   - E. 药物结构

7. 药效学的研究内容包括（　　）
   - A. 在药物影响下机体功能的变化
   - B. 药物的不良反应　　C. 药物的临床应用
   - D. 机体如何对药物进行处理
   - E. 药物的体内过程

8. 药代学的研究内容包括（　　）
   - A. 血药浓度随时间变化的规律
   - B. 药物的药理效应
   - C. 药物的构效关系
   - D. 机体如何对药物进行处理
   - E. 药物的体内过程

9. 药理学的学科任务包括（　　）
   - A. 阐明药物与机体相互作用的基本规律和原理
   - B. 指导临床合理用药
   - C. 为新药的研发提供实验资料
   - D. 为探索生命科学提供重要科学依据和研究方法
   - E. 药物的不良反应

## 二、判断题

1. 药理学是专门研究药物的学科。
2. 药物的血药浓度随时间的变化规律是药效学的主要研究内容之一。
3. 药代学研究的是药物对机体的作用。
4. 药理学主要包括药代学和药效学。
5. 临床药理学的实验对象只包括患者。
6. 药物与毒药之间无化学本质的区别。

## 三、填空题

1. 药理学是研究_____与_____相互作用及作用规律的学科，其主要研究内容包括_____和_____。
2. 药理学的主要研究方法包括_____、_____和_____。
3. 药效学研究的是_____对_____的作用。
4. 被称为世界上第一部药典的书籍是_____代的_____。
5. 我国最早的本草著作是_____。

## 四、名词解释

1. pharmacology
2. pharmacokinetics
3. pharmacodynamics
4. drug

## 五、问答题

1. 什么是药理学？其研究的主要内容是什么？
2. 药理学的学科任务主要是什么？

（王　蕾）

# 第二章

# 药物效应动力学

**1. 掌握** ①药物的基本作用与药物作用两重性的区别。②药物治疗作用和不良反应概念，副作用概念及特性。③药物剂量与效应关系、量-效曲线及曲线上几个特定位点、量反应、质反应、效能、效价强度、治疗指数及意义。④作用于受体的药物分类：亲和力（$K_D$）及内在活性，激动药、拮抗药（竞争性拮抗药、非竞争性拮抗药）、部分激动药。

**2. 熟悉** ①药物作用与药理效应的定义。②对因治疗、对症治疗；药物不良反应中的毒性反应、后遗效应、停药反应、变态反应、特异质反应、依赖性的概念及特点。③受体的概念及特性；第二信使的概念、种类和功能；受体的调节概念及其临床意义。

**3. 了解** ①药物作用的特异性和选择性。②药物的局部作用和全身作用。③$pD_2$、$pA_2$的概念和意义。④受体的类型。

## 一、药物作用与药理效应

药物作用（drug action）：药物与机体生物大分子的初始作用，是产生药理效应的原因。

药物作用的基本表现：兴奋和抑制。

药理效应（pharmacological effect）：药物作用所引起的机体生理功能的改变，是机体对药物作用的反应，即是药物作用的结果。

药物作用和药理效应意义接近，通常并不严加区别，但当两者并用时，应体现先后顺序。

药物作用具有特异性（specificity），即药物在一定剂量下，对不同受体作用的差异性。药物作用特异性取决于药物的化学结构，即构效关系。

药物作用还具有选择性（selectivity），即药物在一定剂量下，对不同组织器官作用的差异性。

药物作用的特异性和选择性并不一定平行，即特异性高的药物不一定引起选择性高的药理效应。

## 二、药物作用的两重性：治疗作用和不良反应

### （一）治疗作用

治疗作用（therapeutic effect）：符合用药目的，具有防治疾病效果的作用。

**1. 对因治疗**（etiological treatment） 用药目的在于消除原发致病因子（治本）。

**2．对症治疗**（symptomatic treatment） 用药目的在于改善疾病症状（治标）。

## （二）不良反应

不良反应（adverse drug reaction，ADR）：不符合用药目的并为患者带来痛苦或不适的反应。

不良反应的种类：副作用、毒性反应、后遗效应、停药反应、变态反应、特异质反应、依赖性等。

**1．副作用**（side effect） 在治疗剂量下发生的与治疗目的无关的作用。副作用是药物的固有作用，与药物选择性低有关，治疗作用与副作用之间会随着治疗目的不同而转换。

**2．毒性反应**（toxic reaction） 药物剂量过大、疗程过长或消除器官功能低下时体内药物蓄积过多发生的危害性反应。毒性反应包括：急性毒性反应、慢性毒性反应和特殊毒性反应（致畸、致癌、致突变）。

**3．后遗效应**（residual effect） 停药后血药浓度已降至最低有效浓度（阈浓度）以下时仍残存的药理效应。

**4．停药反应**（withdrawal reaction） 长期使用某种药物，突然停药后原有疾病重现或加剧，又称反跳现象或回跃反应。

**5．变态反应**（allergic reaction，又称过敏反应） 药物引起的免疫反应。反应性质与药物原有效应无关，反应严重程度差异很大，多与药物剂量无关，无法预知。

**6．特异质反应**（idiosyncratic reaction） 少数特异体质患者对某些药物特别敏感或对高剂量药物特别不敏感的反应。先天遗传异常所致，反应严重程度与剂量成比例，反应性质可能与常人不同，但症状与药物固有药理作用基本一致。不是免疫反应，故不需预先敏化过程。

**7．依赖性**（dependence） 长期用药后，患者对药物产生主观和客观上需要连续用药的现象。依赖性可分为：精神依赖性（psychic dependence），也称心理依赖性（psychological dependence）和躯体依赖性（physical dependence），也称生理依赖性（physiologicaldepe- ndence）。

# 三、量效关系

量效关系：在一定范围内，药理效应与剂量（或浓度）之间的依赖关系。

## （一）量反应的量-效曲线

**1．量反应**（graded response） 强弱呈连续增减的量变的药理效应，可以用量分级表示。

**2．最小有效量**（或最低有效浓度）（minimal effective dose，或 minimal effective concentration） 能引起药理效应的最小剂量（浓度），也称阈剂量（threshold dose）或阈浓度（threshold concentration）。

**3．半最大效应剂量**（或浓度）（concentration for 50% of maximal effect，$ED_{50}$ 或 $EC_{50}$）能引起 50%最大效应的剂量（或浓度）。

**4．效价强度**（potency） 能引起等效反应（一般采用 50%效应量，即 $ED_{50}$ 或 $EC_{50}$）的相对剂量或浓度。效价强度反映药物与受体的亲和力，其值越小，则效价强度越大。在量效曲线图上越往左者，其效价强度越大。

**5．效能（efficacy）** 即药物的最大效应（maximal effect，$E_{max}$），反映药物与受体结合产生效应的能力（即药物内在活性）。在量-效曲线图上越高者，其效能越大。

**6．效价强度和效能** 不同角度反映药物作用的强弱，两者并不完全平行。

### （二）质反应的量-效曲线

**1．质反应（quantal response）** 只能用全或无、阳性或阴性、有效或无效表示的药理效应。

**2．半数有效量（median effective dose，$ED_{50}$）** 引起 50%实验动物出现有效（或阳性）反应的药物剂量。

**3．半数致死量（median lethal dose，$LD_{50}$）** 引起 50%实验动物出现死亡的药物剂量。

**4．治疗指数（therapeutic index，TI）** $LD_{50}/ED_{50}$，是衡量药物安全性的指标之一。相对而言，该值越大药物越安全。

## 四、药物与受体

### （一）受体（receptor）

**1．受体的概念** 细胞膜上或细胞内的特殊蛋白组分，能识别周围环境中某种微量化学物质（配体），与之结合，通过中介的信息转导与放大系统，触发相应的生理反应或药理效应。

**2．受体的特性** 高度特异性、高度亲和力（灵敏性）、饱和性、可逆性、多样性。

**3．受体的类型**

（1）G 蛋白偶联受体：激活后通过 G 蛋白的传导，将信号传至效应器蛋白。数目最多，如肾上腺素受体、M 胆碱受体和多巴胺受体等。

G 蛋白偶联受体中介的效应需经细胞内第二信使将获得的信息增强、分化、整合并传递给效应机制，才能发挥其特定的生理功能或药理效应。

胞内第二信使包括环磷腺苷（cAMP）、环磷鸟苷（cGMP）、肌醇磷脂、钙离子等。

（2）配体门控离子通道受体：激活后离子通道开放，如 N 胆碱受体和 γ-氨基丁酸（GABA）受体。

（3）酪氨酸激酶受体：激活后使酪氨酸酶激活，产生磷酸化，激活蛋白激酶，如胰岛素受体。

（4）细胞内受体：激活后调节某些特殊基因的转录，如甾体激素、甲状腺激素、$V_D$ 及 $V_A$ 受体。

**4．受体的调节**

（1）受体脱敏：一般为长期使用激动药，导致受体反应降低或数目减少（受体向下调节）继而引起药理效应减弱，与机体对某些药物产生耐受性有关。

（2）受体增敏：一般为长期使用拮抗药，导致受体超敏、高反应性，或受体数目增多（受体向上调节），突然停药可引起反跳现象。

### （二）药物与受体的相互作用

**1．亲和力** 药物与受体结合的能力。解离常数（$K_D$）可反映亲和力大小。$K_D$ 越大，则亲和力越小。也可用亲和力指数（$pD_2$，$K_D$ 负对数）表示，$pD_2$ 越大，则亲和力越强。

**2．内在活性**  药物与受体结合产生效应的能力。

**3．作用于受体的药物分类**（表2-1）

表2-1  作用于受体的药物分类

|  | 亲和力 | 内在活性 |
| --- | --- | --- |
| 完全激动药 | 强 | 强 |
| 部分激动药 | 强 | 较弱 |
| 拮抗药 | 强 | 无 |

**4．部分激动药特点**  具有激动药和拮抗药的双重特性，单独存在或浓度很低时为弱激动药，与一定量完全激动药同时存在时则为拮抗药。

**5．拮抗药特点**  因无内在活性本身不产生作用，但占据受体妨碍内源性配体或激动药与受体结合，从而拮抗内源性配体或激动药的效应。

（1）竞争性拮抗药：使激动药量-效曲线平行右移，$E_{max}$ 不变。作用强度可用拮抗参数 $pA_2$ [激动药在加入竞争性拮抗药后，2 倍浓度的激动药才可产生原浓度（未加拮抗药时）激动药的效应，此时拮抗药的摩尔浓度的负对数称为 $pA_2$] 表示。$pA_2$ 越大，拮抗作用越强。

（2）非竞争性拮抗药：使激动药量效曲线右移，$E_{max}$ 下降。

## 复习思考题

**一、选择题**

**（一）单项选择题**

1. 药物的基本作用是（      ）
   - A．治疗作用和不良反应
   - B．局部作用和全身作用
   - C．兴奋作用和抑制作用
   - D．选择性作用和非选择性作用
   - E．特异性作用

2. 下列药物哪些是对因治疗（      ）
   - A．硝酸甘油　　　　B．头孢拉定
   - C．阿司匹林　　　　D．卡托普利
   - E．吗啡

3. 副作用发生在（      ）
   - A．治疗量　　　　　B．低于治疗量
   - C．中毒量　　　　　D．极量
   - E．$ED_{50}$

4. 某患者使用东莨菪碱预防晕车，但觉得口干，想喝水，这是药物的（      ）
   - A．停药反应　　　　B．副作用
   - C．特异质反应　　　D．后遗效应
   - E．毒性反应

5. 连续多次使用地西泮治疗失眠，效果减弱，为获得治疗效果需不断增加地西泮用量，这是因为药物产生了（      ）
   - A．副作用　　　　　B．依赖性
   - C．成瘾性　　　　　D．耐受性
   - E．耐药性

6. 下列哪个参数可以更好地表示药物安全性（      ）
   - A．最小有效量　　　B．半数有效量
   - C．半数致死量　　　D．治疗指数
   - E．等效剂量

7. 下列药物中安全性较高的是（      ）
   - A．$ED_{50}$=50mg/kg，$LD_{50}$=100mg/kg
   - B．$ED_{50}$=20mg/kg，$LD_{50}$=50mg/kg
   - C．$ED_{50}$=30mg/kg，$LD_{50}$=50mg/kg
   - D．$ED_{50}$=10mg/kg，$LD_{50}$=50mg/kg

E. $ED_{50}=40mg/kg$，$LD_{50}=50mg/kg$

8. A 药比 B 药效价强度高，正确的依据是
（　　）

    A. A 药的 $ED_{50}$ 比 B 药大

    B. A 药的 $ED_{50}$ 比 B 药小

    C. A 药的 $LD_{50}$ 比 B 药大

    D. A 药的 $LD_{50}$ 比 B 药小

    E. A 药的 $LD_{50}/ED_{50}$ 比 B 药大

9. 关于药物的亲和力，下列说法正确的是
（　　）

    A. 药物穿透生物膜的能力

    B. 药物与受体结合后产生效应的能力

    C. 可以用解离常数 $K_D$ 表示，$K_D$ 越大，表明亲和力越低

    D. 药物水溶性的大小

    E. 药物脂溶性的强弱

10. 关于药物的内在活性，下列说法正确的是
（　　）

    A. 药物水溶性的大小

    B. 药物与受体结合后产生效应的能力

    C. 药物与受体结合的能力

    D. 药物穿透生物膜的能力

    E. 药物脂溶性的强弱

11. 部分激动药的特点是（　　）

    A. 有较强的亲和力，有较强的内在活性

    B. 有较强的亲和力，无内在活性

    C. 无亲和力，有较强的内在活性

    D. 有较强的亲和力，内在活性较弱

    E. 无亲和力，无内在活性

12. 药物与受体结合后，可以激动或阻断受体，这取决于药物的（　　）

    A. 亲和力　　　　B. 内在活性

    C. 脂溶性　　　　D. 剂量

    E. 选择性

13. 某药物的量-效曲线向右平行移动，提示
（　　）

    A. 药物的效能增加

    B. 药物的效能减弱

    C. 药物的效价强度增加

    D. 药物的效价强度减弱

    E. 药物作用机制的改变

14. 药物作用是指（　　）

    A. 药物产生药理效应的能力

    B. 药物和生物大分子间的初始作用

    C. 药物的内在活性

    D. 药物的理化性质

    E. 药物的脂溶性

15. 受体的本质是（　　）

    A. 配体的一种　　　B. 第二信使

    C. 神经递质　　　　D. 酶

    E. 蛋白质

16. 某一长期使用糖皮质激素的患者，停药 3 个月后，皮质功能仍未恢复，这属于药物的
（　　）

    A. 停药反应　　　　B. 副作用

    C. 特异质反应　　　D. 后遗效应

    E. 毒性反应

17. 副作用的产生是由于（　　）

    A. 患者的遗传变异

    B. 药物的安全范围小

    C. 患者的特异性体质

    D. 患者的肝肾功能不良

    E. 药物作用的选择性低

18. 量-效曲线图上，A 药在 B 药的左侧，且 B 药的量-效曲线比 A 药高，则下述哪种评价是正确的（　　）

    A. B 药的效价强度和最大效能均较大

    B. A 药的效价强度和最大效能均较大

    C. A 药的效价强度比 B 药大

    D. A 药的效能比 B 药大

    E. B 药的效价强度比 A 药大

19. 药物的效能反映药物的（　　）

    A. 内在活性　　　　B. 时-效关系

    C. 亲和力　　　　　D. 量-效关系

    E. 效价强度

20. N 胆碱受体属于（　　）

    A. G 蛋白偶联受体

    B. 离子通道受体

C. 酪氨酸激酶受体

D. 细胞内受体

E. 以上均不是

21. 药理效应是（　　）

　　A. 药物的初始作用

　　B. 药物作用的原因

　　C. 药物作用的特异性

　　D. 药物作用的选择性

　　E. 药物作用的结果

22. $pD_2$ 是（　　）

　　A. 解离常数

　　B. 解离常数的负对数

　　C. 拮抗常数的负对数

　　D. 拮抗常数

　　E. 氢离子浓度的负对数

23. 拮抗参数 $pA_2$ 是（　　）

　　A. 使激动药的效应增加 1 倍时所加竞争性拮抗药浓度的负对数

　　B. 使激动药的效应不变时所加竞争性拮抗药浓度的负对数

　　C. 使激动药的效应增加 1 倍时所加激动药浓度的负对数

　　D. 使激动药的浓度增加 1 倍时所加竞争性拮抗药浓度的负对数

　　E. 使激动药的浓度增加 1 倍时所加非竞争性拮抗药浓度的负对数

**（二）多项选择题**

24. 药物作用的两重性包括（　　）

　　A. 治疗作用　　　B. 兴奋作用

　　C. 抑制作用　　　D. 不良反应

　　E. 局部作用和全身作用

25. 以下哪些属于药物的不良反应（　　）

　　A. 毒性反应　　　B. 副作用

　　C. 停药反应　　　D. 过敏反应

　　E. 首关消除

26. 以下哪些属于药物的第二信使（　　）

　　A. cAMP　　　　B. ATP

　　C. GTP　　　　D. cGMP

　　E. $Ca^{2+}$

27. 竞争性拮抗药的特点是（　　）

A. 本身能产生与激动药相反的药理效应

B. 能减弱激动药的最大效应

C. 使激动药的量-效曲线平行右移

D. 不能改变激动药的效能

E. 削弱激动药的效价强度

28. 部分激动药的特点是（　　）

　　A. 本身可以产生药理效应

　　B. 具有激动药与拮抗药的双重特性

　　C. 内在活性较弱

　　D. 亲和力较强

　　E. 与完全激动药合用，可以拮抗完全激动药的作用

29. 配体与受体结合的化学力包括（　　）

　　A. 离子键　　　　B. 共价键

　　C. 氢键　　　　　D. 范德华力

　　E. 亲和力

30. 有关效能和效价强度的叙述，正确的是（　　）

　　A. 效能是药物的最大效应

　　B. 效能高的药物效价强度也高

　　C. 效价强度用药物产生同等效应时的剂量来衡量

　　D. 半最大效应浓度（$EC_{50}$）越小的药物其效价强度越大

　　E. 效价强度是药物的最大效应

31. 下列药物中能产生竞争性拮抗作用的是（　　）

　　A. 毛果芸香碱与肾上腺素

　　B. 毛果芸香碱与阿托品

　　C. 地西泮与氟马西尼

　　D. 纳洛酮与吗啡

　　E. 去甲肾上腺素与硝酸甘油

32. 下列有关内在活性的描述，正确的是（　　）

　　A. 内在活性是药物与受体结合的能力

　　B. 内在活性是药物与受体结合后引起效应的能力

　　C. 内在活性越大，则药物效价强度越强

　　D. 内在活性越大，则药物效能越大

　　E. 内在活性越大，则药物作用维持时间

越长

33. 有关量-效关系的描述，正确的是（　　）

A. 在一定范围内，药理效应强度与血浆药物浓度呈正相关

B. 质反应的量-效曲线可以反映药物效能和效价强度

C. $ED_{50}$ 是只在质反应中出现的剂量

D. 量反应的量-效关系呈常态分布曲线

E. 量反应的量-效曲线可以反映药物效能和效价强度

34. 可作为用药安全性的指标有（　　）

A. $LD_{50}/ED_{50}$

B. 治疗窗

C. $ED_{95} \sim LD_5$ 之间的距离

D. $ED_{50}/LD_{50}$

E. $LC_{50}/EC_{50}$

35. 下列正确的描述是（　　）

A. 药物可通过占领受体发挥效应

B. 药物激动受体一定可以产生兴奋效应

C. 抑制的效应一定是通过阻断受体实现

D. 肾上腺素受体属于 G 蛋白偶联受体

E. 药理效应的大小与被占领的受体数目成正比

36. 关于副作用，以下说法正确的是（　　）

A. 在治疗量发生

B. 与患者体质异常有关

C. 与药物选择性低有关

D. 与治疗作用之间会随着治疗目的不同而转换

E. 是药物固有的作用

## 二、判断题

1. 药物的量-效关系是指在任意浓度范围内药物剂量与效应之间的依赖关系。

2. 药物不良反应仅指在正常剂量下发生的，给患者带来痛苦或不适的作用。

3. 药物的基本作用是指药物治疗作用和不良反应。

4. 在量反应中，$ED_{50}$ 指的是导致 50% 的动物出现有效反应的剂量。

5. 效能高的药物其效价强度也一定高。

6. 治疗指数越大的药物其安全性也越高。

7. 胰岛素受体属于酪氨酸激酶受体。

8. 作用于同一受体的药物是激动药还是拮抗药取决于药物的内在活性。

9. A 药的治疗指数比 B 药的高，提示 A 药肯定比 B 药安全。

10. 部分激动药具有激动药与拮抗药的双重特性。

11. 量反应在一定条件下可以转变为质反应。

12. 在量反应中，$ED_{50}$ 越小，则药物的效价强度越大。

13. 在质反应中，$LD_{50}$ 越小，表明药物越安全。

14. 在量反应中，最大效应越大者意味着其效能越高。

15. 内在活性越大的药物其效价强度越高。

16. 非竞争性拮抗药能降低激动药的最大效应。

17. $K_D$ 越小，则 $pD_2$ 越大，意味着药物亲和力越高。

18. $pA_2$ 越大，则意味着拮抗药的拮抗能力越强。

19. 激动受体就会产生兴奋的效应。

20. 副作用的产生主要与患者体质异常有关。

21. 横坐标为对数浓度时，量反应的量-效曲线为对称 S 形曲线。

22. 剂量越小变态反应的程度越轻。

23. 随着剂量的增加，药物的药理效应会一直增强。

24. 效能和效价强度都可以反映药物作用的强弱。

25. 竞争性拮抗药不会影响激动药的最大反应。

26. 受体都位于细胞膜上，可以传递药物信息至细胞内。

27. 长期阻断受体会引起受体的向下调节，停药时出现反跳现象。

28. 特异性高的药物产生的药理效应选择性一定高。

29. 竞争性拮抗药会降低激动药对受体的亲和力。

30. 部分激动药的亲和力与内在活性皆较弱。

31．药物作用是产生药理效应的原因。

32．葡萄糖-6-磷酸脱氢酶缺陷患者服治疗量的伯氨喹所致的溶血反应属于过敏反应。

### 三、填空题

1．药物效应动力学研究的是_____对_____的作用。

2．药物作用的基本表现是_____和_____。

3．药物作用的两重性是_____和_____。

4．根据治疗目的，治疗作用分为_____和_____。

5．不良反应包括的种类有_____、_____、_____、_____、_____、_____等。

6．副作用是_____剂量出现的与_____无关的作用。

7．后遗效应是指停药后，血药浓度低于_____以下时残存的药理效应。

8．停药反应是指长期使用药物，_____停药时原有疾病重现或加重。

9．药理效应按性质可分为_____和_____两类。

10．根据受体占领学说，药物产生效应不仅需要_____，还需要_____。

11．受体的激动药既有亲和力又有_____。

12．受体的调节方式有_____和_____两种。

13．根据受体蛋白结构、信号转导过程等特点受体可以分为_____、_____、_____、_____等类型。

14．请列举四种第二信使：_____、_____、_____、_____。

15．竞争性拮抗药可以使激动药的量-效曲线_____，但_____不变。

16．治疗指数是_____和_____的比值。

17．不良反应指的是与_____无关的，并给患者带来痛苦或不适的反应。

18．药理作用使得机体器官原有功能提高称为_____；功能降低称为_____。

19．变态反应的性质与药物原有药理效应_____，严重程度多与剂量_____。

20．根据内在活性的不同，可以把作用于受体的药物分为_____、_____、_____三类。

### 四、名词解释

1. adverse drug reaction

2. side effect

3. toxic reaction

4. residual effect

5. withdrawal reaction

6. dose-effect relationship

7. efficacy

8. potency

9. therapeutic index

### 五、问答题

1．什么是药物的不良反应？其种类有哪些？

2．在某一药物的量-效曲线上可以得到哪些信息？半数有效量与半最大效应剂量的区别是什么？

3．从药物与受体作用的角度简述完全激动药、部分激动药和拮抗药的特点。

4．效价强度与效能在临床用药上有何意义？

5．简述药物作用与药理效应的区别与联系。

6．试比较竞争性拮抗药与非竞争性拮抗药对激动药量-效曲线的不同影响。

7．什么是药物作用的特异性？什么是药物作用的选择性？

8．什么是亲和力？什么是内在活性？

### 六、案例题

某患者长期使用 β-受体阻断药普萘洛尔治疗高血压，后因发生间歇性跛行而停止使用该药，突然停药时出现了心肌梗死，该现象属于药物的哪种不良反应，应如何避免，并请解释该现象发生的原因是什么？

（王　蕾）

# 第三章

## 药物代谢动力学

### 大纲要求

**1. 掌握** ①单纯扩散及影响因素（特别强调药物所处环境 pH 和药物解离度对药物跨膜转运的影响），离子障的概念。②吸收、首关消除、肝肠循环的概念。③消除的概念，一级消除动力学的概念和特点，稳态血药浓度的概念。④药代动力学基本参数：消除半衰期、生物利用度的概念、计算公式，理解其药理学意义。

**2. 熟悉** ①被动转运、主动转运、易化扩散的概念及特点。②肝药酶概念及特性。药物分布、再分布，血浆蛋白结合率，结合型药物的特点，血脑屏障和胎盘屏障。药物的生物转化：药酶抑制剂、药酶诱导剂；药物的排泄：肾脏排泄，胆汁排泄。③零级消除动力学的概念、特点。④表观分布容积概念及意义；负荷量、清除率的含义。

**3. 了解** 各种给药途径对药物吸收的影响。

### 学习要点

## 一、药物分子的跨膜转运

药物分子跨膜转运的方式：简单扩散（被动扩散）、载体转运（易化扩散、主动转运）、滤过。

### （一）简单扩散（simple diffusion）

**1. 主要方式** 这是大多数药物跨膜转运的方式。脂溶性高、极性小、分子型（非解离型）的药物容易简单扩散。

**2. 特点** 顺浓度梯度转运、扩散转运速度与浓度差成正比，不消耗能量，不需要载体，无饱和现象，不产生竞争性抑制。

**3. pH 的影响** 改变溶液 pH 可明显影响弱酸性或弱碱性药物的解离度，进而影响其简单扩散的程度（表 3-1）。

表 3-1　环境 pH 与药物 p$K_a$ 对药物解离度的影响

| | 酸性环境 | 碱性环境 |
| --- | --- | --- |
| 弱酸性药物 | 解离度↓，容易简单扩散 | 解离度↑，不容易简单扩散 |
| | 吸收：吸收↑ | 吸收：吸收↓ |
| | 排泄：重吸收↑，排泄↓ | 排泄：重吸收↓，排泄↑ |

续表

| | 酸性环境 | 碱性环境 |
|---|---|---|
| 弱碱性药物 | 解离度↑，不容易简单扩散 | 解离度↓，容易简单扩散 |
| | 吸收：吸收↓ | 吸收：吸收↑ |
| | 排泄：重吸收↓，排泄↑ | 排泄：重吸收↑，排泄↓ |

Handerson-Hasselbalch 公式：

弱酸性药物：                                      弱碱性药物：

$$10^{pH-pKa} = \frac{[A^-]}{[HA]} = \frac{[离子型]}{[非离子型]} \qquad 10^{pKa-pH} = \frac{[BH^+]}{[B]} = \frac{[离子型]}{[非离子型]}$$

**4. 离子障**（ion trapping） 药物会被限制在使其变成离子的膜的那一侧，不可自由穿透。非离子型即分子型药物脂溶性好，可自由穿透。故酸性药物有向碱性体液集中的趋势，而碱性药物有向酸性体液集中的趋势。

**（二）载体转运**

特点：顺浓度梯度转运（易化扩散），逆浓度梯度转运（主动转运），消耗能量，需要载体，有饱和现象，有竞争性抑制。

**（三）滤过（filtration）**

**1. 跨细胞膜滤过**（transcellular filtration） 药物分子借助流体静压或渗透压通过细胞膜的水性通道（aqueous channel），由细胞膜的一侧到达另一侧，为被动转运方式。仅水、尿素等小分子水溶性物质能通过，相对分子质量>100 者即不能通过。

**2. 细胞间滤过**（paracellular filtration） 大多数毛细血管上皮细胞间的孔隙较大，故绝大多数药物（与血浆蛋白结合者除外）均可经毛细血管上皮细胞间的孔隙滤过。但是，脑内大部分毛细血管壁无孔隙，药物不能以滤过方式通过这些毛细血管而进入脑组织内。

## 二、药物的体内过程

定义：药物经过给药部位进入直至排出机体的过程。其包括药物的吸收（absorption）、分布（distribution）、代谢（metabolism）和排泄（excretion），即 ADME 系统。代谢和排泄都是药物在体内逐渐消失的过程，统称为消除（elimination）。

**（一）吸收（absorption）**

定义：药物自给药部位进入血液循环的过程。除静脉给药外，其他血管外给药途径均存在吸收过程。

**1. 影响药物吸收的因素**

（1）给药途径：不同给药途径吸收速度排序为吸入>舌下>直肠>肌内注射>皮下>口服>皮肤。

（2）药物因素：①药物理化性质：脂溶性↑，简单扩散↑；药物分子越小，滤过↑；②药物的剂型：吸收速度为溶液剂＞混悬剂＞胶囊＞片剂。

（3）机体因素：①胃肠运动情况；②胃肠血流状况；③胃肠道 pH：离子型药物难吸收；

④胃肠内容物，即食物。

（4）首关消除（first pass elimination）：从胃肠道吸收进入门静脉系统的药物在到达全身血循环前必先通过肝脏，如果肝脏对其代谢能力很强或由胆汁排泄的量大，则使进入全身血循环内的有效药物量明显减少的现象。从广义上讲，如果药物从给药部位到达体循环之前就发生了代谢，则意味着发生了首关消除，故除静脉给药可完全避免首关消除外，其余给药途径或多或少都存在首关消除。

## （二）分布（distribution）

定义：药物吸收后自血液循环到达组织、细胞间液及细胞的过程。

**1. 影响药物分布的因素**

（1）药物与血浆蛋白的结合：其特点为①药物与血浆蛋白的结合是可逆的，游离型药物与结合型药物处于动态平衡中，结合型药物是药物的临时储库；②结合型药物无法进行细胞间滤过，只能存在于血管中，故不能进行分布，不能被代谢，不能被排泄，不能与受体结合，故处于暂时失活状态；③游离型药物可以细胞间滤过，可以进行分布，能被代谢，能被排泄，能与受体结合，能产生药理活性；④药物与血浆蛋白结合的特异性低，有竞争结合、置换现象；⑤血浆蛋白过少（老年人、肝硬化、慢性肾炎者）或变质（尿毒症），蛋白结合率↓，易中毒。

（2）器官血流量：药物再分布（redistribution）是指药物先分布于血流量相对较大的组织器官，随后向其他血流量较小的组织器官转移的现象。

（3）组织亲和力：①大多数药物在体内的分布是不均匀的，呈现一定的器官选择性；②药物的一种储存现象；③不可逆的组织结合与药物的不良反应有关。

（4）体液 pH 和药物 $pK_a$：①根据离子障现象的原理，酸性药物有向碱性体液集中的趋势，而碱性药物有向酸性体液集中的趋势；②弱酸性药物中毒时，碱化血液，弱酸性药从脑→血，再从肾排出；弱碱性药物中毒时则相反。

（5）体内屏障：血脑屏障、血眼屏障、胎盘屏障。

## （三）代谢（生物转化，biotransformation）

定义：药物作为外源性物质在体内发生的化学结构的改变称为生物转化或药物代谢。（主要代谢器官：肝脏）

**1. 药物代谢的目的**　增加药物水溶性，利于药物从肾脏排泄。

**2. 代谢对药物药理活性的影响**（表 3-2）

表 3-2　代谢对药物药理活性的影响

| 母药 | 代谢物 |
| --- | --- |
| 有活性 | 无活性或活性减弱（大多数情况） |
| 无活性（前药） | 有活性 |
| 有活性 | 药理活性与母药不同 |
| 无毒 | 有毒性 |
| 有毒性 | 无毒性 |

**3. 药物代谢的时相**　①Ⅰ相反应：氧化反应（较多见）、还原反应、水解等；②Ⅱ相

反应：结合反应，与葡糖醛酸（体内最多见的结合反应）、硫酸、甘氨酸、谷胱甘肽等结合，进一步增加药物水溶性。

**4. 药物代谢酶** 按照药酶在细胞内的存在部位分为微粒体酶系（较重要）和非微粒体酶系。

肝脏药物代谢酶（肝药酶）：主要包括细胞色素 P450 酶系（cytochrome P450，CYP）、含黄素单氧化酶系（flavin-containing monooxygenases，FMO）、环氧化物水解酶系（epoxide hydrolases，EH）和结合酶系（conjugating enzymes，CE）、脱氢酶系（dehydrogenases，DH）。

细胞色素 P450 酶系：存在于肝脏内质网，参与 I 相药物氧化反应的一个基因超家族。

结合酶系：参与 II 相药物结合反应，如葡糖醛酸转移酶、硫酸转移酶、乙酰转移酶、甲基转移酶、谷胱甘肽-S-转移酶等。除葡糖醛酸转移酶位于内质网外，其余的酶都位于细胞质中。

**5. 药物代谢酶的特性** ①选择性低；②变异性较大；③活性易受外界因素影响而出现增强或减弱现象，即酶的诱导或抑制。

药酶诱导可引起合用的底物药物代谢速率加快，因而药理作用减弱（大多数情况）或增强（母药为前药时）；药酶抑制可引起合用的底物药物代谢速率减慢，因而药理作用增强（大多数情况）或减弱（母药为前药时）。

**（四）排泄（excretion）**

定义：药物及其代谢产物经机体的排泄器官或分泌器官排出体外的过程。（主要排泄器官：肾脏）

**1. 肾脏排泄** 包括三种方式：肾小球滤过、肾小管主动分泌和肾小管被动重吸收。

（1）肾小球滤过（遵循细胞间滤过的规律）：除了血细胞成分、分子质量较大的物质及与血浆蛋白结合的药物外，绝大多数游离型药物和代谢物均可滤过。主要影响因素：肾血流量和血浆蛋白结合率。

（2）肾小管主动分泌（遵循主动转运的规律）：经同一载体转运的两类药物合用时，可发生竞争性抑制，导致排泄速度减慢。

（3）肾小管被动重吸收（遵循简单扩散规律）：脂溶性大、极性小、非解离型药物和代谢产物经肾小管上皮细胞重吸收入血。故改变尿液 pH 可以明显改变弱酸性或弱碱性药物的解离度，从而改变药物重吸收程度，影响药物的排泄（表3-3）。

表3-3　尿液 pH 对药物肾排泄的影响

| | 酸性尿液 | 碱性尿液 |
|---|---|---|
| 弱酸性药物 | 解离↓，重吸收↑，排泄↓ | 解离↑，重吸收↓，排泄↑ |
| 弱碱性药物 | 解离↑，重吸收↓，排泄↑ | 解离↓，重吸收↑，排泄↓ |

**2. 胆汁排泄** 部分药物经肝脏转化形成极性较强的水溶性代谢物，经胆汁排泄。

（1）选择性：不是所有的药物都能经胆汁排泄，只有具有一定特殊化学基团、相对分子质量在 300～5000 的药物才能经胆汁排泄。

（2）肝肠循环（hepato-enteral circulation）：有的药物在肝细胞内与葡糖醛酸结合后分泌到胆汁中，随后排泄到小肠中被细菌产生的酶水解，游离药物可经肠黏膜上皮细胞吸收，经肝门静脉重新进入体循环，这种药物在小肠、肝、胆汁间的循环称为肝肠循环。

意义：肝肠循环可延长药物的血浆半衰期和作用维持时间。

**3．其他排泄途径**　粪便、唾液、乳汁、汗液、泪液等。

乳汁的 pH 略低于血浆，故弱碱性药物较弱酸性药物更容易通过乳汁排泄。

## 三、药物消除动力学

药物消除动力学分为一级消除动力学和零级消除动力学（表 3-4）。

表 3-4　药物消除动力学比较

| 一级消除动力学 | 零级消除动力学 |
| --- | --- |
| 公式：$dC/dt=-kC$ | 公式：$dC/dt=-k$ |
| 药物按恒定比例消除 | 药物按恒定的量消除 |
| 单位时间内药物的消除量与血浆药物浓度成正比 | 单位时间内药物的消除量与血浆药物浓度无关 |
| 半衰期恒定，不受药物初始浓度和给药剂量的影响，$t_{1/2}=0.693/k_e$ | 半衰期与初始药物浓度有关，$t_{1/2}=C_0/2k_0$ |
| 总体清除率恒定 | 总体清除率会变 |
| 大多数药物在体内按一级动力学消除 | 通常因为药物在体内的消除能力达到饱和所致 |

## 四、药代动力学参数

**（一）峰浓度（$C_{max}$）和达峰时间（$T_{max}$）**

峰浓度：血管外给药后药物在血浆中的最高浓度值，此时吸收和消除达平衡，代表药物吸收的程度。

达峰时间：给药后达峰浓度的时间，代表药物吸收的程度，多为 2（1～3）小时。

**（二）曲线下面积（AUC）**

定义：时-量曲线和横坐标围成的区域面积，表示一段时间内药物在血浆中的相对累积量，是计算生物利用度的重要参数。

**（三）半衰期（half life，$t_{1/2}$）**

定义：药物在体内的量或血浆药物浓度下降一半所需要的时间。

特点：一级消除动力学中，半衰期恒定（$t_{1/2}=0.693/k_e$）；零级消除动力学中，半衰期与初始药物浓度有关（$t_{1/2}=C_0/2k_0$）。

用途：①确定给药间隔时间：通常给药间隔时间约为 1 个 $t_{1/2}$；②估计药物停药后从体内消除的时间：一级消除动力学的药物，约经 5 个 $t_{1/2}$，可从体内基本消除；③估计连续给药后到达稳态血药浓度的时间：按固定剂量、固定间隔时间给药，或恒速静脉滴注，经 4～5 个 $t_{1/2}$ 到达稳态血药浓度。④肝肾功能不良者 $t_{1/2}$ 改变，绝大多数药物的 $t_{1/2}$ 延长。可通过测定患者肝肾功能调整用药剂量或给药间隔。

**（四）清除率（clearance，CLp，血浆清除率）**

定义：单位时间内多少体积血浆中的药物被清除，即机体消除器官在单位时间内清除药物的血浆容积。

$$CLp = V_d \times k_e$$

式中，$V_d$：表观分布容积；$k_e$：消除速率常数。

$$CLp = D/AUC$$

式中，$D$：静注给药量；AUC：血药浓度曲线下面积。

**（五）表观分布容积**（apparent volume of distribution，$V_d$）

定义：理论上当药物均匀分布时，体内药物按血浆药物浓度在体内分布所需体液容积。其并非药物在体内占有的真实体液容积。

$$V_d = D/C$$

式中，$D$：静注给药量；$C$：血药浓度。

**（六）生物利用度**（bioavailability，$F$）

定义：药物经血管外给药后能被吸收进入体循环的相对量及速度。

**1．绝对生物利用度** 比较两种给药途径（通常与静脉注射比较）的吸收差异。

$$绝对生物利用度 F（\%）= AUC_{ev}/AUC_{iv} \times 100\%$$

**2．相对生物利用度** 比较两种制剂的吸收差异。

$$相对生物利用度 F（\%）= AUC_{受试制剂}/AUC_{标准制剂} \times 100\%$$

**3．化学等效**（chemical equivalence，CE） 药品含有同一有效成分，且剂型、剂量和给药途径相同。

**4．生物等效**（bioequivalence，BE） 两个药学等同的药品，若其所含有效成分的生物利用度无显著差别，则为生物等效。

$$化学等效 \neq 生物等效$$

## 五、多次给药

**（一）稳态血药浓度**（steady-state concentration，$C_{ss}$）

按照一级动力学规律消除的药物，其体内药物总量随着不断给药而逐步增多，直至从体内消除的药物量和进入体内的药物量相等时，体内药物总量不再增加而达到稳定状态，此时的血浆药物浓度称为稳态血药浓度。

**（二）给药方法**

1．等剂量等间隔给药（临床最常用）

（1）达到稳态血药浓度的时间仅取决于药物的消除半衰期，提高给药频率或增加给药剂量均不能使稳态浓度提前达到。

（2）给药剂量与稳态血药浓度高低呈正比，即增加每次给药剂量而不改变给药间隔时，稳态血药浓度水平提高。

（3）给药间隔与波动幅度（峰浓度与谷浓度之间的距离）成正比，即在单次给药剂量不变时，加快给药频率使峰谷浓度之差缩小；延长给药间隔时间使峰谷浓度差加大。

2．负荷量与维持量给药（急需达到稳态血药浓度以迅速控制病情时）

（1）负荷量：即为迅速达到稳态血药浓度（即事先为该患者设定的靶浓度），而在给予维持量之前先给予的剂量，通常很大，一般来说只给一次。

（2）口服间歇给药，给药间隔为 1 个 $t_{1/2}$ 时，负荷量为维持量的两倍，即首剂加倍。

（3）持续静脉滴注时，负荷量可采用 1.44 倍第 1 个 $t_{1/2}$ 的静脉滴注量静脉推注。

## 复习思考题

### 一、选择题

#### （一）单项选择题

1. 按一级动力学消除的药物，其血浆半衰期等于（　　）

    A. $k/0.693$　　　　B. $0.693/k$

    C. $C_0/2k_0$　　　　D. $k_0/2C_0$

    E. $2.303/k$

2. 关于离子障，以下说法正确的是（　　）

    A. 离子型药物可以自由穿透，非离子型药物不可穿透

    B. 离子型药物不可以自由穿透，非离子型药物亦不可穿透

    C. 离子型药物可以自由穿透，非离子型药物亦可自由穿透

    D. 离子型药物不可以自由穿透，非离子型药物可自由穿透

    E. 以上皆错

3. 大多数药物在体内跨膜转运的主要方式是（　　）

    A. 简单扩散　　　　B. 主动转运

    C. 易化扩散　　　　D. 滤过

    E. 胞饮

4. 按一级动力学消除的药物，其血浆半衰期（　　）

    A. 随给药剂量变化

    B. 随给药途径变化

    C. 随给药间隔变化

    D. 随给药时辰变化

    E. 固定不变

5. 某一级动力学消除的药物血浆半衰期为 12 小时，单次给药后其在体内基本消除的时间是（　　）

    A. 6 小时　　　　　B. 12 小时

    C. 24 小时　　　　　D. 36 小时

    E. 60 小时

6. 在碱性尿液中，弱碱性药物（　　）

    A. 解离多，重吸收少，排泄快

    B. 解离少，重吸收多，排泄慢

    C. 解离少，重吸收少，排泄快

    D. 解离多，重吸收多，排泄慢

    E. 解离少，重吸收多，排泄快

7. 一级动力学消除的药物，等剂量等间隔给药，到达稳态血药浓度的时间长短取决于（　　）

    A. 给药剂量　　　　B. 给药间隔

    C. 半衰期　　　　　D. 生物利用度

    E. 曲线下面积（AUC）

8. 一级动力学消除的药物，每 $t_{1/2}$ 给药一次，为立即到达稳态血药浓度，可首次给予（　　）

    A. 半倍剂量　　　　B. 加倍剂量

    C. 3 倍剂量　　　　D. 4 倍剂量

    E. 5 倍剂量

9. 关于表观分布容积（$V_d$）小的药物，下列说法哪种正确（　　）

    A. 与组织的亲和力大

    B. 与血浆蛋白结合少，集中分布于血浆

    C. 与血浆蛋白结合多，集中分布于血浆

    D. 与血浆蛋白结合少，可进入细胞内液

    E. 以上皆错

10. 保泰松可明显升高苯妥英钠的游离药物浓度，这是因为保泰松（　　）

    A. 增加苯妥英钠的吸收

    B. 抑制苯妥英钠的代谢

    C. 增加苯妥英钠的代谢

    D. 减少苯妥英钠与血浆蛋白的结合

    E. 增加苯妥英钠与血浆蛋白的结合

11. 药物的 $pK_a$ 是（　　）

    A. 药物解离 100% 时的 pH

B. 药物解离 90%时的 pH

C. 药物解离 60%时的 pH

D. 药物解离 50%时的 pH

E. 药物解离 30%时的 pH

12. 药物按零级动力学消除是（　　）

   A. 单位时间内按恒定的比例消除

   B. 单位时间内按恒定的量消除

   C. 单位时间内按变化的量消除

   D. 大多数药物消除的方式

   E. $t_{1/2}$ 不变

13. 丙磺舒能够延长青霉素的作用时间，其原因是（　　）

   A. 丙磺舒可以抑制 β-内酰胺酶

   B. 丙磺舒能增加青霉素的吸收

   C. 丙磺舒能影响青霉素的分布

   D. 丙磺舒能抑制青霉素的吸收

   E. 丙磺舒能抑制青霉素的排泄

14. 静脉注射某药 60mg，测得其血药浓度为 20μg/ml，其表观分布容积为（　　）

   A. 3L　　　　　B. 25L

   C. 30L　　　　　D. 300L

   E. 3000L

15. 以下给药途径，没有首关消除的是（　　）

   A. 舌下　　　　　B. 直肠

   C. 静脉　　　　　D. 口服

   E. 吸入

16. 药物经过生物转化后不会（　　）

   A. 活性增强　　　B. 活性消失或减弱

   C. 毒性增强　　　D. 毒性减弱

   E. 脂溶性增强

17. 以一级动力学消除的某药，其初始血药浓度是 20μg/L，消除速率常数 $k$ 是 0.03，该药物的血浆半衰期是（　　）

   A. 3.33 小时　　　B. 23 小时

   C. 33 小时　　　　D. 230 小时

   E. 330 小时

18. 某催眠药的 $t_{1/2}$ 为 1 小时，给予 100mg 剂量后，患者在体内药物只剩 12.5mg 时便

清醒过来，该患者睡了（　　）

   A. 0.5 小时　　　B. 2 小时

   C. 3 小时　　　　D. 4 小时

   E. 5 小时

19. 药物的时-量曲线下面积（AUC）反映（　　）

   A. 药物达到稳态浓度时所需要的时间

   B. 药物的血浆 $t_{1/2}$ 长短

   C. 药物消除的量

   D. 药物在体内的分布情况

   E. 在一定时间内药物吸收进入循环的相对量

20. 利福平使避孕药效果下降，这是因为（　　）

   A. 利福平对抗避孕药的作用

   B. 利福平诱导肝药酶使避孕药代谢加速

   C. 利福平加速避孕药的排泄

   D. 利福平减少了避孕药的吸收

   E. 利福平影响避孕药的分布

21. 到达时-量曲线的峰值时，表明（　　）

   A. 药物吸收过程已完成

   B. 药物在体内分布已达到平衡

   C. 药物吸收速度与消除速度相等

   D. 药物的疗效最好

   E. 药物消除过程才开始

22. 以一级动力学消除的某药，在达吸收高峰后抽血 2 次，血浆药物浓度分别为：200μg/ml 和 6.25μg/ml，两次抽血间隔是 12 小时，该药的血浆半衰期是（　　）

   A. 48 小时　　　B. 24 小时

   C. 12 小时　　　D. 2.4 小时

   E. 1.2 小时

23. 高血压危象时，需用硝普钠紧急抢救，选用的给药途径是（　　）

   A. 口服　　　　　B. 皮下注射

   C. 肌内注射　　　D. 静脉滴注

   E. 外敷

（二）多项选择题

24. 药物在肝脏代谢后会（　　）

A. 活性增强    B. 活性消失或减弱

C. 毒性增强    D. 毒性减弱

E. 水溶性增强

25. 关于一级动力学消除，正确的是（　　）

A. 单位时间内按恒定的比例消除

B. 单位时间内按恒定的量消除

C. 单位时间内按变化的量消除

D. 大多数药物消除的方式

E. $t_{1/2}$ 不变

26. 下列反应中属于药物在肝脏代谢 I 相反应
的是（　　）

A. 氧化反应    B. 还原反应

C. 水解反应    D. 与葡糖醛酸结合

E. 与硫酸结合

27. 下列关于药物与血浆蛋白结合后的叙述，
正确的是（　　）

A. 是可逆的    B. 不进行分布

C. 不进行代谢   D. 不进行排泄

E. 不失去药理活性

28. 以下参数中，属于药代动力学参数的是
（　　）

A. 效能和效价强度 B. $LD_{50}$

C. $t_{1/2}$       D. $V_d$

E. 清除率

29. 零级消除动力学的特点是（　　）

A. 单位时间内药物消除的比例恒定

B. 单位时间内药物消除的量恒定

C. 消除速度与初始血药浓度有关

D. 消除速度与初始血药浓度无关

E. $t_{1/2}=0.693/k$

30. 影响药物分布的因素有（　　）

A. 药物与血浆蛋白的结合

B. 器官血流量

C. 药物与组织的亲和力

D. 体内屏障

E. 药物的 $pK_a$ 与体液的 pH

31. 下列因素中，能降低药物血浆蛋白结合率
的是（　　）

A. 心力衰竭    B. 尿毒症

C. 肝硬化

D. 与血浆蛋白结合率很高的药物合用

E. 与血浆蛋白结合率很低的药物合用

32. 与肝药酶的抑制剂合用时，药物的效果比
单独应用时会（　　）

A. 增强      B. 减弱

C. 不变      D. 无效

E. 相反

33. 一级动力学消除的药物，关于其稳态血药
浓度，下列描述正确的是（　　）

A. 其波动幅度与给药间隔呈正比

B. 等剂量等间隔给药时，需经 4~5 个 $t_{1/2}$
才能达到稳态血药浓度

C. 其高低与给药总量成正比

D. 缩短给药间隔可以提前到达稳态血药
浓度

E. 给药间隔为一个 $t_{1/2}$ 时，首剂量加倍可以
提前到达稳态血药浓度

34. 影响药物血浆 $t_{1/2}$ 的因素有（　　）

A. 给药剂量    B. 给药间隔

C. 肝功能     D. 肾功能

E. 给药途径

35. 关于药物在体内代谢的叙述，正确的是
（　　）

A. 生物转化是药物消除的主要方式之一

B. 主要的氧化酶是细胞色素 P450 酶

C. CYP450 酶的活性个体差异较大

D. 有些药物可改变肝药酶的活性

E. CYP450 酶对底物具有高度的选择性

36. 关于生物利用度的叙述正确的是（　　）

A. 药物经血管外给药后能被吸收进入体
循环的相对量

B. 药物经血管外给药后能被吸收进入体
循环的相对速度

C. 相对生物利用度主要用于比较两种制
剂的吸收情况

D. 与制剂的质量无关

E．常被用来作为制剂的质量评价

## 二、判断题

1．大多数药物跨膜转运的方式是主动转运。

2．离子型药物比分子型药物容易吸收。

3．分子型药物比离子型药物容易排泄。

4．相对来说，酸性药物在碱性环境中浓度高。

5．静脉给药吸收速度最快。

6．舌下给药可以完全避免首关消除。

7．药物与血浆蛋白结合后，不能进行跨膜转运。

8．与酶的诱导剂合用，会使合用药物的药理活性下降。

9．肝功能严重不良的患者，适宜使用可的松。

10．大多数药物经过肝脏的生物转化后活性减弱或丧失。

11．肝脏是个用于解毒的器官。

12．以一级动力学进行消除的药物，给药剂量越大，药物血浆半衰期越长。

13．以零级动力学消除的药物，其消除的速率与药物浓度无关。

14．每个半衰期给药一次，经过4～5个半衰期，药物到达稳态血药浓度。

15．以一级动力学消除的药物，每次使用负荷剂量，可以提前到达稳态血药浓度。

16．以一级动力学消除的药物，负荷剂量正好是维持量的两倍，所以首剂量加倍可以提前到达稳态血药浓度。

17．一级动力学消除的药物，缩短给药间隔，可使到达稳态血药浓度的时间提前。

18．酸性尿液中，酸性药物的排泄速度比碱性药物快。

19．酸性药物中毒，可通过碱化尿液使药物重吸收增加，排泄加快。

20．局部给药只能产生局部作用。

21．药物在机体是均匀分布的。

22．酸性药物在胃吸收比小肠多，因为其在胃中呈现分子型较多。

23．乳汁呈酸性，故弱碱性药物在乳汁的浓度较弱酸性药物高。

24．表观分布容积代表药物在体内真实分布的体液容积。

25．同一剂型、同一剂量、不同生产厂家的药物应用于同一患者时，其血药浓度相同。

26．药物进入血液后，吸收、分布、代谢、排泄几乎同时开始。

27．药物与血浆蛋白结合后暂时失去药理活性。

28．一级动力学消除的药物，单位时间内消除恒定比例的药量。

29．药物代谢后，水溶性增强，有利于肾排泄。

30．静脉注射的药物其生物利用度为100%。

31．一级动力学消除的药物，其血浆清除率恒定。

32．血浆半衰期指的是药效下降一半的时间。

33．吸收是指药物从给药部位到达组织器官的过程。

## 三、填空题

1．药物的体内过程包括：_____、_____、_____和_____。

2．_____和_____都是药物从体内消失的过程，称为消除。

3．酸性药物在酸性尿液中，重吸收_____，排泄_____。

4．消除动力学主要分为_____和_____。

5．一级动力学消除是指药物单位时间内消除恒定_____的药物，零级动力学消除是指药物单位时间内消除恒定_____的药物。

6．药物生物转化包括两个步骤：_____和_____。

7．吸收是指药物从给药部位进入_____的过程。

8．硝酸甘油主要的给药途径是_____，因其口服会发生严重的_____。

9．生物利用度是指药物进入血液循环的_____和_____。

10．大多数药物跨膜转运的主要方式是_____。

11．与肝药酶诱导剂合用，会使合用药物药理活性_____和_____。

12．药物血浆浓度的下降涉及_____、
_____和_____三个过程。

13．药物的体内屏障包括_____、
_____和_____。

14．药物自肾排泄包括_____、
_____和_____。

15．一级动力学消除的药物，单次用药后，经过第一个 $t_{1/2}$，体内药量剩余为原给药量的_____，经过第三个 $t_{1/2}$，体内药量剩余为原给药量的_____。

## 四、名词解释

1．first pass elimination
2．hepato-enteral circulation
3．half life
4．clearance
5．apparent volume of distribution
6．Bioavailability

## 五、简答题

1．何谓 ADME 系统？
2．何谓药物在体内的排泄、处置及消除？
3．试述影响药物吸收的因素。
4．试述影响药物分布的因素。
5．试述药物生物转化的步骤及生物转化对药物活性的影响。
6．试述药物肾脏排泄的步骤及影响因素。
7．试述肝药酶对药物相互作用的影响。
8．何谓半衰期？半衰期的意义是什么？

## 六、案例题

某一室模型一级动力学消除的催眠药，静脉注射某剂量的该药后，血药浓度为 2mg/L，经过 8 小时后，患者醒来，此时血药浓度为 0.125mg/L，试问该药的消除半衰期是多长？若将剂量加倍，患者的睡眠时间会加倍吗？为什么？

（王 蕾）

# 第四章

# 传出神经系统药理概论

**1. 掌握** 传出神经递质作用的失活。

**2. 熟悉** ①传出神经系统受体的命名、分型和效应。②传出神经系统的生理功能及传出神经系统药物的分类。

**3. 了解** 传出神经系统递质的生物合成、储存、释放；传出神经系统效应的分子机制。

## 一、传出神经系统按递质分类

**1. 胆碱能神经** 此类神经兴奋时末梢释放乙酰胆碱（acetylcholine, ACh），包括运动神经、交感神经和副交感神经的节前纤维，全部副交感神经节后纤维及少数交感神经节后纤维（如支配汗腺分泌和骨骼肌血管神经）。

**2. 去甲肾上腺素能神经** 此类神经兴奋时末梢释放去甲肾上腺素（noradrenaline, NA），包括大部分交感神经节后纤维。

## 二、传出神经系统的递质和受体

（一）乙酰胆碱

**1. 合成与储存** 在胆碱能神经末梢的胞质中，胆碱和乙酰辅酶 A 在胆碱乙酰化酶的催化下生成 Ach，并转运到囊泡中与 ATP 和囊泡蛋白共同储存于囊泡中。

**2. 消除** 在神经突触间隙乙酰胆碱酯酶的作用下水解成乙酸和胆碱而灭活。

（二）去甲肾上腺素

**1. 合成与储存** 酪氨酸从血液进入神经元后,在酪氨酸羟化酶催化下生成多巴（dopa）,再经多巴脱羧酶作用形成多巴胺（dopamine, DA），然后进入囊泡内，经多巴胺 β-羟化酶的催化转化为 NA，并与 ATP、嗜铬蛋白和一些肽类物质结合储存于囊泡中。

**2. 消除** 释放到突触间隙中的 NA 有 75%～90%迅速通过突触前膜摄取进入神经末梢内，并再摄取进入囊泡中储存，此种摄取为摄取 1；这种依赖于胺泵的主动转运过程，是该递质作用终止的主要方式。神经末梢内囊泡外 NA 可被线粒体膜所含单胺氧化酶（MAO）所灭活。非神经组织如心脏、平滑肌等亦能摄取 NA，这种摄取为摄取 2；摄取后被细胞内儿茶酚氧位甲基转移酶（COMT）和 MAO 所灭活。

## （三）传出神经系统受体的分型和分布
### 1. 胆碱受体分型和分布（表 4-1）

**表 4-1　胆碱受体分型和分布**

| 受体 | 亚型 | 分布 |
|---|---|---|
| M | $M_1$ | 胃壁细胞、自主神经节、CNS |
| | $M_2$ | 心脏、CNS、自主神经节和平滑肌 |
| | $M_3$ | 腺体、平滑肌、血管内皮、CNS |
| | $M_4$ | 腺体、平滑肌、CNS |
| | $M_5$ | CNS |
| N | $N_1$ | 神经节细胞 |
| | $N_2$ | 神经肌肉终板 |

### 2. 肾上腺素受体分型和分布（表 4-2）

**表 4-2　肾上腺素受体分型和分布**

| 受体 | 亚型 | 分布 |
|---|---|---|
| α | $\alpha_1$ | 平滑肌细胞（血管平滑肌、尿道平滑肌、肝脏、胃肠、膀胱括约肌、瞳孔开大肌） |
| | $\alpha_2$ | 肾上腺素能神经末梢突触前膜、血小板、脂肪细胞和血管平滑肌 |
| β | $\beta_1$ | 心脏、肾小球旁细胞 |
| | $\beta_2$ | 支气管、血管平滑肌 |
| | $\beta_3$ | 脂肪细胞、心脏 |

## （四）传出神经系统的生理功能

　　交感神经的功能在于能促使机体适应环境的急骤变化，以保持内环境相对稳定（应急时起主要作用）。副交感神经的功能在于保护机体，积蓄能量，以利于休整。在交感神经与副交感神经双重支配的器官中，两者往往表现出拮抗的功能，但在中枢神经调节下，两者活动又是统一的。

　　传出神经的主要受体及其效应见表 4-3。

**表 4-3　传出神经系统主要受体及其效应**

| 效应器 | | 交感神经兴奋 | | 副交感神经兴奋 | |
|---|---|---|---|---|---|
| | | 受体 | 效应 | 受体 | 效应 |
| 眼睛 | 瞳孔开大肌 | $\alpha_1$ | 收缩（扩瞳） | — | — |
| | 瞳孔括约肌 | — | — | $M_3$ | 收缩（缩瞳） |
| | 睫状肌 | $\beta_2$ | 收缩（远视） | $M_3$ | 舒张（近视） |
| 心脏 | 窦房结 | $\beta_1$、$\beta_2$ | 心率加快 | $M_2$ | 心率减慢 |
| | 传导系统 | $\beta_1$、$\beta_2$ | 传导加速 | $M_2$ | 传导减慢 |
| | 心肌 | $\beta_1$、$\beta_2$ | 收缩力增加 | $M_2$ | 收缩力减弱（心房肌） |

| 效应器 | | 交感神经兴奋 | | 副交感神经兴奋 | |
|---|---|---|---|---|---|
| | | 受体 | 效应 | 受体 | 效应 |
| 血管 | 皮肤、黏膜 | $\alpha_1$, $\alpha_2$ | 收缩+++ | — | — |
| | 内脏 | $\alpha_1$, $\beta_2$ | 收缩+++，舒张+ | — | — |
| | 冠状动脉 | $\alpha$, $\beta_2$ | 收缩+，舒张++ | — | — |
| | 骨骼肌 | $\alpha$, $\beta_2$ | 收缩++，舒张++ | — | — |
| | 脑 | $\alpha_1$ | 收缩+ | — | — |
| | 肺 | $\alpha_1$, $\beta_2$ | 收缩+，舒张+ | — | — |
| | 肾 | $\alpha_1$, $\alpha_2$ | 收缩，舒张 | — | — |
| 平滑肌 | 支气管 | $\beta_2$ | 舒张 | $M_3$ | 收缩 |
| | 胃肠道 壁肌 | $\alpha_2$, $\beta_2$ | 舒张 | $M_3$ | 收缩 |
| | 胃肠道 括约肌 | $\alpha_1$ | 收缩 | $M_3$ | 舒张 |
| | 膀胱 逼尿肌 | $\beta_2$ | 舒张 | M | 收缩 |
| | 膀胱 括约肌 | $\alpha_1$ | 收缩 | $M_3$ | 舒张 |
| | 子宫（妊娠） | $\alpha_1$ | 收缩 | — | — |
| | 子宫（妊娠） | $\beta_2$ | 舒张 | $M_3$ | 收缩 |
| | 阴蒂，精囊 | $\alpha$ | 射精 | M | 勃起 |
| 腺体 | 汗腺 | $\alpha_1$ | 分泌增加（手心） | M | 分泌增加 |
| | 汗腺 | $\alpha_1$ | 分泌增加 | M | 分泌增加 |
| | 唾液腺 | $\beta$ | 分泌淀粉酶增加 | M | |
| | 胃肠腺 | $\beta_2$ | 分泌淀粉酶增加 | $M_3$ | 分泌增加 |
| | 支气管腺体 | $\alpha_1$ | 减少 | M | 分泌增加 |
| | 支气管腺体 | $\beta_2$ | 增加 | | |
| 代谢 | 肝脏糖代谢 | $\alpha_1$, $\beta_2$ | 肝糖原分解增加 糖异生增加 | — | — |
| | 骨骼肌糖原 | $\beta_2$ | 分解增加 | — | — |
| | 脂肪代谢 | $\beta_3$ | 脂肪分解增加 | — | — |
| | 肾素 | $\beta_1$ | 释放 | — | — |
| 肾上腺髓质 | | — | — | $N_1$ | 肾上腺素和去甲肾上腺素分泌 |
| 自主神经节 | | — | — | $N_1$ | 兴奋 |
| 骨骼肌 | | $\beta_2$ | 收缩 | $N_2$ | 收缩（运动神经） |

### （五）传出神经系统的药物分类

传出神经系统的药物分类见表4-4。

#### 表4-4　传出神经系统药分类

| 拟似药 | 拮抗药 |
|---|---|
| 胆碱受体激动药 | 胆碱受体阻滞药 |
| 1. M、N受体激动药（乙酰胆碱） | 1. M受体阻断药 |
| 2. M受体激动药（毛果芸香碱） | （1）非选择性M受体阻断药（阿托品） |

续表

| 拟似药 | 拮抗药 |
|---|---|
| 胆碱受体激动药 | 胆碱受体阻滞药 |
| 3. N 受体激动药（烟碱） | （2）$M_1$ 受体阻断药（哌仑西平） |
| 抗胆碱酯酶药（易逆：新斯的明；难逆：有机磷酸酯类） | 2. N 受体阻断药 |
| 附：胆碱酯酶复活药（碘解磷定） | （1）$N_1$ 受体阻断药（美卡拉明） |
| 肾上腺素受体激动药 | （2）$N_2$ 受体阻断药（筒箭毒碱） |
| 1. α 受体激动药 | 肾上腺素受体阻断药 |
| （1）$α_1$、$α_2$ 受体激动药（去甲肾上腺素） | 1. α 受体阻断药 |
| （2）$α_1$ 受体激动药（去氧肾上腺素） | （1）$α_1$、$α_2$ 受体阻断药（酚妥拉明） |
| （3）$α_2$ 受体激动药（可乐定） | （2）$α_1$ 受体阻断药 （哌唑嗪） |
| 2. β 受体激动药 | （3）$α_2$ 受体阻断药（育亨宾） |
| （1）$β_1$、$β_2$ 受体激动药 （异丙肾上腺素） | 2. β 受体阻断药 |
| （2）$β_1$ 受体（多巴酚丁胺） | （1）$β_1$、$β_2$ 受体阻断药（普萘洛尔） |
| （3）$β_2$ 受体（沙丁胺醇） | （2）$β_1$ 受体阻断药（美托洛尔） |
| 3. α、β 受体激动药（肾上腺素） | 3. α、β 受体阻断药（拉贝洛尔） |
| 4. α、β 及多巴胺受体激动药（多巴胺） | |

# 复习思考题

## 一、选择题

### （一）单项选择题

1. 下列有关传出神经的说法，正确的是（　　）

   A. 包括自主神经（植物神经）和运动神经

   B. 也称自主神经

   C. 有节前纤维和节后纤维之分

   D. 从中枢发出后，都要经过神经节更换神经元，才能达到效应器

   E. 从中枢发出后，中途不更换神经元，直接支配效应器

2. M 受体命名的依据是（　　）

   A. 乙酰胆碱可兴奋之

   B. 毒蕈碱可兴奋之

   C. 多巴胺可兴奋之

   D. 烟碱可兴奋之

   E. 去甲肾上腺素可兴奋之

3. 外周肾上腺素能神经可合成和释放的主要递质是（　　）

   A. 肾上腺素　　　　B. 去甲肾上腺素

   C. 多巴胺　　　　　D. 间羟胺

   E. 异丙肾上腺素

4. 乙酰胆碱作用消失的主要原因是（　　）

   A. 扩散入血液中被肝肾破坏

   B. 被突触前膜胺泵再摄取

   C. 被神经末梢的胆碱乙酰化酶水解

   D. 在突触间隙被胆碱乙酰化酶破坏

   E. 被神经突触部位的胆碱酯酶水解

5. 去甲肾上腺素合成的原料是（　　）

   A. 酪氨酸　　　　　B. 赖氨酸

   C. 蛋氨酸　　　　　D. 苏氨酸

   E. 异亮氨酸

6. 去甲肾上腺素释放到突触间隙其作用消失的主要原因是（　　）

A. 单胺氧化酶代谢

B. 儿茶酚胺氧位甲基转移酶代谢

C. 胆碱酯酶代谢

D. 神经末梢重摄取

E. 肝药酶代谢

7. 激动外周β受体可引起（　　　）

A. 心脏兴奋，收缩压下降，瞳孔缩小

B. 支气管收缩，冠状血管舒张

C. 心脏兴奋，支气管舒张，糖原分解

D. 支气管收缩，糖原分解，瞳孔缩小

E. 心脏兴奋，皮肤黏膜内脏血管收缩

8. 外周多巴胺受体主要分布在（　　　）

A. 瞳孔括约肌

B. 汗腺、唾液腺

C. 皮肤黏膜小血管

D. 肾脏，肠系膜和冠状动脉

E. 心肌细胞和窦房结

9. 心肌细胞上的受体主要是（　　　）

A. $\beta_1$　　　　B. $\beta_2$

C. $\beta_3$　　　　D. $\alpha_1$

E. $\alpha_2$

10. 突触前膜 $\alpha_2$ 受体激动可引起（　　　）

A. 腺体分泌增加

B. 支气管舒张

C. 骨骼肌血管舒张

D. 去甲肾上腺素释放减少

E. 乙酰胆碱释放减少

（二）多项选择题

11. 胆碱能神经包括（　　　）

A. 交感、副交感神经节前纤维

B. 交感神经节后纤维的大部分

C. 支配汗腺的分泌神经

D. 运动神经

E. 副交感神经节后纤维

12. 哪些是M样作用（　　　）

A. 心脏兴奋　　　B. 骨骼肌收缩

C. 血管扩张缩瞳　　D. 腺体分泌增加

E. 胃肠平滑肌收缩

13. 去甲肾上腺素能神经兴奋可引起（　　　）

A. 心脏兴奋

B. 支气管扩张

C. 皮肤黏膜血管收缩

D. 腺体分泌增加

E. 扩瞳

二、判断题

1. 传出神经包括自主神经和运动神经。

2. 所有的交感神经节后纤维释放的是去甲肾上腺素。

3. 所有的副交感神经节后纤维释放的是乙酰胆碱。

4. 去甲肾上腺素作用的消失主要是由于突触间隙单胺氧化酶的水解。

5. 去甲肾上腺素主要兴奋的是β受体。

6. 多巴胺受体主要分布在外周。

7. 根据递质的不同，将传出神经分为自主神经和运动神经。

8. 乙酰胆碱作用的消失是被突触前膜重摄取。

三、填空题

1. 胆碱受体包括_____和_____。

2. 肾上腺素受体包括_____和_____。

3. 胃肠平滑肌上分布的胆碱受体是_____，骨骼肌运动终板的胆碱受体是_____。

4. 在心肌、平滑肌等非神经组织代谢去甲肾上腺素的酶主要是_____和_____。

5. 胆碱受体激动药包括 M 受体激动药、N 受体激动药和_____。

四、名词解释

1. cholinoceptor　　2. adrenoceptor

3. neuronal uptake

五、问答题

传出神经系统药物有哪些分类？

（云宇）

# 第五章

# 胆碱受体激动药

■ 大纲要求 ■

**1. 熟悉** ①毛果芸香碱的药理作用及临床应用。②乙酰胆碱的药理作用。
**2. 了解** 其他胆碱酯类。

■ 学习要点 ■

## 一、拟胆碱药及其分类

拟胆碱药（cholinomimetic drugs）又称胆碱受体激动药（cholinoceptor agonists），是一类作用与胆碱能神经递质乙酰胆碱相似的药物。按其作用机制不同可分为两类：

（1）直接作用于胆碱受体的拟胆碱药：按其所作用的受体类型又分为①M、N受体激动药：胆碱酯类（乙酰胆碱）；②M受体激动药：生物碱类（毛果芸香碱）；③N受体激动药：天然生物碱（烟碱）。

（2）间接激动胆碱受体的药物：抗胆碱酯酶药（anticholinesterase agents），如新斯的明及有机磷酸酯类。

## 二、毛果芸香碱（pilocarpine）的药理作用及临床应用

### （一）毛果芸香碱的药理作用

药物与受体的关系：选择性地激动M胆碱受体，产生M样作用，对眼和腺体的作用最明显，对心血管系统作用弱。

**1. 眼睛** 滴眼后可产生缩瞳、降低眼压和调节痉挛等作用。

**2. 腺体** 促进腺体分泌，以汗腺和唾液腺分泌增加最为明显，也可增加泪腺、胃腺、胰腺、小肠腺体和呼吸道腺体的分泌。

**3. 其他** 可兴奋肠道平滑肌、支气管平滑肌、子宫、膀胱及胆道平滑肌。

### （二）毛果芸香碱的临床应用

**1. 青光眼** 毛果芸香碱能使虹膜角膜角间隙扩大，房水回流通畅，眼压迅速降低，且能通过扩张虹膜静脉窦周围的小血管及收缩睫状肌，使小梁网结构发生改变而使眼压下降，主要用于治疗闭角型青光眼。

**2. 虹膜睫状体炎** 毛果芸香碱可防止炎症导致的虹膜与晶状体粘连，可与扩瞳药阿托品交替使用。

**3. 口腔干燥** 毛果芸香碱吸收后激动腺体上的 M 胆碱受体，使唾液腺分泌明显增加，用于颈部放疗所致的口腔干燥。

**（三）乙酰胆碱的药理作用**

药物与受体的关系：ACh 直接激动 M、N 胆碱受体。

**1. M 样作用** ①激动 M 胆碱受体，引起心血管功能抑制，产生负性肌力、负性频率和负性传导作用；②平滑肌收缩：支气管、胃肠道及膀胱等平滑肌收缩，收缩频率、收缩幅度和张力增加；③瞳孔括约肌和睫状肌收缩：缩瞳，调节痉挛；④促进腺体的分泌：唾液腺、汗腺、泪腺和消化道等腺体分泌增加。

**2. N 样作用** 激动肾上腺髓质嗜铬细胞的 $N_1$ 受体，促使肾上腺素释放，大剂量 ACh 主要激动运动神经终板上的 $N_2$ 受体，引起骨骼肌收缩。

# 复习思考题

## 一、选择题

### （一）单项选择题

1. 毛果芸香碱对眼睛的影响是（    ）

   A. 视近物模糊，视远物清楚

   B. 视近物清楚，视远物模糊

   C. 视近物远物都清楚

   D. 视近物远物都模糊

   E. 以上皆错

2. 毛果芸香碱降低眼压是因为（    ）

   A. 缩瞳，虹膜角膜角间隙扩大

   B. 缩瞳，虹膜角膜角间隙缩小

   C. 扩瞳，虹膜角膜角间隙扩大

   D. 扩瞳，虹膜角膜角间隙缩小

   E. 房水生成减少

3. 乙酰胆碱扩血管的作用机制是（    ）

   A. 激动血管平滑肌 α 受体

   B. 阻断血管平滑肌 α 受体

   C. 激动血管内皮细胞 M 受体，促进 NO 释放

   D. 激动血管平滑肌 M 受体，促进 NO 释放

   E. 促进 $PGI_2$ 释放

4. 毛果芸香碱缩瞳的机制是（    ）

   A. 激动瞳孔开大肌 α 受体

   B. 激动瞳孔括约肌 M 受体

   C. 激动睫状肌 M 受体

   D. 抑制胆碱酯酶

   E. 阻断瞳孔括约肌 M 受体

5. 毛果芸香碱不具有的作用是（    ）

   A. 缩瞳              B. 降低眼压

   C. 调节痉挛          D. 骨骼肌收缩

   E. 腺体分泌增加

### （二）多项选择题

6. 毛果芸香碱的主要药理效应包括（    ）

   A. 缩瞳              B. 骨骼肌收缩

   C. 腺体分泌          D. 心脏兴奋

   E. 胃肠道平滑肌收缩

7. 下列药物中可以激动 M 受体的是（    ）

   A. acetylcholine     B. pilocarpine

   C. atropine          D. eserine

   E. neostigmine

8. 毛果芸香碱的临床应用包括（    ）

   A. 腹气胀、尿潴留    B. 阿托品中毒解救

   C. 青光眼            D. 虹膜炎

   E. 口腔干燥

9. 下列药物中可以同时激动 M、N 受体的是

   （    ）

   A. 毛果芸香碱        B. 毒蕈碱

   C. 乙酰胆碱          D. 卡巴胆碱

   E. 醋甲胆碱

10. 毛果芸香碱对眼睛的作用是（    ）

    A. 缩瞳              B. 悬韧带松弛

    C. 调节痉挛          D. 降低眼内压

E．视远物清楚

## 二、判断题

1．毛果芸香碱过量中毒时会出现大汗淋漓、腹痛及肌肉震颤。

2．毛果芸香碱用于虹膜炎的治疗是因为其有助于炎症的减轻。

3．毛果芸香碱对开角型青光眼的效果较闭角型青光眼好。

4．毛果芸香碱对汗腺和唾液腺的作用较其他腺体强。

5．毛果芸香碱使用后使晶状体变得扁平。

6．毛果芸香碱对眼和腺体的作用较明显。

## 三、填空题

1．拟胆碱药包括_____和_____两类。

2．毛果芸香碱可以激动_____受体。

3．毛果芸香碱对眼睛的作用是_____、_____和_____。

## 四、问答题

试述毛果芸香碱的药理作用及临床应用。

## 五、案例题

某患者，男，35岁，因感到眼剧烈胀痛，视力急剧下降，同时伴恶心呕吐等全身症状就诊。经医生诊断为急性闭角型青光眼，需进行手术。在手术前，医生使用了毛果芸香碱使其眼内压基本恢复正常，病情得到暂时缓解。请问：毛果芸香碱使得眼内压下降的机制是什么？

（云　宇）

第六章

# 抗胆碱酯酶药和胆碱酯酶复活药

## 大纲要求

**1. 掌握** 易逆性抗胆碱酯酶药新斯的明的药理作用及临床应用。难逆性抗胆碱酯酶药——有机磷酸酯类中毒机制、临床表现及解救药物作用机制。

**2. 熟悉** 易逆性抗胆碱酯酶药的一般特性。毒扁豆碱治疗青光眼的作用、作用原理、应用及注意事项。

**3. 了解** 其他易逆性抗胆碱酯酶药。

## 学习要点

### 一、抗胆碱酯酶药的分类

抗胆碱酯酶药（anticholinesterase agents）的化学结构与 ACh 相似，能与 AChE 牢固结合，水解较慢，使胆碱能神经末梢释放的 ACh 水解减少而大量堆积，产生拟胆碱作用，故又称为间接激动胆碱受体的药物。胆碱酯酶药根据其与 AChE 结合形成复合物后水解的难易可分为易逆性抗胆碱酯酶药和难逆性抗胆碱酯酶药两类。

### 二、易逆性抗胆碱酯酶药的一般特性

**1. 神经肌肉** 接头抑制神经肌肉接头处 AChE，大量 ACh 激动 $N_2$ 受体，引起骨骼肌兴奋。

**2. 平滑肌** 兴奋胃肠道平滑肌、支气管平滑肌、膀胱逼尿肌和输尿管平滑肌等。

**3. 眼睛** 缩瞳、调节痉挛、降低眼内压。

**4. 腺体** 汗腺、唾液腺、泪腺、呼吸道腺体、胃肠道及胰腺等腺体分泌增加。

**5. 心血管系统** 作用复杂，主要表现为心率减慢，心排血量下降。

**6. 中枢** 中枢兴奋，高剂量时常引起抑制或麻痹。

### 三、新斯的明药理作用及临床应用

#### （一）新斯的明（neostigmine）药理作用

新斯的明竞争性地与 AChE 结合，使 AChE 暂时失去活性，使 ACh 在体内堆积，表现出 M 样和 N 样作用。

**1. 强大的骨骼肌兴奋作用** 机制：①抑制胆碱酯酶；②直接激动骨骼肌运动终板上

的 $N_2$ 胆碱受体；③促进运动神经末梢释放乙酰胆碱。

**2. 收缩平滑肌** 新斯的明对胃肠道和膀胱平滑肌有较强的兴奋作用，对心血管、腺体、眼和支气管平滑肌的作用较弱。

**（二）新斯的明临床应用**

重症肌无力、手术后腹气胀及尿潴留、阵发性室上性心动过速、对抗非去极化型肌松药（$N_2$ 受体阻断剂）的作用。

## 四、毒扁豆碱

毒扁豆碱与毛果芸香碱治疗青光眼的作用、作用原理、应用及注意事项的比较见表 6-1。

表 6-1 毒扁豆碱与毛果芸香碱治疗青光眼作用的比较

|  | 毛果芸香碱（pilocarpine） | 毒扁豆碱（physostigmine） |
|---|---|---|
| 作用 | 温和、短暂，滴眼后 10～15 分钟起效，30～40 分钟达高峰，维持 4～8 小时 | 强，持久，滴眼后 5 分钟左右起效，60～120 分钟达高峰，维持 12～36 小时 |
| 作用原理 | 直接激动瞳孔括约肌上的 M 受体 | 抑制胆碱酯酶，间接通过 ACh 激动瞳孔括约肌上的 M 受体 |
| 应用及注意事项 | 收缩睫状肌可致视物模糊，滴眼时注意压迫内眦 | 睫状肌痉挛，常引起眼痛、头痛和视物模糊，滴眼时注意压迫内眦 |

## 五、难逆性抗胆碱酯酶药——有机磷酸酯类中毒机制、临床表现及解救药物作用机制

**（一）有机磷酸酯类（organophosphates）中毒机制**

有机磷酸酯＋胆碱酯酶→磷酰化的胆碱酯酶［难水解，持久抑制酶，在数分钟或数小时内，酶发生"化"（aging），须等待新生胆碱酯酶，故抢救时要强调早期］。

**（二）临床表现**

**1. 急性中毒**（表 6-2）

表 6-2 有机磷酸酯类急性中毒症状分类和临床分类的关系

| 临床分类 | 症状分类 |
|---|---|
| 轻度中毒 | 仅有 M 样症状 |
| 中度中毒 | M＋N 样症状 |
| 重度中毒 | M＋N＋CNS |

死亡原因：1. 呼吸衰竭；2. 继发性心血管功能障碍

**2. 慢性中毒** 多发于长期接触人员，血浆 AChE 活性持续下降；主要表现为神经衰弱综合征：腹胀，多汗，肌束颤动，瞳孔缩小（常规处理方式为脱离长期接触环境）。

### （三）解救药物作用机制

**1. 急性中毒的解救原则**

（1）清除毒物，避免继续吸收：应用温水或肥皂水清洗染毒皮肤；对经口中毒者，可用2%碳酸氢钠或1%食盐水反复洗胃，然后再用硫酸镁导泻；敌百虫口服中毒时，不能用碱性溶液洗胃，对硫磷中毒者忌用高锰酸钾洗胃。

（2）尽快使用解毒药。

（3）其他：对症治疗、注意保温、加强护理等。

**2. 解毒药**

（1）阿托品（atropine）：作用机制为①阻断M受体，对抗M样症状；②大剂量可阻断N1受体；③对中枢中毒有一定疗效。

注意：有机磷酸酯中毒时，机体对阿托品不敏感，用药应达"阿托品化"。

（2）AChE复活药（cholinesterase reactivators）：作用机制为①解磷定＋磷酰化的胆碱酯酶→磷酰化的解磷定＋胆碱酯酶；②与游离的有机磷酸酯形成复合物，阻止有机磷酸酯与胆碱酯酶结合；③过量可与胆碱酯酶结合，使之失活。

临床应用：碘解磷定（pralidoxime iodide）作为最早应用的胆碱酯酶复活药，水溶性低，水溶液不稳定，在碱性液体中易被破坏，久置可释放出碘而失效。因含碘，局部刺激性大，仅能静脉给药，不良反应较多。本类药目前在临床常用氯解磷定（pralidoxime chloride），其作用强，比碘解磷定稳定，可肌内注射。本类药可迅速制止肌束颤动，对中枢的中毒症状有一定的改善作用。

（3）两类药物合用的意义及注意事项（表6-3）。

表6-3　阿托品与解磷定（碘解磷定或氯解磷定）合用的意义及注意事项

|  | 阿托品 | 解磷定（碘解磷定或氯解磷定） |
|---|---|---|
| 优势 | 能迅速解除有机磷酸酯类中毒的M样症状，缓解呼吸道和胃肠道平滑肌的兴奋性；也能部分解除中枢神经系统中毒症状，使患者苏醒。此外，大剂量阿托品还能阻断神经节的$N_1$受体，对抗有机磷酸酯类的神经节兴奋作用 | 能迅速解除肌束颤动，对中枢神经系统的中毒症状有一定改善作用，可使昏迷患者迅速苏醒，停止抽搐 |
| 不足 | 对$N_2$受体无效，不能制止骨骼肌震颤。对中毒晚期的呼吸肌麻痹也无效，也无复活胆碱酯酶作用，疗效不易巩固。对中度和重度中毒病例须与胆碱酯酶复活药合用 | 对M样症状作用较弱，也不能直接对抗体内积聚的ACh的作用，尤其是在中、重度中毒时应与阿托品合用 |
| 合用注意事项 | 两药合用的患者，当胆碱酯酶复活后，机体可恢复对阿托品的敏感性，易发生阿托品中毒。因此，两药合用时应适当减少阿托品的剂量 | |
| 用药原则 | 早期、适量、反复、联合 | |

# 复习思考题

## 一、选择题

### （一）单项选择题

1. 下列关于新斯的明的描述，正确的是
（　　）
   - A. 为叔胺类化合物
   - B. 口服吸收好
   - C. 可以用于治疗青光眼
   - D. 可以抑制胆碱酯酶
   - E. 易透过血脑屏障

2. 新斯的明对下列哪个器官作用最强（　　）
   - A. 胃肠道
   - B. 心脏
   - C. 骨骼肌
   - D. 眼睛
   - E. 腺体

3. 下列关于毒扁豆碱的描述，错误的是
（　　）
   - A. 为季铵类化合物
   - B. 可以抑制胆碱酯酶
   - C. 可以用于治疗青光眼
   - D. 口服吸收好
   - E. 易透过血-脑屏障

4. 新斯的明的临床应用不包括（　　）
   - A. 重症肌无力
   - B. 腹气胀
   - C. 阵发性室上性心动过速
   - D. 青光眼
   - E. 筒箭毒碱中毒解救

5. 新斯的明引发"碱能危象"原因是（　　）
   - A. 过敏反应
   - B. 反跳现象
   - C. 用量不足，肌无力未得到控制
   - D. 剂量过大转入抑制，肌无力加重
   - E. 剂量过大至肌张力亢进

### （二）多项选择题

6. 新斯的明治疗重症肌无力的机制是（　　）
   - A. 抑制胆碱酯酶
   - B. 激动 M 受体
   - C. 激动神经肌肉接头的 $N_2$ 受体
   - D. 促进神经末梢释放 ACh
   - E. 促进神经末梢释放去甲肾上腺素

7. 下列药物可以抑制胆碱酯酶的是（　　）
   - A. neostigmine
   - B. pilocarpine
   - C. physostigmine
   - D. atropine
   - E. acetylcholine

8. 胆碱酯酶抑制剂与 M 受体激动药作用的共同点是（　　）
   - A. 兴奋平滑肌
   - B. 收缩骨骼肌
   - C. 促进腺体分泌
   - D. 扩瞳
   - E. 抑制心脏

9. 解救有机磷酸酯类中毒时，阿托品使用剂量达到"阿托品化"，可以缓解的中毒症状是
（　　）
   - A. 瞳孔缩小
   - B. 腺体分泌增加
   - C. 肌束颤动
   - D. 大小便失禁
   - E. 部分中枢症状

10. 新斯的明不宜用于（　　）
    - A. 阵发性室上性心动过速
    - B. 支气管哮喘
    - C. 琥珀胆碱中毒解救
    - D. 机械性肠梗阻
    - E. 手术后腹气胀

## 二、判断题

1. 新斯的明可用于琥珀胆碱中毒的解救。

2. 阿托品可以解除有机磷酸酯类中毒时的所有症状。

3. 毒扁豆碱能不可逆抑制胆碱酯酶，故安全性较差。

4. 胆碱酯酶复活药对有机磷酸酯类中毒时的 M 样症状作用明显。

5. 新斯的明过量时会使肌无力症状加重。

6. 新斯的明与毒扁豆碱具有相似的体内过程。

7. 新斯的明对平滑肌的兴奋作用最强。

8. 解救有机磷酸酯类中毒时，阿托品用量根据病情确定，不受极量限制。

## 三、填空题

1．根据与胆碱酯酶结合后解离的速度的，抗胆碱酯酶药可分为_____和_____。

2．有机磷酸酯类轻度中毒时以_____症状为主，中度中毒时可同时有_____症状和_____症状，严重中毒是还可出现_____中毒症状。

3．有机磷酸酯类中毒特异性的解毒药是_____和_____。

4．新斯的明对_____的兴奋作用最强。

5．解救有机磷酸酯类中毒时，阿托品的使用原则是：_____、_____、_____和_____。

## 四、问答题

1．试比较毒扁豆碱与新斯的明体内过程的不同点。

2．试比较毒扁豆碱与毛果芸香碱对眼睛作用的异同点。

## 五、案例题

某患者，男，42岁，务农。喷洒农药敌百虫时未采取防护措施，入院时大汗淋漓、呼吸困难、颈胸部肌束颤动，神志不清。给予阿托品和氯解磷定治疗后，症状缓解。

问题：1．该患者敌百虫中毒的机制。

2．解救有机磷酸酯类中毒时，为何要联合使用阿托品和氯解磷定？

（云　宇）

# 第七章

## 胆碱受体阻断药

**大纲要求**

1. **掌握** 阿托品的药理作用、作用机制、临床应用、不良反应及中毒、禁忌证。
2. **熟悉** 山莨菪碱及东莨菪碱的作用特点及应用。
3. **了解** 阿托品的合成代用品。

**学习要点**

## 一、阿托品

阿托品的的药理作用、作用机制、临床应用、不良反应及中毒、禁忌证见表7-1。

表7-1　阿托品的药理作用、作用机制、临床应用、不良反应及中毒、禁忌证

| 药理作用 | 作用机制 | 临床应用 | 不良反应及中毒 | 禁忌证 |
|---|---|---|---|---|
| 不同器官敏感性有差异，随剂量的递增，依次出现对腺体、眼、平滑肌、心脏等的作用，大剂量则出现中枢兴奋等不良反应<br>1. 抑制腺体分泌：唾液腺、汗腺最敏感，还可抑制泪腺、唾液腺和胃肠道腺体的分泌<br>2. 眼睛：扩瞳、升眼压和调节麻痹<br>3. 内脏平滑肌：松弛许多内脏平滑肌，对过度活动及痉挛者，其松弛作用较明显<br>4. 解除迷走神经对心脏的抑制，较大剂量（1~2mg）引起心率加快<br>5. 扩张血管，改善微循环。此作用与阻断 M 受体无关，可能与直接扩张血管或抑制汗腺分泌引起的代偿性散热反应有关<br>6. 中枢：可兴奋大脑和延髓 | 对 M 受体特异性高，能竞争性阻断各型 M 胆碱受体，大剂量也可阻断神经节 $N_1$ 受体 | 1. 全身麻醉前给药，严重盗汗、流涎症和溃疡病的辅助用药<br>2. 解除内脏绞痛，但对胆绞痛及肾绞痛常需与阿片类镇痛药如哌替啶合用；小儿遗尿症<br>3. 眼科应用：①虹膜睫状体炎；②验光配眼镜和检查眼底，已逐渐被作用较短的后马托品取代<br>4. 治疗迷走神经过度兴奋所致的窦性心动过缓和房室传导阻滞等缓慢型心律失常<br>5. 抗休克：大剂量阿托品能解除小血管痉挛，舒张外周血管，改善微循环增加重要器官组织的血流灌注量<br>6. 有机磷酸酯类中毒解救 | 选择性低，作用广泛，副作用较多。一般反应：口干、皮肤干燥、视物模糊、扩瞳、心悸、高热、眩晕、排尿困难、便秘等。剂量过大出现中枢中毒反应：除副作用症状加重外，出现烦躁不安、多语、谵妄、幻觉和惊厥等中枢兴奋症状，严重中毒可由兴奋转入抑制，出现昏迷和呼吸麻痹而致死<br>解救阿托品中毒主要是对症处理：地西泮对抗中枢兴奋症状；应用毛果芸香碱、毒扁豆碱对抗其外周作用 | 前列腺肥大、青光眼、高热、心率加快者 |

## 二、山莨菪碱与东莨菪碱

山莨菪碱（anisodamine）与东莨菪碱（scopolamine）的作用特点及应用见表7-2。

表 7-2  山莨菪碱与东莨菪碱的作用特点及应用

| 药物 | 作用特点 | 临床应用 |
|---|---|---|
| 山莨菪碱 | 1. 选择性解除血管痉挛<br>2. 选择性解除平滑肌痉挛<br>3. 抑制腺体分泌作用较阿托品弱<br>4. 扩瞳作用较阿托品弱<br>5. 不易过血-脑屏障，中枢兴奋作用弱 | 1. 感染中毒性休克<br>2. 内脏平滑肌绞痛 |
| 东莨菪碱 | 1. 中枢抑制作用：镇静、抗晕动<br>2. 抑制腺体分泌作用较阿托品强，其他外周作用弱于阿托品<br>3. 中枢抗胆碱作用较强 | 1. 麻醉前给药：优于阿托品（抑制腺体分泌、镇静）<br>2. 抗晕动病：预防给药效果好，也可和苯海拉明合用<br>3. 治疗呕吐：妊娠及放射性呕吐<br>4. 帕金森病：减少流涎、震颤、肌肉强直(与中枢抗胆碱作用有关) |

# 复习思考题

## 一、选择题

### （一）单项选择题

1. 下列哪个器官对阿托品最为敏感（　　　）
   A. 心脏　　　　　B. 中枢
   C. 平滑肌　　　　D. 血管
   E. 腺体

2. 阿托品对眼睛的作用是（　　　）
   A. 缩瞳，降低眼内压，调节痉挛
   B. 扩瞳，升高眼内压，调节痉挛
   C. 缩瞳，升高眼内压，调节麻痹
   D. 扩瞳，升高眼内压，调节麻痹
   E. 扩瞳，降低眼内压，调节痉挛

3. 阿托品对哪种平滑肌的松弛作用最明显
   （　　　）
   A. 支气管平滑肌　B. 胃肠道平滑肌
   C. 膀胱逼尿肌　　D. 子宫平滑肌
   E. 胆道平滑肌

4. 阿托品对下列哪个器官的作用与其阻断 M
   受体无关（　　　）
   A. 心脏　　　　　B. 中枢
   C. 平滑肌　　　　D. 血管

E. 腺体

5. 治疗胆绞痛宜选用（　　　）
   A. 阿托品　　　　B. 哌替啶
   C. 吗啡　　　　　D. 阿托品＋哌替啶
   E. 阿司匹林

6. 下列哪项不是阿托品的副作用（　　　）
   A. 面色潮红　　　B. 腹泻
   C. 口干　　　　　D. 视物模糊
   E. 心率加快

7. 下列哪项不是阿托品的临床应用（　　　）
   A. 验光配镜　　　B. 胃肠绞痛
   C. 快速性心律失常　D. 感染性休克
   E. 解救有机磷酸酯类中毒

8. 可用于晕动病治疗的 M 受体阻断药是
   （　　　）
   A. atropine　　　B. scopolamine
   C. anisodamine　D. homatropine
   E. pilocarpine

9. 阿托品用于全麻前给药的目的是（　　　）
   A. 镇痛
   B. 镇静
   C. 增强麻醉药作用
   D. 抑制呼吸道腺体分泌
   E. 松弛支气管平滑肌

10. 阿托品可用于感染性休克的主要原因是
（　　　）
  A. 兴奋心脏，增强心脏功能
  B. 扩张血管，改善微循环
  C. 兴奋中枢
  D. 抑制呼吸道腺体分泌
  E. 松弛支气管平滑肌

11. 可抑制中枢的 M 受体阻断药是（　　　）
  A. atropine  B. scopolamine
  C. anisodamine D. homatropine
  E. pilocarpine

（二）多项选择题

12. 可用于阿托品中毒解救的药物有（　　　）
  A. pilocarpine B. physostigmine
  C. adrenaline D. scopolamine
  E. neostigmine

13. 阿托品可用于治疗（　　　）
  A. 虹膜睫状体炎
  B. 胃肠绞痛
  C. 缓慢型心律失常
  D. 感染性休克
  E. 解救有机磷酸酯类中毒

14. 阿托品禁止用于（　　　）
  A. 虹膜睫状体炎 B. 幽门梗阻
  C. 前列腺肥大 D. 缓慢型心律失常
  E. 青光眼

15. 东莨菪碱可用于（　　　）
  A. 麻醉前给药 B. 晕动病
  C. 帕金森病 D. 感染性休克
  E. 妊娠呕吐及放射病呕吐

16. 山莨菪碱可用于（　　　）
  A. 麻醉前给药 B. 晕动病
  C. 青光眼 D. 感染性休克
  E. 内脏绞痛

17. 阿托品对眼睛的影响有（　　　）
  A. 扩瞳  B. 升高眼内压
  C. 调节麻痹 D. 视近物清楚

  E. 视远物清楚

18. 下列药物中可用于胃肠绞痛治疗的是
（　　　）
  A. 毛果芸香碱 B. 阿托品
  C. 东莨菪碱 D. 山莨菪碱
  E. 丙胺太林

19. 下列药物中可扩瞳的是（　　　）
  A. 毛果芸香碱 B. 阿托品
  C. 托吡卡胺 D. 后马托品
  E. 丙胺太林

二、判断题

1. 使用阿托品后眼睛视近物清楚。
2. 阿托品使眼内压升高故禁用于青光眼患者。
3. 同为 M 受体阻断药，东莨菪碱对中枢的作用与阿托品相似。
4. 阿托品通过阻断 M 受体使血管扩张。
5. 低剂量阿托品会使部分患者心率短暂减慢，该作用与阻断 M 受体无关。
6. 阿托品对心脏的兴奋作用与迷走神经张力高低有关。
7. 阿托品对处于过度活动状态的平滑肌解痉作用明显。
8. 阿托品单独用于胆绞痛的治疗效果好。
9. 儿童验光可以使用后马托品。
10. 阿托品不能透过血-脑屏障。
11. 山莨菪碱不易通过血-脑屏障。
12. 山莨菪碱作用与阿托品相似，故也可用于麻醉前给药。
13. 阿托品可显著减少胃酸分泌，故可用于消化性溃疡的治疗。
14. 阿托品不宜用于高热和心率过快的患者。
15. 丙胺太林对胃肠道平滑肌的解痉作用较强而持久。
16. 阿托品中毒时会出现腹泻、面色潮红、体温升高等症状。

三、填空题

1. 阿托品对中枢的主要影响是_____；

东莨菪碱对中枢的主要影响是_____。

2．阿托品主要阻断_____受体，大剂量时也可以阻断_____受体。

3．阿托品对眼睛的作用是_____、_____和_____。

4．阿托品可用于治疗_____心律失常。

5．阿托品禁止用于青光眼患者，是因其会_____。

6．胆绞痛的治疗需要合用_____与_____。

7．对阿托品最为敏感的腺体是_____和_____。

## 四、问答题

1．试述阿托品临床应用的药理学基础。

2．试述阿托品与哌替啶合用治疗胆绞痛的药理学依据。

3．试比较山莨菪碱与阿托品作用的异同点。

4．试比较东莨菪碱与阿托品作用的异同点。

## 五、案例题

某患者由于误服了大量某药片出现神智不清、烦燥不安，被送至急诊室。体检发现心动过速、体温升高、皮肤潮红、瞳孔扩大，此患者可能服用了下列哪种药？应如何治疗？

A．苯巴比妥

B．吗啡

C．阿司匹林

D．阿托品

E．乐果

# 第八章

# 肾上腺素受体激动药

大纲要求

**1. 掌握** ①去甲肾上腺素的药理作用、临床应用、不良反应及用药注意事项。②肾上腺素的药理作用、临床应用、不良反应及禁忌证。③异丙肾上腺素的药理作用、临床应用及不良反应。

**2. 熟悉** 多巴胺的药理作用及临床应用。

**3. 了解** 其他肾上腺素受体激动药的作用特点及应用。

**学习要点**

## 一、肾上腺素受体激动剂的定义及分类

### (一) 肾上腺素受体激动剂

肾上腺素受体激动剂又称为拟肾上腺素药,是一类药理作用和化学结构与肾上腺素或去甲肾上腺素相似的胺类药物,故又称拟交感胺类(sympathomimetic amines)。本类药物的作用机制主要是通过兴奋肾上腺素受体或促进肾上腺素能神经末梢释放递质,通过递质产生肾上腺素样作用。

### (二) 儿茶酚胺类药物

由于儿茶酚胺类(catecholamines, CA)药物的基本化学结构是 β-苯乙胺,当苯环上有两个邻位羟基时,成为儿茶酚结构(图8-1),因此具有该结构的药物又称为儿茶酚胺类药物。其代表药物是肾上腺素(adrenaline)、去甲肾上腺素(noradrenaline)、异丙肾上腺素(isoprenaline)、多巴胺(dopamine)和多巴酚丁胺(dobutamine)。

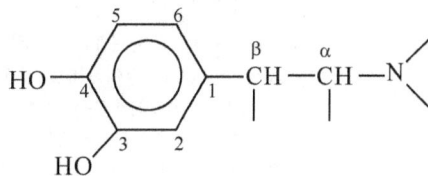

图8-1 儿茶酚胺结构

### (三) 肾上腺素受体激动剂分类

肾上腺素受体激动药按其对肾上腺素受体亚型的选择性不同可分为三类:α 受体激动剂(α-adrenoceptor agonists)、β 受体激动剂(β-adrenoceptor agonists)和 α、β 受体激动剂(α, β-adrenoceptor agonists)。

## 二、儿茶酚胺类

儿茶酚胺类药物的药理作用、临床应用、不良反应、禁忌证及用药注意事项见表8-1。

**表8-1  儿茶酚胺类药物作用比较**

| 药物 | 药理作用 | 临床应用 | 不良反应 | 禁忌证 | 用药注意事项 |
|---|---|---|---|---|---|
| 去甲肾上腺素（NA 或 NE） | ①血管：激动血管的 $\alpha_1$ 受体全身小动脉和小静脉收缩（冠状动脉扩张）；②心脏：激动 $\beta_1$ 受体，对心脏作用较弱；③血压：升压作用强。小剂量静脉滴注，脉压加大不明显，DP 升高不明显；较大剂量时，脉压变小，因血管剧烈收缩使外周阻力明显增高；④其他：对其他平滑肌作用较弱，对受孕子宫可增加收缩频率；对机体代谢影响较小，仅在较大剂量时才出现血糖升高 | ①休克（已少用）；②药物中毒性低血压；③上消化道出血 | 局部组织缺血坏死，急性肾衰竭 | 高血压、动脉硬化症、器质性心脏病、严重微循环障碍，少尿、无尿的患者及孕妇禁用 | 如发现药液外漏或滴注部位皮肤变白处理方式：停止注射或更换部位；热敷；0.25%普鲁卡因局部封闭；使用 $\alpha$ 受体阻断剂 |
| 肾上腺素（AD） | ①心脏：激动心脏 $\beta_1$ 受体，强烈的心脏兴奋，心排血量增加，耗氧量增加，易引起室颤。②血管：激动 $\alpha_1$ 受体，使皮肤、黏膜、内脏血管强烈收缩。激动骨骼肌和肝脏的血管平滑肌上 $\beta_2$ 受体使血管舒张，舒张冠状动脉。③血压：小剂量 SP 升高，DP 不变或下降，脉压加大；大剂量或快速静脉滴注肾上腺素时，SP 和 DP 均升高。④激动 $\beta_2$ 受体使支气管平滑肌舒张，⑤代谢：血糖升高，游离脂肪酸升高，代谢增强，组织耗氧量显著增加 | ①心搏骤停（各种原因均可）；②过敏性休克（首选药）；③支气管哮喘（仅用于控制急性发作）；④与局麻药配伍；⑤局部止血 | 心悸、烦躁、头痛和血压升高等，当 $\beta_1$ 受体兴奋过强，心肌耗氧量增加，可引起心肌缺血和心律失常，甚至纤颤 | 高血压、器质性心脏病、脑动脉硬化、糖尿病和甲状腺功能亢进症 | |
| 多巴胺（DA） | ①心脏：激动心脏 $\beta_1$ 受体，还能促进 AD 释放，使心肌收缩力加强，心排血量增加；一般剂量对心率影响不大，大剂量加快心率。②血管和血压：激动血管的 $\alpha$ 和 DA 受体，对血管 $\beta_2$ 受体作用微弱。增加 SP 和脉压，对 DP 无影响或稍有增加。大剂量 DA 可明显兴奋心脏和收缩血管，使外周阻力增高，血压明显上升。③肾脏：激动肾血管多巴胺受体，使肾血流量和肾小球滤过率增加，有排钠利尿作用。大剂量激动肾血管的 $\alpha_1$ 受体，可使肾血管明显收缩，肾血流量减少 | 治疗各种休克，尤其适用于伴有心肌收缩力减弱、尿量减少而血容量已补足的休克。还可与利尿药合用治疗急性肾衰竭 | 偶见恶心、呕吐。剂量过大或滴注过快，可出现心动过速、心律失常等，一旦出现，应减慢滴速或停药 | | |

续表

| 药物 | 药理作用 | 临床应用 | 不良反应 | 禁忌证 | 用药注意事项 |
|------|----------|----------|----------|--------|--------------|
| 异丙肾上腺素（Isop） | ①心脏：激动 $\beta_1$ 受体，强大的兴奋心脏作用；②血管：激动血管平滑肌的 $\beta_2$ 受体，使骨骼肌冠状血管扩张；③血压：SP 升高，DP 下降，脉压加大，增加器官的血液灌注量；如大剂量静注，静脉显著舒张，回心血量明显减少，器官灌注压降低，有效血量反而减少；④激动 $\beta_2$ 受体，支气管平滑肌显著舒张；⑤其他：促进糖和脂肪的分解，增加组织耗氧量，升高血糖作用较 AD 弱，升高游离脂肪酸作用相似 | ①心搏骤停：适用于心室自身节律缓慢，高度房室传导阻滞或窦房结功能衰竭而并发的心搏骤停。②房室传导阻滞。③支气管哮喘 控制支气管哮喘急性发作，舌下或喷雾给药作用强而快 | 心悸、头晕、皮肤潮红。在支气管哮喘的患者，因已存在缺氧状态，如用量过大，增加心肌耗氧量容易产生心肌梗死、心律失常，严重者可引起室性心动过速及室颤而死亡等不良反应 | 冠心病、心肌炎、糖尿病和甲状腺功能亢进症等 | |
| 多巴酚丁胺 | 对 $\beta_1$ 受体激动作用强于 $\beta_2$ 受体，属于 $\beta_1$ 受体激动药。有较强的正性肌力作用，很少增加心肌耗氧量，也较少引起心动过速 | 静脉滴注短期治疗心脏手术后心排血量低的休克或心肌梗死并发心力衰竭，连续用药可产生快速耐受性 | 引起血压升高，心悸、头痛、气短等 | 梗阻型肥厚型心肌病、心房颤动患者 | |

# 复习思考题

## 一、选择题

### （一）单项选择题

1. 过敏性休克治疗的首选药是（　　　）
   A. AD
   B. 糖皮质激素
   C. 组胺受体阻断药
   D. NA
   E. 钙剂

2. 可用于扩瞳的肾上腺素受体激动药是（　　　）
   A. 肾上腺素
   B. 去甲肾上腺素
   C. 去氧肾上腺素
   D. 间羟胺
   E. 多巴酚丁胺

3. 下列药物中具有排钠利尿作用的是（　　　）
   A. 肾上腺素
   B. 多巴胺
   C. 麻黄碱
   D. 间羟胺
   E. 异丙肾上腺素

4. 肾上腺素的临床应用中不包括（　　　）
   A. 过敏性休克
   B. 心搏骤停
   C. 支气管哮喘
   D. 药物中毒性低血压

E. 局部止血

5. 伴有心肌收缩力减弱、尿量减少的休克患者适宜选用（　　）

A. 肾上腺素　　B. 去甲肾上腺素

C. 异丙肾上腺素　D. 多巴胺

E. 多巴酚丁胺

6. 选择性激动 $\beta_1$ 受体的肾上腺素受体激动药是（　　）

A. 肾上腺素　　B. 去甲肾上腺素

C. 异丙肾上腺素　D. 多巴酚丁胺

E. 多巴胺

7. 去氧肾上腺素可用于扩瞳的原因是（　　）

A. 激动瞳孔括约肌 M 受体

B. 阻断瞳孔括约肌 M 受体

C. 激动瞳孔开大肌 $\alpha$ 受体

D. 阻断瞳孔开大肌 $\alpha$ 受体

E. 激动瞳孔开大肌 $\beta_2$ 受体

8. 多巴胺扩张肾血管的主要原因是（　　）

A. 激动肾血管 DA 受体

B. 阻断肾血管 DA 受体

C. 激动肾血管 $\alpha$ 受体

D. 阻断肾血管 $\alpha$ 受体

E. 增加心排血量

9. 下列药物中可以透过血-脑屏障的是（　　）

A. AD　　B. Dopamine

C. Ephedrine　D. NA

E. Isoprenaline

10. 在整体情况下，去甲肾上腺素可使心率减慢，其原因是（　　）

A. 激动心脏 $\beta_1$ 受体

B. 血压升高而反射性减慢心率

C. 阻断心脏 $\beta_1$ 受体

D. 直接的负性频率作用

E. 抑制心脏传导

（二）多项选择题

11. 肾上腺素可以激动的受体包括（　　）

A. M 受体　　B. N 受体

C. $\alpha$ 受体　　D. $\beta_1$ 受体

E. $\beta_2$ 受体

12. 下列药物中可以促进神经末梢释放去甲肾上腺素的是（　　）

A. 肾上腺素　　B. 多巴胺

C. 麻黄碱　　D. 间羟胺

E. 多巴酚丁胺

13. 下列药物中可以扩瞳的是（　　）

A. 肾上腺素　　B. 阿托品

C. 去氧肾上腺素　D. 去甲肾上腺素

E. 异丙肾上腺素

14. 肾上腺素用于治疗心搏骤停时可以选用的给药途径是（　　）

A. 口服　　B. 静脉给药

C. 吸入　　D. 心室内注射

E. 肌内注射

15. 肾上腺素用于治疗过敏性休克时可以选用的给药途径是（　　）

A. 口服　　B. 静脉给药

C. 皮下　　D. 心室内注射

E. 肌内注射

16. 属于儿茶酚胺类的肾上腺素受体激动药是（　　）

A. AD　　B. Dopamine

C. Ephedrine　D. NA

E. Isoprenaline

17. 下列药物中，可用于支气管哮喘急性发作治疗的有（　　）

A. AD　　B. Dopamine

C. Ephedrine　D. NA

E. Isoprenaline

18. 肾上腺素和异丙肾上腺素相同的适应证是（　　）

A. 过敏性休克　　B. 心搏骤停

C. 支气管哮喘　D. 药物中毒性低血压

E. 房室传导阻滞

19. 肾上腺素禁止用于（　　）

A. 过敏性休克　　B. 高血压

C. 脑动脉硬化　D. 器质性心脏病

E．心搏骤停

20．去甲肾上腺素适宜的给药途径有（　　　）

　　A．口服　　　　　　B．静脉给药

　　C．皮下　　　　　　D．心室内注射

　　E．肌内注射

21．肾上腺素可以舒张的血管有（　　　）

　　A．肾血管　　　　　B．皮肤、黏膜、血管

　　C．骨骼肌血管　　　D．冠状动脉

　　E．脑血管

## 二、判断题

1．肾上腺素、去甲肾上腺素、异丙肾上腺素皆可用于支气管哮喘急性发作治疗。

2．任何部位的局麻手术都适宜合用局麻药与肾上腺素。

3．肾上腺素可以升高血压故可用于药物中毒性低血压（如氯丙嗪中毒低血压）的救治。

4．去甲肾上腺素口服吸收好，故可口服用于治疗上消化道出血。

5．去甲肾上腺素可以使全身所有血管都收缩。

6．肾上腺素用于抢救过敏性休克时首选的给药途径是静脉推注。

7．肾上腺素引起的典型血压变化呈先升后降的双相效应。

8．治疗量多巴胺可扩张肾血管是因为激动肾血管 $\beta_2$ 受体所致。

9．治疗去甲肾上腺素引起的局部组织缺血坏死，可使用酚妥拉明静脉滴注。

10．肾上腺素与异丙肾上腺素治疗急性支气管哮喘的机制完全相同。

11．肾上腺素是去甲肾上腺素能神经末梢释放的递质之一。

12．去甲肾上腺素常用的给药途径有静脉滴注、肌内注射和皮下注射。

13．多巴酚丁胺对 $\beta_1$ 和 $\beta_2$ 受体均有强大的激动作用。

14．肾上腺素对心脏有强大的兴奋作用故适用于各种心脏疾病的治疗。

15．间羟胺收缩血管、升高血压的作用较去甲肾上腺素缓慢、温和、持久。

16．多巴胺治疗量时可改善肾功能，但大剂量时会损害肾功能。

## 三、填空题

1．多巴胺可以激动的受体有_____受体、_____受体和_____受体。

2．肾上腺素与局麻药配伍的原因是_____和_____。

3．治疗上消化道出血时，去甲肾上腺素的给药途径是_____。

4．多巴胺治疗量时可以激动肾血管的_____受体，_____肾血管；大剂量时激动激动肾血管的_____受体，_____肾血管。

5．肾上腺素可激动_____受体、_____受体和_____受体；去甲肾上腺素可激动_____受体和_____受体；异丙肾上腺素可激动_____受体和_____受体。

6．按化学结构的不同，肾上腺素受体激动药可分为_____和_____两类。

7．_____是抢救过敏性休克的首选药物。

8．肾上腺素引起的典型血压变化呈_____，即血压先_____后出现微弱的_____。

9．去甲肾上腺素主要不良反应是_____和_____。

10．按对受体作用的特异性，肾上腺素受体激动药可分为_____、_____和_____三类。

## 四、问答题

1．试比较肾上腺素、去甲肾上腺素、异丙肾上腺素对血压的影响。

2．试述肾上腺素用于治疗支气管哮喘急性发作的机制。

3．试比较肾上腺素和多巴胺对肾血管的不同影响。

4．去甲肾上腺素口服给药和静脉给药有什么不同？

## 五、案例题

某患者，女，16岁。青霉素皮试时发生过敏性休克，使用肾上腺素皮下注射救治。试述肾上腺素用于抢救过敏性休克的机制。

（云　宇）

# 第九章

# 肾上腺素受体阻断药

大纲要求

**大纲要求**

1. **掌握** 肾上腺素作用的翻转及其临床意义。β受体阻断药（普萘洛尔）的药理作用、临床应用、不良反应及禁忌证。

2. **熟悉** 酚妥拉明的药理作用、临床应用及不良反应。

3. **了解** 其他肾上腺素受体阻断药的作用特点及应用。

**学习要点**

## 一、肾上腺素受体阻断药

1. **定义** 肾上腺素受体阻断药（adrenoceptor blocking drugs）又称抗肾上腺素药（antiadrenergic drugs），是一类与肾上腺素受体结合后阻碍神经递质或拟肾上腺素药与受体结合，而产生拮抗神经递质或拟肾上腺素药的作用。

2. **分类** 根据药物对α和β受体选择性的不同，本类药物可分为α受体阻断药、β受体阻断药和α、β受体阻断药。

## 二、肾上腺素作用的翻转（adrenaline reversal）及其临床意义

α受体阻断药选择性地阻断了与血管收缩有关的α受体，与血管舒张有关的$β_2$受体未被阻断，使肾上腺素的血管收缩作用被取消，而血管舒张作用得以充分地表现出来，因而使AD的升压作用翻转为降压作用。

## 三、α、β受体阻断药的药理作用、临床应用、不良反应及禁忌证

肾上腺素受体阻断药代表药物的作用比较见表9-1。

表9-1 肾上腺素受体阻断药作用比较

| 肾上腺素受体阻断药代表药 | 药理作用 | 临床应用 | 不良反应 | 禁忌证 |
|---|---|---|---|---|
| 酚妥拉明（phentolamine，α受体阻断药） | ①血管：扩血管，降血压（阻断$α_1$＋直接）；②心脏：兴奋（阻断前膜$α_2$＋降压反射）；③其他：拟胆碱及组胺样作用，胃肠兴奋，胃酸分泌增多，皮肤潮红等 | ①外周血管痉挛性疾病；②处理NA外漏；③嗜铬细胞瘤的诊断、治疗和术前用药；④抗休克（外周阻力高，心排血量低为佳）；⑤顽固性心力衰竭及急性心肌梗死⑥其他：男性性功能障碍 | 低血压，胃肠兴奋，诱发溃疡，心律失常，心绞痛 | 冠心病，胃炎，溃疡病 |

续表

| 肾上腺素受体<br>阻断药代表药 | 药理作用 | 临床应用 | 不良反应 | 禁忌证 |
|---|---|---|---|---|
| 普萘洛尔（propr-<br>anolol，β 受体<br>阻断药） | 较强的 β 受体阻断作用，对 $\beta_1$ 和 $\beta_2$ 受体的选择性很低，没有内在拟交感活性。<br>①心脏：阻断 $\beta_1$ 受体，抑制心脏。②血管：短期因阻断 $\beta_2$ 受体和代偿性交感反射，血管收缩和外周阻力增加，降低冠状动脉血流；长期可降低外周阻力。③阻断 $\beta_1$ 受体，收缩支气管平滑肌。④代谢：阻断 $\beta_3$ 受体，抑制脂肪分解；延缓胰岛素后血糖恢复。⑤阻断 $\beta_1$ 受体抑制肾上腺素释放。⑥抗血小板聚集作用 | ①心律失常；②心绞痛和心肌梗死；③高血压；④充血性心力衰竭；⑤其他：甲亢、青光眼等 | ①恶心、呕吐和轻度腹泻，偶见过敏、皮疹和血小板减少；②心脏抑制，BP 下降；③诱发和加剧支气管哮喘；④反跳；⑤偶见眼-皮肤黏膜综合征、幻觉、失眠和抑郁症状 | 重度或急性心功能不全或心源性休克、窦性心动过缓、重度房室传导阻滞、支气管哮喘 |

## 复习思考题

### 一、选择题

#### （一）单项选择题

1. 使用酚妥拉明后血压下降，再使用肾上腺素，血压会（　　）
   A. 升高　　　　B. 下降
   C. 先升后降　　D. 先降后升
   E. 不变

2. 使用酚妥拉明后血压下降，再使用去甲肾上腺素，血压会（　　）
   A. 升高　　　　B. 下降
   C. 先升后降　　D. 先降后升
   E. 不变

3. 下列哪项不是酚妥拉明的临床应用（　　）
   A. 高血压　　　B. 雷诺病
   C. 休克　　　　D. 男性性功能障碍
   E. 肾上腺嗜铬细胞瘤术前用药

4. 酚苄明为长效类 α 受体阻断药，其与 α 受体以下列哪种键结合（　　）
   A. 离子键　　　B. 氢键
   C. 范德华力　　D. 共价键
   E. 疏水键

5. 下列哪项不是 β 受体阻断药的适应证（　　）
   A. 高血压　　　　B. 支气管哮喘
   C. 甲亢　　　　　D. 心绞痛
   E. 心律失常

6. β 受体阻断药长期使用突然停药时会出现（　　）
   A. 反跳现象　　　B. 后遗效应
   C. 特异质反应　　D. 副作用
   E. 毒性反应

7. 下列药物中具有内在拟交感活性的是（　　）
   A. 普萘洛尔　　　B. 托洛尔
   C. 吲哚洛尔　　　D. 噻吗洛尔
   E. 阿替洛尔

8. 下列药物中可以选择性阻断 $\beta_1$ 受体的是（　　）
   A. 普萘洛尔　　　B. 美托洛尔
   C. 吲哚洛尔　　　D. 噻吗洛尔
   E. 拉贝洛尔

9. 兼有 α 和 β 受体阻断作用的药物是（　　）
   A. 普萘洛尔　　　B. 拉贝洛尔
   C. 吲哚洛尔　　　D. 噻吗洛尔
   E. 美托洛尔

10. 给予普萘洛尔后，异丙肾上腺素的降压作用会（　　）
   A. 缓慢升高　　　B. 降压减弱
   C. 先升后降　　　D. 先降后升

E. 不变

（二）多项选择题

11. 下列药物中可以治疗青光眼的是（　　　　）

    A. AD
    B. pilocarpine

    C. atropine
    D. physostigmine

    E. timolol

12. 下列哪些属于 β 受体阻断药的适应证（　　　　）

    A. 高血压
    B. 雷诺病

    C. 充血性心力衰竭
    D. 甲亢

    E. 支气管哮喘

13. 下列哪些药物引起的低血压不能使用肾上腺素升压（　　　　）

    A. 酚妥拉明
    B. 酚苄明

    C. 氯丙嗪
    D. 妥拉唑林

    E. 哌唑嗪

14. 酚妥拉明的不良反应有（　　　　）

    A. 高血压
    B. 低血压

    C. 心律失常
    D. 心绞痛

    E. 胃溃疡

15. 下列哪些属于 β 受体阻断药的药理效应（　　　　）

    A. 抑制心脏
    B. 扩张支气管

    C. 抑制代谢
    D. 降低耗氧

    E. 抑制肾素分泌

16. 酚妥拉明的扩血管作用与下列哪些因素有关（　　　　）

    A. 阻断血管平滑肌上的 α 受体

    B. 激动血管平滑肌上的 α 受体

    C. 直接扩张血管

    D. 抑制血管运动中枢

    E. 激动血管平滑肌上的 $\beta_2$ 受体

17. 酚妥拉明对心脏的兴奋作用与下列哪些因素有关（　　　　）

    A. 阻断心脏的 $\beta_1$ 受体

    B. 激动心脏的 $\beta_1$ 受体

    C. 降压反射

    D. 阻断突触前膜 $\alpha_2$ 受体，促进 NA 释放

    E. 直接兴奋心脏

18. 下列哪些是酚妥拉明的药理效应（　　　　）

    A. 兴奋心脏

    B. 扩张血管

    C. 胃肠道平滑肌兴奋

    D. 胃酸分泌增加

    E. 收缩支气管

二、判断题

1. β 受体阻断药因为会抑制心脏故不宜用于充血性心力衰竭的治疗。

2. β 受体阻断药可降低心肌耗氧量并增加冠状动脉血流故可用于治疗心绞痛。

3. β 受体阻断药会诱发支气管哮喘与其阻断支气管平滑肌上 $\beta_1$ 受体有关。

4. 酚苄明对平卧的正常人降压作用也明显。

5. β 受体阻断药的抗心律失常作用与其膜稳定作用有关。

6. β 受体阻断药适用于外周血管痉挛性疾病患者。

7. α 受体阻断药适用于外周血管痉挛性疾病患者。

8. 酚苄明属于非竞争性的 α 受体阻断药。

9. 酚妥拉明对心脏的兴奋作用与阻断突触前膜 $\alpha_1$ 受体，促进 NA 释放有关。

10. β 受体阻断药会促进脂肪分解，故会引起患者血脂异常。

11. β 受体阻断药会掩盖糖尿病患者低血糖的症状，故禁用于糖尿病患者。

12. 酚苄明作用迅速、强大而持久。

三、填空题

1. 根据对受体特异性的不同，肾上腺素受体阻断药可分为_____、_____和_____三类。

2. 长期使用 β 受体阻断药，突然停药会出现_____，其机制与 β 受体_____调节有关。

3. 酚妥拉明可以阻断_____受体和_____受体两种亚型。

4. 根据对 β 受体亚型的选择性不同，β 受体阻

断药可分为_____和_____两类。

5. 哌唑嗪可选择性地阻断_____受体，育亨宾可选择性地阻断_____受体。

6. β受体阻断药会诱发支气管哮喘，机制是与_____支气管平滑肌上的_____受体有关。

## 四、名词解释

adrenaline reversal

## 五、问答题

1. 现有无标签的三瓶药物，分别为肾上腺素、去甲肾上腺素和异丙肾上腺素。如何根据受体的知识并通过血压实验判断其所属。

2. β受体阻断药的临床应用有哪些？

3. α受体阻断药的临床应用有哪些？

4. 使用β受体阻断药应注意些什么问题？

5. 什么是内在拟交感活性？如何通过实验将内在拟交感活性表现出来？

## 六、案例题

某患者，男，56岁。因患高血压使用美托洛尔长达三年，后因血压控制良好，未遵从医生医嘱，私自停药。在停药一天后，血压急剧升高且并发心梗。问：

1. 该现象属于美托洛尔的不良反应吗？

2. 简述该现象发生的机制。

3. 要采取何种措施避免该现象的发生？

（云　宇）

# 第十章

# 局部麻醉药

■ 大纲要求

**1. 熟悉** 局部麻醉药的局麻作用的机制。常用药物普鲁卡因、利多卡因、罗哌卡因、丁卡因、布比卡因和罗哌卡因的作用特点、临床应用及主要不良反应。局部麻醉药的不良反应及防治。

**2. 了解** 局部麻醉药的构效关系。局部麻醉的方法。

■ 学习要点

## 一、局部麻醉药的定义

局部麻醉药（local anesthetics）简称局麻药，是一类以适当的浓度应用于局部神经末梢或神经干周围的药物。本类药物能暂时、完全和可逆性地阻断神经冲动的产生和传导，在意识清醒的条件下可使局部痛觉等感觉暂时消失，同时对各类组织无损伤性影响。

## 二、局部麻醉药的构效关系及分类

**1. 局部麻醉药的构效关系** 常用局麻药在化学结构上由三部分组成，即芳香族环、中间链和胺基团。芳香族环具有疏水亲脂性；胺基团属弱碱性，也具有疏水亲脂性，但与氧离子结合后具有疏脂亲水性，因此局麻药具有亲脂疏水性和疏脂亲水性的双重性。亲脂基团或亲脂性可增强局麻作用效果，有利于药物与相应位点的结合与分离，与药物发生作用直接相关。

**2. 局部麻醉药的分类** 根据中间链的结构，可将常用局麻药分为两类：第一类为酯类，结构中具有一COO—基团，属于这一类的药物有普鲁卡因、丁卡因等；第二类为酰胺类，结构中具有一CONH—基团，属于这一类的药物有利多卡因、布比卡因等。

## 三、局麻作用及机制

**1. 局麻作用** 局麻药可作用于神经，提高产生神经冲动所需的阈电位，抑制动作电位去极化上升的速度，延长动作电位的不应期，甚至使神经细胞丧失兴奋性及传导性。首先为痛觉消失，继之依次为冷觉、温觉、触觉、压觉消失，最后发生运动麻痹。

**2. 作用机制** 阻断电压门控性 $Na^+$ 通道，使传导阻滞，产生局麻作用。

## 四、常用药物

局麻药的常用药物有普鲁卡因、利多卡因、罗哌卡因及布比卡因等，其作用特点、临床应用及主要不良反应见表 10-1。

表 10-1　常用局麻药

| 常用药物 ＼ 特点 | 类别 | 作用特点 | 临床应用 | 主要不良反应 |
|---|---|---|---|---|
| 普鲁卡因 | 短效，酯类 | 毒性较小，是常用的局麻药之一；亲脂性低，对黏膜的穿透力弱 | 一般不用于表面麻醉，常局部注射用于浸润麻醉、传导麻醉、蛛网膜下隙麻醉和硬膜外麻醉 | 过量应用可引起中枢神经系统和心血管反应。有时可引起过敏反应，故用药前应做皮肤过敏试验 |
| 利多卡因 | 中效，酰胺类 | 具有起效快、作用强而持久、穿透力强及安全范围较大等特点，同时无扩张血管作用，对组织几乎没有刺激性 | 可用于多种形式的局部麻醉，有全能麻醉药之称，主要用于传导麻醉和硬膜外麻醉。也可用于心律失常的治疗，对普鲁卡因过敏者可选用此药 | 反复应用后可产生快速耐受性 |
| 丁卡因 | 长效，酯类 | 对黏膜的穿透力强，其麻醉强度比普鲁卡因强 10 倍；作用时间长 | 常用于表面麻醉，也可用于传导麻醉、腰麻和硬膜外麻醉，一般不用于浸润麻醉 | 而毒性比普鲁卡因大 10～12 倍，会产生过敏反应 |
| 布比卡因 | 长效，酰胺类 | 局麻作用较利多卡因强 45 倍，作用持续时间长，可达 5～10 小时 | 用于浸润麻醉、传导麻醉和硬膜外麻醉 | 可产生严重的心脏毒性，并难以治疗，特别在酸中毒、低氧血症时尤为严重 |
| 罗哌卡因 | 酰胺类 | 其阻断痛觉的作用较强而对运动的作用较弱，作用时间短 | 适用于硬膜外、臂丛阻滞和局部浸润麻醉。对子宫和胎盘血流几乎无影响，故适用于产科手术麻醉 | 对心肌的毒性比布比卡因小，有明显的收缩血管作用，使用时无需加入肾上腺素。 |

## 五、局部麻醉方法

常用的局麻方法有表面麻醉、浸润麻醉、传导麻醉、蛛网膜下隙麻醉和硬膜外麻醉。

## 六、不良反应

**1. 吸收作用**　是指局麻药从给药部位吸收后或直接进入血液循环后引起的全身作用。

（1）中枢神经系统：局麻药对中枢神经系统的作用是先兴奋后抑制。中枢抑制性神经元对局麻药比较敏感，由于中枢神经系统兴奋、抑制的不平衡而出现兴奋症状。

（2）心血管系统：局麻药对心肌细胞膜具有膜稳定作用，吸收后可降低心肌兴奋性，使心肌收缩力减弱，传导减慢，不应期延长。多数局麻药可使小动脉扩张，血压下降。

**2. 变态反应**　酯类局麻药比酰胺类发生变态反应为多。

# 复习思考题

## 一、选择题

### （一）单项选择题

1. 因扩散与穿透力差，起效慢，作用时间短，不适用于表面麻醉的局麻药是（　　）
   - A. 普鲁卡因
   - B. 丁卡因
   - C. 利多卡因
   - D. 辛可卡因
   - E. 可卡因

2. 一般不能或少用于脊麻的局麻药是（　　）
   - A. 普鲁卡因
   - B. 丁卡因
   - C. 利多卡因
   - D. 罗哌卡因
   - E. 布比卡因

3. 于不同部位注射局麻药后，血药浓度递减顺序依次为（　　）
   - A. 肋间＞骶管＞硬膜外隙＞臂丛＞蛛网膜下隙＞皮下浸润
   - B. 骶管＞硬膜外隙＞肋间＞臂丛＞蛛网膜下隙＞皮下浸润
   - C. 肋间＞骶管＞硬膜外隙＞蛛网膜下隙＞臂丛＞皮下浸润
   - D. 骶管＞肋间＞硬膜外隙＞臂丛＞蛛网膜下隙＞皮下浸润
   - E. 肋间＞骶管＞臂丛＞硬膜外隙＞蛛网膜下隙＞皮下浸润

4. 不能单独用于浸润麻醉的局麻药是（　　）
   - A. 普鲁卡因
   - B. 丁卡因
   - C. 利多卡因
   - D. 罗哌卡因
   - E. 布比卡因

5. 以下全身毒性最低的局麻药是（　　）
   - A. 利多卡因
   - B. 普鲁卡因
   - C. 丁卡因
   - D. 罗哌卡因
   - E. 布比卡因

6. 可用于多种局麻方法，又可用于抗心律失常的药物是（　　）
   - A. 普鲁卡因
   - B. 丁卡因
   - C. 布比卡因
   - D. 罗哌卡因
   - E. 利多卡因

7. 局麻药的作用机制是（　　）
   - A. 促进钠离子内流
   - B. 阻滞钠离子内流
   - C. 阻滞钙离子内流
   - D. 促进钾离子内流
   - E. 促进氯离子内流

8. 防止蛛网膜下隙麻醉引起的低血压，宜使用（　　）
   - A. 去甲肾上腺素
   - B. 肾上腺素
   - C. 麻黄碱
   - D. 阿托品
   - E. 新斯的明

### （二）多项选择题

9. 属于酰胺类局麻药的药物是（　　）
   - A. 普鲁卡因
   - B. 丁卡因
   - C. 布比卡因
   - D. 罗哌卡因
   - E. 利多卡因

10. 防止局麻药毒性中毒的措施有（　　）
    - A. 严格控制剂量
    - B. 加入缩血管药物
    - C. 避免注入血管
    - D. 事先给予适量的巴比妥类药物
    - E. 惊厥时给予地西泮

## 二、判断题

1. pH升高，碱基浓度增加，碱性环境能增强局麻药局麻作用。

2. 混合应用局麻药一般以起效较快的短效局麻药与起效慢的长效局麻药合用。

3. 局麻药普鲁卡因、丁卡因等，在体内水解为对氨基苯甲酸，能增强磺胺类药物的作用。

4. 普鲁卡因、丁卡因均为酯类局麻药，能迅速被酯酶水解，故作用时间短。

5. 酯类局麻药会出现过敏反应，故患者使用前需做皮试。

6. 使用局麻药做肢端手术时也应常规加入肾上腺素，防止不良反应发生。

## 三、填空题

1. 局麻药根据化学结构分为_____和

_____两类。其中容易产生过敏反应的是_____。

2．酯类局麻药主要通过_____水解，而酰胺类局麻药主要通过_____水解。

3．局麻药吸收后所产生的作用主要包括_____和_____两个方面。

4．表面麻醉一般不用_____；浸润麻醉一般不用_____。

5．表面麻醉常用_____；区域镇痛首选_____。

## 四、名词解释

local anesthetics

## 五、问答题

1．试述局麻药的作用、作用机制与用途。

2．试述影响局麻药作用的因素。

## 六、病案分析题

某女性患者，52 岁，因在单位走道不慎滑倒致左下肢骨折，需行左下肢手术。麻醉医生行腰部硬膜外麻醉，给予利多卡因和丁卡因混合局麻药后 5 分钟，患者出现烦躁、不安、谵妄、挣扎，伴呼吸困难，面色苍白，出汗，经查：HR150 次/分，BP80/55mmHg，脉搏细速，诊断为局麻药吸收中毒。

1．分析局麻药毒性反应发生的主要原因。

2．简述局麻药吸收中毒后对机体的作用及临床表现。

3．如何预防和治疗局麻药吸收中毒？

（杨建宇）

# 第十一章

## 全身麻醉药

### 大纲要求

**1. 熟悉**　常用吸入麻醉药的作用特点及主要不良反应。常用静脉麻醉药的作用特点及主要不良反应。

**2. 了解**　全身麻醉药的分类和作用机制。常用复合麻醉方法。

### 学习要点

## 一、全身麻醉药的定义及分类

**1. 全身麻醉药**（general anesthetics，简称全麻药）**的定义**　是一类作用于中枢神经系统，能可逆地引起意识、感觉（特别是痛觉）和反射消失，使骨骼肌松弛，辅助外科手术进行的药物。

**2. 全身麻醉药的分类**　全身麻醉药分为吸入麻醉药和静脉麻醉药。

## 二、吸入麻醉药

**1. 定义**　吸入麻醉药是指凡经气道吸入而产生全身麻醉的药物，是一类挥发性液体或气体。

**2. 作用机制**　全麻药可通过增强抑制性突触后电位和（或）抑制兴奋突触后电位而发挥作用。

**3. 体内过程**　吸入全身麻醉的深度取决于脑组织中吸入麻醉药的分压（浓度）。诱导或苏醒同样地取决于脑中吸入麻醉药分压的上升或下降的快慢。

**4. 肺泡气最低有效浓度**（minimu alveolar concentration，MAC）　是指在一个大气压下，使 50% 的患者或动物对伤害刺激（如外科切皮）不再产生体动反应（逃避反射）时呼气末潮气（相当于肺泡气）内该麻醉药的浓度。单位为容积%。MAC 相当于吸入麻醉药的半数有效量，相当于强度。不同吸入麻醉药的 MAC 不同，MAC 越小，表示该麻醉药麻醉作用越强。不同麻醉药应用相同的 MAC 可以产生相似的中枢神经系统抑制效应。

**5. 常用吸入麻醉药**　见表 11-1。

表 11-1　常用吸入麻醉药

| 药物特点 ＼ 常用药物 | 氟烷 | 恩氟烷/异氟烷 | 七氟烷 | 氧化亚氮 |
|---|---|---|---|---|
| 化学性质 | 无色透明液体,不燃不爆,不稳定 | 无色透明液体,不燃不爆,稳定 | 无色透明液体,不燃不爆,稳定 | 无色、甜味气体,不燃不爆,稳定 |
| MAC | 0.75% | 1.68%/1.15% | | 105% |
| 作用特点 | 全麻效能强,诱导苏醒快;肌松及镇痛作用较弱;扩张血管,升高颅内压 | 全麻效能强,诱导苏醒快而稳;肌松良好,不增心肌对儿茶酚胺的敏感性 | 诱导苏醒快而稳 | 诱导短而苏醒快有较好的镇痛作用 |
| 使用注意事项 | 增加心肌对儿茶酚胺的敏感性,AD 可诱发心律失常 | 最常用的吸入麻醉药 | | |
| 主要不良反应 | 反复运用可致肝坏死 | 偶有恶心、呕吐 | | 较少 |
| 禁忌证 | 禁用于难产或剖宫产 | | | |

## 三、静脉麻醉药

**1.定义**　静脉麻醉药是指凡经静脉给药而产生全身麻醉的药物。

**2.常用静脉麻醉药**　见表 11-2。

表 11-2　常用静脉麻醉药

| 比较 ＼ 常用药物 | 硫喷妥钠 | 氯胺酮 | 丙泊酚 | 依托咪酯 |
|---|---|---|---|---|
| 体内过程特点 | 超短效的巴比妥类,脂溶性高 | 脂溶性高,易进入中枢 | 脂溶性高,易进入中枢 | 强效、超短效的巴比妥类,脂溶性高 |
| 作用特点 | 作用迅速,作用时间短,无镇痛,肌松不完全 | 产生分离麻醉;诱导迅速,有较好的镇痛作用,肌松作用较弱 | 起效快,苏醒迅速,有较好的肌松作用,但镇痛作用弱 | 起效快,无镇痛、有肌松作用 |
| 临床应用 | 诱导麻醉、基础麻醉及门诊短时手术 | 用于短时的体表手术 | 广泛用于全麻诱导、维持和门诊短小手术的辅助用药 | 麻醉诱导、维持 |
| 主要不良反应 | 呼吸抑制 | 对呼吸抑制较弱,兴奋心血管 | 对循环、呼吸有抑制 | 有明显的消化道症状,抑制肾上腺皮质激素合成 |
| 禁忌证 | 新生儿、婴幼儿禁用;支气管哮喘患者禁用 | | | |

## 四、复合麻醉

复合麻醉是指同时或先后应用两种以上麻醉药物或其他辅助药物,以达到完善的手术中和术后镇痛及满意的外科手术条件。

复合麻醉包括麻醉前给药、基础麻醉、诱导麻醉、合用肌松药、低温麻醉、控制性降压和神经安定镇痛术等。

# 复习思考题

## 一、选择题

### （一）单项选择题

1. 影响组织对麻醉药摄取的因素不包括 （　　）
   A. 组织容积
   B. 组织的血流量
   C. 浓度效应
   D. 麻醉药在组织的溶解度
   E. 动脉血与组织间麻醉药的分压

2. 关于MAC的叙述，错误的是（　　）
   A. 相当于吸入麻醉药的半数有效量
   B. MAC越小，表示该麻醉药麻醉作用越强
   C. 不同麻醉药应用相同的MAC时，对血压的影响相同
   D. 50%的患者清醒时肺泡内麻醉药浓度约为0.6MAC
   E. 各种吸入麻醉药对CNS抑制作用的量-效曲线都比较陡峭

3. 以下吸入全麻药中，血/气分配系数最小，诱导和苏醒均较迅速的是（　　）
   A. 氟烷　　　　　　B. 恩氟烷
   C. $N_2O$　　　　　D. 异氟烷
   E. 地氟烷

4. 下列关于羟丁酸钠的描述错误的是（　　）
   A. 无明显毒性
   B. 对呼吸、循环的影响很大
   C. 转化成 γ-丁酸内酯才产生明显的催眠作用
   D. 几乎全部在体内代谢
   E. 对肝、肾无毒性作用

5. 以下吸入全麻药中，全麻效价强度最小的是（　　）
   A. 氟烷　　　　　　B. 安氟烷
   C. $N_2O$　　　　　D. 异氟烷
   E. 地氟烷

6. 关于硫喷妥钠的叙述，错误的是（　　）
   A. 有再分布现象，导致苏醒延迟
   B. 循环、呼吸抑制作用轻微
   C. 没有镇痛和肌松作用
   D. 肌内注射或直肠灌注可作为小儿基础麻醉
   E. 使贲门括约肌松弛，容易引起胃反流，甚至误吸

7. 关于硫喷妥钠的叙述，错误的是（　　）
   A. 有再分布现象，导致苏醒延迟
   B. 循环、呼吸抑制作用轻微
   C. 没有镇痛和肌松作用
   D. 肌内注射或直肠灌注可作为小儿基础麻醉
   E. 使贲门括约肌松弛，容易引起胃反流，甚至误吸

8. 下列关于依托咪酯的描述错误的是（　　）
   A. 其突出的缺点是严重影响心血管功能
   B. 其效价强度为硫喷妥钠的12倍
   C. 主要在肝经酯酶水解，大部分代谢产物随尿排出
   D. 减少脑耗氧量，降低脑血流量和颅内压
   E. 主要用于不适宜用硫喷妥钠的患者作全麻诱导

9. 高效能吸入全麻药安氟烷的MAC是（　　）
   A. 0.77%　　　　　B. 1.15%
   C. 1.68%　　　　　D. 1.72%
   E. 7.25%

10. 下列关于氯胺酮的描述错误的是（　　）
    A. 脂溶性高，具有再分布现象
    B. 可产生独有的"分离麻醉"

C. 苏醒期可出现精神激动和梦幻现象

D. 不产生镇痛作用，需加镇痛药

E. 肌内注射或口服可作为小儿基础麻醉

（二）多项选择题

11. 降低 MAC 的因素包括（　　）

A. 体温升高（42℃以上）

B. 大量饮酒的患者

C. 术前使用泮库溴铵

D. 低钠血症

E. 使中枢神经系统儿茶酚胺储存减少的药物

12. 静脉全麻药与吸入全麻药相比，具有下列优点（　　）

A. 不刺激呼吸道，患者乐于接受

B. 无燃烧、爆炸的危险

C. 有明显镇痛作用

D. 大剂量也能迅速排出体外

E. 使用方便，不需要特殊设备

13. 影响肺摄取麻醉药的因素是（　　）

A. 麻醉药在血中的溶解度（入）

B. 心排血量（$Q$）

C. 组织的血流量

D. 麻醉药向肺泡内的输送

E. 肺泡-静脉血麻醉药分压差（$P_A-P_V$）

二、判断题

1. 不同麻醉药应用相同的 MAC 可以产生相似的中枢神经系统抑制效应。

2. 增加通气量对血中溶解度大的麻醉药影响明显，肺泡分压上升明显。

3. 难溶性的氧化亚氮，肺泡内分压、动脉血分压及脑内分压上升慢，诱导期长，清醒慢。

4. 在血液中溶解度低的吸入麻醉药，其第二气体效应不明显。

5. 吸入麻醉药有不同程度地增强去极化肌松药的作用。

6. 氯胺酮主要不良反应是苏醒期产生幻觉、噩梦等精神运动性反应。

三、填空题

1. 氧化亚氮的不良反应有＿＿＿＿＿、＿＿＿＿＿和＿＿＿＿＿。

2. 麻醉诱导与苏醒与麻醉药的血气分配系数成＿＿＿＿＿。

3. 全身麻醉药分为＿＿＿＿和＿＿＿＿两大类。

4. 目前，血气分配系数最小，诱导和苏醒最快的吸入麻醉药是＿＿＿＿；而相反血气分配系数最大，诱导和苏醒最慢的吸入麻醉药是＿＿＿＿。

5. 目前，MAC 最小麻醉强度最大的是＿＿＿＿；MAC 最大麻醉强度最小的是＿＿＿＿。

四、名词解释

1. general anesthetics

2. MAC

五、问答题

1. 简述安氟烷对中枢神经系统、循环系统和呼吸系统的作用。

2. 试述异丙酚的药理作用及临床用途。

（杨建宇）

# 第十二章

# 镇静催眠药

**大纲要求**

**1. 掌握** 苯二氮䓬类药物的药理作用、临床应用及不良反应。

**2. 熟悉** ①苯二氮䓬类药物的体内过程、作用机制及禁忌证。②苯二氮䓬类与巴比妥类药物在药理作用、临床应用及不良反应上的异同。③苯二氮䓬类药物的特异性解毒药——氟马西尼。

**3. 了解** 巴比妥类药物的分类、体内过程。水合氯醛、丁螺环酮、吡唑坦等其他镇静催眠药的作用特点、临床应用及主要不良反应。

**学习要点**

## 一、镇静催眠药的定义、药理作用及分类

**1. 镇静催眠药的定义** 是一类通过抑制中枢神经系统而达到缓解过度兴奋和引起近似生理性睡眠的药物。

**2. 镇静催眠药的药理作用** 镇静催眠药因所用剂量的不同而出现不同的药理作用，小剂量时引起安静和嗜睡状态，表现为镇静作用，苯二氮䓬类可产生抗焦虑作用，随着剂量加大，依次出现催眠、抗惊厥、抗癫痫，巴比妥类大剂量可产生麻醉作用。

**3. 镇静催眠药的分类** 常用的镇静催眠药物包括苯二氮䓬类、巴比妥类及其他类。其中以苯二氮䓬类最为常用。

## 二、苯二氮䓬类（benzodiazepines，BZ）

## 三、巴比妥类（barbiturates）

苯二氮䓬类与巴比妥类药物的作用比较见表 12-1。

表 12-1 镇静催眠药比较

| 药物种类<br>比较项目 | 苯二氮䓬类 | 巴比妥类 |
| --- | --- | --- |
| 基本化学结构 | 1，4-苯并二氮䓬 | 巴比妥酸 |

续表

| 药物种类<br>比较项目 | 苯二氮䓬类 | 巴比妥类 |
|---|---|---|
| 体内过程的特点 | 口服吸收良好，但肌内注射吸收较缓慢，且不规则。欲快速显效时，应静脉注射。苯二氮䓬类血浆蛋白结合率较高，其中地西泮的血浆蛋白结合率高达99%。因其脂溶性很高，有再分布现象。此类药物主要在肝药酶作用下进行生物转化，多数药物的代谢产物具有与母体药物相似的活性，而其 $t_{1/2}$ 则比母体药物更长。苯二氮䓬类及其代谢物最终与葡糖醛酸结合而失活，经肾排出 | 巴比妥类药物脂溶性高，口服和肌内注射均易吸收，分布于全身，有再分布现象。药物具有肝脏代谢和肾脏排泄两种消除方式。尿液 pH 对苯巴比妥的排泄影响较大。碱化尿液可促进苯巴比妥的排泄，故可用碳酸氢钠碱化尿液以解救苯巴比妥中毒 |
| 作用机制的特点 | 增强 GABA 能神经传递功能和突触抑制效应；还增强 GABA 与 $GABA_A$ 受体相结合的作用。在 α 亚单位上有苯二氮䓬结合位点，苯二氮䓬与之结合时，引起受体蛋白发生构象变化，促进 GABA 与 $GABA_A$ 受体的 β 亚单位上的 GABA 结合位点结合而使 Cl 通道开放的频率增加，更多的 Cl 内流，使神经细胞超极化，产生突触后抑制效应 | 在非麻醉剂量时主要抑制多突触反应，减弱易比，增强抑制。此作用主要见于 GABA 能神经传递的突触。它增强 GABA 介导的 Cl 内流，减弱谷氨酸介导的除极。但与苯二氮䓬类不同，巴比妥类是通过延长 Cl 通道开放时间而增加 Cl 内流，引起超极化。较高浓度时，则抑制 $Ca^{2+}$ 依赖性递质释放，并且呈拟 GABA 作用，即在无 GABA 时也能直接增加 Cl 内流 |
| 药理作用及特点 | ①抗焦虑作用：苯二氮䓬类药物小剂量对人有良好抗焦虑作用。②镇静催眠作用：苯二氮䓬类随着剂量加大，出现镇静催眠作用。对 REMS 影响较小，停药后出现 REMS 反跳性延长较巴比妥类轻。可使 NREMS 的 2 期延长，4 期缩短，可减少发生于 4 期的夜惊或夜游症。催眠作用较近似生理性睡眠。③抗惊厥、抗癫痫：较大剂量有，其中地西泮和三唑仑的作用尤为明显。④中枢性肌肉松弛作用：肌松作用与剂量成正比。对人类大脑损伤所致肌肉僵直也有缓解作用 | ①镇静催眠：小剂量巴比妥类药物可引起安静，缓解焦虑、烦躁不安的状态。中等剂量可缩短入睡时间，减少觉醒次数和延长睡眠持续时间。但这类药物可缩短 REMS，改变正常的睡眠时相，久用停药后，REMS 时相可"跳"性显著延长，伴有多梦，引起睡眠障碍，故临床上镇静催眠多用苯二氮䓬类，而少用巴比妥类。②抗惊厥：苯巴比妥有较强的抗惊厥和抗癫痫作用。③麻醉：大剂量硫喷妥钠可产生全身麻醉作用 |
| 临床应用 | ①对各种原因导致的焦虑症均有效，且可产生暂时记忆缺失，常作为麻醉前给药。也常用于心脏电击复律或内镜检查前给药，多用地西泮静脉注射。②可治疗各类失眠患者。③用于辅助治疗破伤风、子流、小儿高热惊厥和药物中毒性惊厥。地西泮静脉注射是目前用于治疗癫痫持续状态的首选药。对于其他类型的癫痫发作则以硝西泮和氯硝西泮疗效较好。④可用于中枢或外周疾病导致的肌肉痉挛 | ①临床对多种原因引起的惊厥均有较好的疗效，能解除破伤风及子痫等惊厥的发作。②可作为癫痫大发作的首选药。③硫喷妥钠可用做静脉麻醉 |
| 不良反应 | 治疗量连续用药可出现头昏、嗜睡、乏力等反应，长效类尤易发生。过量急性中毒可致昏迷和呼吸抑制。本类药物虽无明显肝药酶诱导作用，但长期应用仍可产生一定耐受性，需增加剂量。久服可发生依赖性和成瘾，停药时出现反跳和戒断症状（失眠、焦虑、激动、厌烦等）。本类药物的戒断症状发生较迟、较轻 | 催眠剂量的巴比妥类可致眩晕和困倦，精细运动不协调。偶可致剥脱性皮炎等严重过敏反应。中等量即可轻度抑制呼吸中枢。其肝药酶诱导作用可加速其他药物的代谢，影响药效。巴比妥类连续久服易引起习惯性。突然停药易发生"反跳"现象。此时 REMS 时间延长，梦增多，迫使患者继续用药，终至成瘾。成瘾后停药，戒断症状明显，表现为激动、失眠、焦虑，甚至惊厥 |
| 禁忌证 | 婴儿及重症肌无力患者禁用。孕妇和哺乳妇女忌用 | 严重肺功能不全和颅脑损伤致呼吸抑制者禁用 |
| 拮抗剂 | 氟马西尼（flumazenil，安易醒） | 无 |

### 四、其他镇静催眠药

**1. 水合氯醛**（chloral hydrate） 口服易吸收，用于催眠，约 15 分钟起效，维持 6～8 小时。此药不缩短 REMS 时间，停药时也无代偿性 REMS 时间延长，但因对胃有刺激性，须稀释后口服，现较少用于妇娩催眠，灌肠给药用于抗惊厥。久用也可引起耐受性、依赖性和成瘾性。

**2. 丁螺环酮**（buspirone） 无镇静、肌松和抗惊厥作用，是一类新型的抗焦虑药，具有显著的抗焦虑作用。本药适用于急、慢性焦虑状态，有中枢和消化系统症状，无明显依赖性。

**3. 唑吡坦**（zolpidem） 也称为思诺思，为咪唑吡啶类。药理作用类似于苯二氮䓬类，但抗焦虑、抗惊厥和中枢性肌松作用很弱，仅用于镇静和催眠。此药作用快，起效迅速。可作为原发性失眠的首选药物。唑吡坦有中枢抑制的不良反应，可致依赖。

## 复习思考题

### 一、选择题

#### （一）单项选择题

1. 地西泮的催眠作用机制主要是（　　）
   - A. 抑制特异性感觉传入通路
   - B. 抑制特异性感觉传入通路侧支传导冲动至网状结构
   - C. 抑制网状结构上行激活系统
   - D. 抑制大脑皮质及边缘系统
   - E. 增强中枢 GABA 能神经的抑制效应

2. 不属于苯二氮䓬类的药物是（　　）
   - A. 氯氮䓬
   - B. 氟西泮
   - C. 奥沙西泮
   - D. 三唑仑
   - E. 唑吡坦

3. 地西泮抗焦虑的主要作用部位是（　　）
   - A. 中脑网状结构
   - B. 下丘脑
   - C. 边缘系统
   - D. 大脑皮质
   - E. 纹状体

4. 下列关于地西泮的不良反应的叙述中错误的是（　　）
   - A. 治疗量可见困倦等中枢抑制作用
   - B. 治疗量可产生明显心血管抑制
   - C. 大剂量偶致共济失调

   - D. 长期服用可产生耐受性和成瘾性
   - E. 久用突然停药可产生戒断症状

5. 地西泮不用于（　　）
   - A. 焦虑症或焦虑性失眠
   - B. 麻醉前给药
   - C. 高热惊厥
   - D. 癫痫持续状态
   - E. 诱导麻醉

6. 苯巴比妥连续应用产生耐受性的主要原因是（　　）
   - A. 再分布于脂肪组织
   - B. 排泄加快
   - C. 被假性胆碱酯酶破坏
   - D. 被单胺氧化酶破坏
   - E. 诱导肝药酶使自身代谢加快

7. 苯巴比妥过量中毒，为了促使其快速排泄，应（　　）
   - A. 碱化尿液，使解离度增大，增加肾小管再吸收
   - B. 碱化尿液，使解离度减小，增加肾小管再吸收
   - C. 碱化尿液，使解离度增大，减少肾小管再吸收
   - D. 酸化尿液，使解离度增大，减少肾小管再吸收

E. 酸化尿液，使解离度减小，增加肾小管再吸收

8. 地西泮与苯巴比妥共有的作用是（　　　）
   A. 抗精神病　　　　B. 抗焦虑
   C. 麻醉　　　　　　D. 抗癫痫
   E. 镇痛

9. 以下药物中无明显依赖性的药物是（　　　）
   A. 丁螺环酮　　　　B. 水合氯醛
   C. 唑吡坦　　　　　D. 氟西泮
   E. 戊巴比妥

10. 可作为原发性失眠的首选药物是（　　　）
    A. 苯巴比妥　　　　B. 唑吡坦
    C. 水合氯醛　　　　D. 地西泮
    E. 丁螺环酮

11. 苯二氮䓬类药物的特异性解毒药是（　　　）
    A. 阿托品　　　　　B. 唑吡坦
    C. 水合氯醛　　　　D. 氟马西尼
    E. 丁螺环酮

（二）多项选择题

12. 下列对镇静催眠药的描述，哪几种说法是正确的（　　　）
    A. 水合氯醛不缩短快动眼睡眠时间
    B. 地西泮是目前治疗癫痫持续状态的首选药
    C. 巴比妥类药在临床上多用于镇静和催眠
    D. 巴比妥类药较易发生依赖性
    E. 丁螺环酮久服可产生明显的成瘾性

13. 苯二氮䓬类药与巴比妥类药比较，具有以下哪些优点（　　　）
    A. 有明显的抗焦虑作用
    B. 安全范围大
    C. 成瘾性较小
    D. 对肝药酶无明显诱导作用
    E. 对快动眼睡眠时相无明显影响

14. 以下久用可产生耐受性和依赖性的药物是
    （　　　）
    A. 苯巴比妥　　　　B. 唑吡坦
    C. 水合氯醛　　　　D. 地西泮

E. 丁螺环酮

15. 对夜惊和夜游症有效的药物有（　　　）
    A. 地西泮　　　　　B. 氟西泮
    C. 三唑仑　　　　　D. 苯巴比妥
    E. 异戊巴比妥

二、判断题

1. 巴比妥类均有抗惊厥作用，因此均可用于抗癫痫。

2. 巴比妥类药物作用维持时间的长短与药物的脂溶性的大小成正比；显效的快慢则与药物的脂溶性的大小成反比。

3. 氟马西尼可拮抗巴比妥类药物的中枢作用。

4. 由于地西泮不良反应较少，将逐渐取代巴比妥类在临床的应用。

5. 地西泮和苯巴比妥均可产生抗焦虑的作用并用于治疗焦虑症。

6. 地西泮具有治疗夜惊和夜游症的作用，而巴比妥类无此作用。

7. 大多数镇静催眠药久用均会产生耐受性和依赖性。

三、填空题

1. 作为镇静催眠药，苯二氮䓬类已取代巴比妥类，这是因为前者具有_____、_____和_____优点。

2. 巴比妥类起效快慢主要决定于药物的_____，超短效类的药物是_____。

3. 巴比妥类致死的主要原因是_____，异戊巴比妥在体内消除的主要方式是_____。

4. 苯二氮䓬类是普遍性中枢抑制药，随剂量由小到大，相继出现_____、_____、_____和_____作用。

5. 苯二氮䓬类药物的基本结构是_____；巴比妥类药物的基本结构是_____。

6. 苯二氮䓬类药物的特异性解毒药是_____。

四、名词解释

sedative-hypnotics

五、问答题

1. 试述地西泮的作用与用途及作用机制。

2. 比较苯二氮䓬类和巴比妥类在主要药理作用和临床应用方面的异同。

## 六、案例题

患者，女性，59 岁，因反复发作性肢体抽搐、意识丧失 1 小时入院。患者既往 5 年前患右侧顶颞叶脑出血，行血肿清除术；高血压史 30 年。入院急查体：血压 168/95mmHg，昏迷状态，牙关紧闭，口唇青紫，四肢伸直，肌张力增高，二便失禁，双肺呼吸音急促，心律齐，心率 107 次/分，双侧巴氏征阳性。头颅 CT 示右侧顶颞叶软化灶。入院诊断：癫痫持续状态，高血压 2 级极高危组。

治疗：立即给予地西泮注射液 10mg 静脉注射，1～2 分钟注射完毕，其后患者未再抽搐，然后给予苯巴比妥注射液 0.1mg，8 小时/次，后逐渐加用卡马西平，停用苯巴比妥注射液。

问题：1. 该患者所选用的地西泮类镇静催眠药的作用机制表现在哪些方面？

2. 简述巴比妥类药物与苯二氮䓬类药物药理作用机制的不同点。

（杨建宇）

第十三章

# 抗癫痫药与抗惊厥药

**1. 熟悉** 苯妥英钠、卡马西平、乙琥胺、地西泮抗癫痫作用特点、临床应用与主要不良反应。不同类型癫痫的首选用药。

**2. 了解** 扑米酮、丙戊酸钠和拉莫三嗪等其他药物的作用特点。硫酸镁抗惊厥的作用与作用机制、给药途径、中毒与解救。

## 一、概述

**1. 癫痫** 是大脑局部神经元异常高频放电并向周围正常组织扩散所引起的反复发作的慢性脑疾患,表现为突然发作、短暂的运动、感觉功能或精神异常,并伴有异常脑电图。

**2. 癫痫的分类** 临床上根据癫痫发作时的症状不同分为局限性发作和全身性发作两大类型。

## 二、常用抗癫痫药

表 13-1 为常用抗癫痫药苯妥英钠、卡马西平、乙琥胺、丙戊酸钠、拉莫三嗪和托吡酯抗癫痫作用特点、临床应用与不良反应的比较,须特别掌握不同类型癫痫的首选用药。

表 13-1　常用抗癫痫药比较

| 常用药物 ＼ 特点 | 作用特点 | 临床应用 | 主要不良反应 |
|---|---|---|---|
| 苯妥英钠（大仑丁） | 降低细胞膜对 $Na^+$ 和 $Ca^{2+}$ 的通透性,抑制 $Na^+$ 和 $Ca^{2+}$ 的内流,产生膜稳定作用 | 治疗大发作和局限性发作的首选药物,但对小发作(失神发作)无效,有时甚至使病情恶化。治疗三叉神经痛和舌咽神经痛等中枢疼痛综合征。抗心律失常 | 静脉滴注过快可引起心律失常,血压下降。约 20%患者可出现齿龈增生,多见于青少年。可发生巨幼细胞性贫血 |
| 卡马西平（酰胺咪嗪） | 广谱抗癫痫药,治疗浓度时能阻滞 $Na^+$ 通道,抑制癫痫灶及其周围神经元放电<br>已证明本品能增强 GABA 在突触后的作用 | 是治疗单纯性局限性发作和大发作的首选药物之一,同时还有抗复合性局限性发作和小发作作用 | 常见的不良反应有:眩晕,视物模糊,恶心呕吐,共济失调,手指震颤,水、钠潴留;少见而严重的不良反应有骨髓抑制 |

续表

| 特点<br>常用药物 | 作用特点 | 临床应用 | 主要不良反应 |
|---|---|---|---|
| 苯巴比妥（鲁米那） | 增强 GABA 能神经功能，增加 GABA 介导的 $Cl^-$ 内流，导致膜超极化，降低膜兴奋性；阻断突触前膜 $Ca^{2+}$ 的摄取，减少 $Ca^{2+}$ 依赖性的神经递质的释放 | 治疗癫痫大发作及癫痫持续状态，对单纯的局限性发作及精神运动性发作也有效，对小发作和婴儿痉挛效果差 | 易出现嗜睡、精神委靡等副作用，长期使用易产生耐受性而自行消失。本药为肝药酶诱导剂；久用会产生耐受性和依赖性 |
| 乙琥胺 | 抑制 T 型 $Ca^{2+}$ 通道有关。丘脑在小发作时出现的 3Hz 异常放电中起重要作用，本品可抑制丘脑细胞低阈值 T 型 $Ca^{2+}$ 电流，从而抑制 3Hz 异常放电的发生 | 主要作为小发作（失神性发作）的首选药 | 常见副作用为胃肠道反应，其次为中枢神经系统症状。偶见嗜酸粒细胞缺乏症或粒细胞缺失症，严重者发生再生障碍性贫血 |
| 丙戊酸钠 | 增加脑内 GABA 含量，并能提高突触后膜对 GABA 的反应性，从而增强 GABA 能神经突触后抑制作用。还可以抑制 $Na^+$ 通道，减弱 T 型 $Ca^{2+}$ 电流，抑制起源于丘脑的 3Hz 异常放电 | 广谱抗癫痫药，临床上对各类型癫痫都有一定疗效，对大发作疗效不及苯妥英钠、苯巴比妥，对小发作优于乙琥胺，但因其肝脏毒性不作首选药物。对复杂部分性发作疗效近似卡马西平，对非典型的小发作疗效不及氯硝西泮。它是大发作合并小发作时的首选药物，对其他药物未能控制的顽固性癫痫可能奏效 | 常见一过性消化系统症状。多发生肝损害，40%用药患者在最初几个月内出现无症状性肝功异常，主要表现为天冬氨酸氨基转移酶升高 |
| 拉莫三嗪 | 阻滞电压依赖性 $Na^+$ 通道，从而阻止病灶异常放电 | 本品可作为成人局限性发作的辅助治药，约有 25%患者的发作频率降低 50%。单独使用可治疗全身性发作，疗效类似卡马西平，对失神发作也有效。临床上多与其他抗癫痫药合用治疗一些难治性癫痫 | 常见不良反应为胃肠道反应、中枢神经系统反应，偶见弥散性血管内凝血 |
| 托吡酯 | 新型广谱抗癫痫药。本品可抑制电压依赖性 $Na^+$ 通道；提高 GABA 激活 GABA 受体的频率，增加 GABA 诱导的 $Cl^-$ 内流；通过兴奋性氨基酸的 AMPA 亚型受体抑制谷氨酸介导的兴奋作用 | 局限性发作和大发作，尤其可作为辅助药物治疗难治性癫痫 | 常见的不良反应为中枢神经系统症状，动物实验有致畸报道，孕妇慎用 |

## 三、抗惊厥药

硫酸镁：可因给药途径不同而产生不同的药理作用。口服给药很少吸收，有泻下和利胆作用；外用热敷可消炎却去肿；注射则产生全身作用，可抗惊厥可降压。

# 复习思考题

## 一、选择题

### （一）单项选择题

1. 苯妥英钠抗癫痫作用的主要机制是（　　）
   A. 抑制脑内癫痫病灶本身异常放电
   B. 稳定神经细胞膜，阻止异常放电向周围正常脑组织扩散
   C. 抑制脊髓神经元
   D. 具有肌肉松弛作用
   E. 对中枢神经系统普遍抑制

2. 下列有关苯妥英钠的叙述中错误的是（　　）
   A. 治疗某些心律失常有效
   B. 可用于治疗舌咽神经痛
   C. 有时可增加失神性发作次数
   D. 服用治疗量药物，血药浓度个体差异大
   E. 一般的不良反应发生率高

3. 长期用于抗癫痫治疗时会引起牙龈增生的药物是（　　）
   A. 苯妥英钠　　　　B. 苯巴比妥
   C. 扑米酮　　　　　D. 乙琥胺
   E. 阿司匹林

4. 下列叙述中不正确的是（　　）
   A. 卡马西平对三叉神经痛的疗效优于苯妥英钠
   B. 乙琥胺对失神发作的疗效优于丙戊酸钠
   C. 丙戊酸钠对各种癫痫发作都有效
   D. 地西泮是癫痫持续状态的首选药物
   E. 氟硝西泮对肌阵挛性癫痫发作疗效较好

5. 治疗三叉神经痛首选的药物是（　　）
   A. 索密痛片　　　　B. 地西泮
   C. 苯妥英钠　　　　D. 卡马西平
   E. 氟奋乃静

6. 对强直阵挛性发作可首选下列药物中的哪种（　　）
   A. 苯妥英钠　　　　B. 地西泮

   C. 扑米酮　　　　　D. 乙琥胺
   E. 丙戊酸钠

7. 用于癫痫持续状态的首选药物是（　　）
   A. 苯巴比妥钠肌内注射
   B. 硫喷妥钠静注
   C. 水合氯醛灌肠
   D. 静脉注射地西泮
   E. 苯妥英钠静脉注射

8. 治疗失神发作临床上仍愿首选的药物是（　　）
   A. 地西泮　　　　　B. 硝西泮
   C. 卡马西平　　　　D. 乙琥胺
   E. 丙戊酸钠

9. 治疗癫痫复杂部分发作最有效的药物是（　　）
   A. 苯妥英钠　　　　B. 苯巴比妥
   C. 卡马西平　　　　D. 丙戊酸钠
   E. 氟硝西泮

10. 对强直阵挛性发作、失神发作和复杂部分发作均有效的药物是（　　）
   A. 苯妥英钠　　　　B. 苯巴比妥
   C. 卡马西平　　　　D. 乙琥胺
   E. 丙戊酸钠

11. 静脉注射硫酸镁不会产生的药理作用是（　　）
   A. 抑制呼吸　　　　B. 降低血压
   C. 松弛血管平滑肌　D. 松弛骨骼肌
   E. 引起腹泻

12. 硫酸镁中毒引起血压下降时最好选用（　　）
   A. 肾上腺素　　　　B. 去甲肾上腺素
   C. 异丙肾上腺素　　D. 葡萄糖
   E. 氯化钙

### （二）多项选择题

13. 关于苯妥英钠的叙述，正确的是（　　）
   A. 与地西泮合用，本药血药浓度可提高
   B. 与皮脂类固醇合用，后者在体内代谢加速

C. 与苯巴比妥合用，本药血药浓度可降低

D. 与异烟肼、氯霉素合用，本药血药浓度可提高

E. 本药长期应用，自身代谢可加速

14. 以下临床用药，哪些属于对症治疗（　　）

A. 给焦虑症患者用地西泮

B. 给失眠患者用三唑仑

C. 给高热惊厥的小儿用水合氯醛

D. 给癫痫患者注射硫酸镁

E. 给癫痫持续状态患者静脉注射地西泮

## 二、判断题

1. 苯妥英钠、苯巴比妥和丙戊酸钠均可用于控制癫痫大发作。

2. 丙戊酸钠对癫痫大、小发作均有很好的治疗效果，故可作为首选药。

3. 苯妥英钠可作为小发作的次选药。

4. 卡马西平对三叉神经痛的疗效比苯妥英钠的好。

5. 硫酸镁静注可扩血管、降压，而口服则产生泻下和利胆的作用。

6. 长期使用苯妥英钠可致齿龈炎，多见于老年人。

## 三、填空题

1. 苯妥英钠的临床应用包括_____、_____、_____和_____。

2. 癫痫大发作首选_____治疗；癫痫失神性发作首选_____治疗；精神运动性癫痫发作首选_____治疗；癫痫持续状态首选_____治疗。

3. 能同时用于外周神经痛及抗快速心律失常的抗癫痫药物有_____和_____。

4. 硫酸镁引起骨骼肌松弛的原因是_____，过量中毒时可用_____解救。

5. 可引起牙龈增生的抗癫痫药是_____，常导致多发性肝损伤的抗癫痫药是_____。

## 四、问答题

1. 试述苯妥英钠的药理作用、临床应用及主要不良反应。

2. 简述硫酸镁不同给药途径产生的不同作用及临床应用。

## 五、案例题

患者，女，29岁，因外伤导致大脑出血而形成癫痫病灶4年，近年时有发作，发作时意识障碍，神志不清，精神恍惚，情绪改变，运动障碍，突然运动停止，手中持物掉落，不能发音。有自动症、咀嚼、吞咽、舔舌、自言自语、脱衣等现象。CT：在大脑皮质及边缘系统位置显示密度增高影病灶；脑电图检查：中度异常；化验：血清磷0.48mmol/L。诊断：精神运动性癫痫。

问题：

1. 该患者可选用哪些抗癫痫药进行治疗？为什么？

2. 常用抗癫痫药物有哪些？根据癫痫的主要类型，如何选择抗癫痫药？

（杨建宇）

# 第十四章

# 抗帕金森病和治疗阿尔茨海默病药

### 大纲要求

**1. 掌握** 左旋多巴的药理作用、作用机制、临床应用和不良反应。

**2. 熟悉** 卡比多巴、司来吉兰、硝替卡朋、溴隐亭、金刚烷胺的药理作用及临床应用。治疗阿尔茨海默病药的分类及各药的特点。

**3. 了解** 苯海索及苯扎托品的临床应用。

### 学习要点

## 一、抗帕金森病药

### （一）常用抗帕金森药物的分类

**1. 拟多巴胺类药**

（1）多巴胺前体药：左旋多巴。

（2）左旋多巴增效药：氨基酸脱羧酶抑制剂——卡比多巴；单胺氧化酶 B（MAO-B）抑制剂——司来吉兰；儿茶酚氧位甲基转移酶（COMT）抑制剂——硝替卡朋、恩托卡朋。

（3）DA 受体激动药：溴隐亭、普拉克索。

（4）促 DA 释放药：金刚烷胺。

**2. 中枢抗胆碱药** 苯海索。

### （二）左旋多巴的作用特点、临床应用及不良反应

**1. 药动学特点** 仅有 1% 进入中枢神经系统，在脑内转变为多巴胺发挥疗效。大部分在外周脱羧生成多巴胺，多巴胺不易通过血脑屏障。

**2. 临床应用**

（1）抗帕金森病：起效慢但疗效持久，随用药时间延长而作用递增；对轻症、年轻患者疗效好，但对老年、严重患者疗效差；对肌肉强直、运动困难改善好，对肌肉震颤效果差。

（2）治疗肝性脑病。

**3. 不良反应**

（1）早期：胃肠道反应、心血管反应。

（2）长期：精神障碍、运动障碍、开-关现象、扩瞳、眼内压升高、排尿困难等。

### （三）左旋多巴与卡比多巴合用的药理学基础

卡比多巴是外周芳香氨基酸脱羧酶抑制剂，可减少左旋多巴在外周组织脱羧转变为多

巴胺，而多巴胺不易透过血-脑屏障。

卡比多巴可使较多左旋多巴到达中枢系统转变为多巴胺发挥作用，从而提高左旋多巴疗效，并减轻外周副作用。

卡比多巴单独使用无药理作用，与左旋多巴合用后，起到增效、减量、减毒作用。

## 二、抗阿尔茨海默病药

常用抗阿尔茨海默病药的分类：

**1．胆碱酯酶抑制剂** 他克林、多奈哌齐、加兰他敏、石杉碱甲、利凡斯的明、美曲膦酯

**2．M 胆碱受体阻断药** 呫诺美林、米拉美林。

# 复习思考题

## 一、选择题

### （一）单项选择题

1. 左旋多巴治疗帕金森病的机制是（ ）
   - A．提高纹状体中的 5-HT 的含量
   - B．提高纹状体中的乙酰胆碱的含量
   - C．左旋多巴在脑内转变为 DA，补充纹状体内 DA 不足
   - D．降低黑质中乙酰胆碱的含量
   - E．以上均是

2. 具有抗病毒作用的抗帕金森病药物是（ ）
   - A．左旋多巴
   - B．硝替卡朋
   - C．金刚烷胺
   - D．苯海索
   - E．溴隐亭

3. 左旋多巴治疗帕金森病初期最常见的不良反应是（ ）
   - A．开-关现象
   - B．胃肠道反应
   - C．直立性低血压
   - D．不自主异常运动
   - E．心血管反应

4. 下列哪种药对氯丙嗪引起的帕金森综合征有治疗作用（ ）
   - A．卡比多巴
   - B．左旋多巴
   - C．苯海索
   - D．苯妥英钠
   - E．金刚烷胺

5. 下列属于 DA 受体激动剂的抗帕金森病药是（ ）
   - A．卡比多巴
   - B．溴隐亭
   - C．恩托卡朋
   - D．加兰他敏
   - E．以上均不是

6. 左旋多巴除了可以用于抗帕金森病以外，还可以用于（ ）
   - A．心血管疾病
   - B．记忆障碍
   - C．癫痫
   - D．肝性脑病
   - E．以上均可以

### （二）多项选择题

7. 下列对左旋多巴叙述正确的是（ ）
   - A．口服显效快
   - B．大部分在外周转变成多巴胺
   - C．改善运动困难效果好，缓解震颤效果差
   - D．对氯丙嗪引起的帕金森综合征也有效
   - E．易透过血-脑屏障在脑内起效

8. 关于卡比多巴，下列叙述正确的是（ ）
   - A．仅能抑制外周脱羧酶，减少 DA 在外周的生成
   - B．单用亦有较强的抗帕金森病作用
   - C．与左旋多巴合用，可减少后者的有效剂量
   - D．与左旋多巴合用，减少不良反应
   - E．能透过血-脑屏障在脑内起效

9. 抗帕金森病药包括以下几类（ ）
   - A．多巴胺受体激动药

B．拟多巴胺类药

C．胆碱受体激动药

D．胆碱受体阻断药

E．肾上腺素受体激动药

10．下列属于胆碱酯酶抑制剂的抗阿尔茨海默病药有（　　　）

A．他克林　　　　B．石杉碱甲

C．加兰他敏　　　D．利凡斯的明

E．呫诺美林

## 二、判断题

1．99%的左旋多巴口服后可进入中枢神经系统产生作用。

2．多巴胺不易透过血-脑屏障，因此服用 DA 不产生抗帕金森作用。

3．用左旋多巴治疗帕金森病若同服维生素 $B_6$ 会增大不良反应，降低疗效。

4．卡比多巴单用有抗震颤麻痹作用。

5．溴隐亭治疗帕金森病的机制是阻断黑质-纹状体通路胆碱受体。

6．金刚烷胺抗帕金森病的主要机制是促进 DA 的释放。

7．苯海索对改善帕金森病患者的肌肉震颤效果好，对僵直和运动迟缓效果差。

8．多奈哌齐可以直接激动 M 胆碱受体，能有效改善中轻度阿尔兹海默病患者的认知能力。

## 三、填空题

1．左旋多巴早期的不良反应有_____、_____；长期的不良反应有_____、_____、_____等。

2．左旋多巴对帕金森病患者的_____、_____疗效好，对_____效果差。

3．抗帕金森病药物分为_____和_____两大类。

4．他克林通过抑制胆碱酯酶而增加_____的含量，是目前疗效最受肯定的_____药。其最常见的不良反应为_____。

## 四、名词解释

1．on-off phenomenon

2．Alzheimer's disease

## 五、问答题

1．试简述左旋多巴与卡比多巴合用治疗帕金森病的机制。

2．试分析说明左旋多巴不能用于治疗抗精神病药物引起的帕金森综合征的药理学依据。

## 六、案例题

病例：患者，女性，60 岁。记忆减退 2 年，同时伴有自理能力下降 1 年。原本待人热情大方，现变得冷漠、小气、多疑、易怒。原来勤快，讲究整洁，现变得邋遢，东西随处乱放。夜间入睡难、睡浅、易醒，有时叫喊骂人。无高血压、糖尿病和心脏病等病史。

体检：神经系统无阳性体征。头颅磁共振成像（MRI）显示双侧海马轻度萎缩、额颞叶中度萎缩，轻度白质变性。经颅多普勒检查（TCD）显示脑动脉硬化性改变。简易智能量表（MMSE）（<17 分），神经症状检测（NPI）78 分。

诊断：中度阿尔茨海默病（AD）。

治疗：①多奈哌齐（5mg 口服），每晚临睡前服用 1 次；②美金刚（10mg 口服），每天 2 次；③尼麦角林（30mg 口服），每天 1 次。

问题：试述以上药物用于治疗阿尔兹海默症的作用机制和作用特点各是什么？

（马文婕）

# 第十五章

# 抗精神失常药

**大纲要求**

**1. 掌握** 氯丙嗪的药理作用、临床应用和主要不良反应。丙米嗪的药理作用和临床应用。

**2. 熟悉** 氯丙嗪对中枢多巴胺神经通路的影响。碳酸锂的抗躁狂作用机制、临床应用及主要不良反应。

**3. 了解** 氯丙嗪的体内过程、急性中毒、禁忌证。抗精神病药按化学结构的分类，其他类抗精神失常药物的作用特点及应用。抗抑郁药的分类、作用特点和应用。

**学习要点**

## 一、常用抗精神病药

### (一) 氯丙嗪的药理作用概要

(1) 阻断 $D_2$ 受体、$\alpha$ 受体、M 受体、$5\text{-}HT_2$ 受体。

(2) 影响中枢神经系统、自主神经系统、内分泌系统。

(3) 中枢药理作用：抗精神病、镇吐、干扰体温调节、加强中枢抑制药的作用。

(4) 抗精神病作用机制：阻断 $D_2$ 受体和 $5\text{-}HT_2$ 受体。

(5) 临床用于精神分裂症、呕吐和顽固性呃逆、人工冬眠。

### (二) 氯丙嗪的药理作用、临床应用及不良反应

**1. 药理作用**

(1) 中枢神经系统作用

1) 抗精神病：阻断中脑-边缘系统和中脑-皮层系统的 $D_2$ 受体。

2) 镇吐：小剂量阻断延髓第四脑室底部的催吐化学感受器，可抑制阿扑吗啡引起的呕吐。大剂量直接抑制呕吐中枢。但不能对抗前庭刺激引起的呕吐。

3) 抑制体温调节：抑制下丘脑体温调节中枢，使体温调节中枢丧失体温调节作用，机体体温随环境温度而变化。本药不但降低发热者体温，还能降低正常人体温。

加强中枢抑制药作用，如镇痛药、全麻药、镇静催眠药。

(2) 自主神经系统作用：阻断 $\alpha$ 受体可致血管扩张、血压下降；阻断 M 受体作用较弱，引起口干、便秘、视物模糊。

(3) 内分泌系统作用：阻断结节-漏斗系统中的 $D_2$ 亚型受体，使下丘脑分泌的多种激

素受到抑制，如催乳素释放抑制因子、卵泡刺激素、黄体生成素和促肾上腺皮质激素释放激素。

**2．临床应用**

（1）精神分裂症：治疗精神分裂症（Ⅰ型）的首选药。主要用于治疗具有精神病性症状的各种精神病，如幻觉、妄想、思维和行为障碍，特别是急性发作和具有明显阳性症状的精神分裂症。

（2）呕吐和顽固性呃逆：对多种药物和疾病引起的呕吐具有显著的镇吐作用，对顽固性呃逆有显著疗效。对晕动症无效。

（3）低温麻醉与人工冬眠：氯丙嗪配合物理降温可用于低温麻醉。氯丙嗪与其他中枢抑制药（如哌替啶、异丙嗪）合用，可使患者深睡，体温、基础代谢及组织耗氧量均降低，增强患者对缺氧的耐受力，并可使自主神经传导阻滞及中枢神经系统反应性降低，称为"人工冬眠"，有利于机体度过危险的缺氧缺能阶段。多用于严重创伤、感染性休克、中枢性高热、甲状腺危象及妊娠高血压综合征等的辅助治疗。

**3．不良反应**

（1）常见不良反应：中枢抑制症状（嗜睡、淡漠、无力等）；M 受体阻断症状（口干、便秘、视物模糊、眼内压升高等）；α 受体阻断症状（血压下降、直立性低血压和反射性心悸等）。

（2）锥体外系反应：长期用药时，氯丙嗪阻断了黑质-纹状体通路的 $D_2$ 受体，使纹状体中的 DA 功能减弱，ACh 的功能增强引起：帕金森综合征、急性肌张力障碍、静坐不能。DA 长期受阻断，受体敏感性增加或反馈抑制减弱，使突触前 DA 释放增多引起：迟发性运动障碍。

（3）药源性精神异常。

（4）内分泌系统紊乱，如乳腺增大、泌乳、月经停止、抑制生长等。

（5）急性中毒。

**（三）氟哌啶醇、舒必利、氯氮平、利培酮等的药理特点**

氟哌啶醇：抗精神病作用强，镇吐作用强，镇静作用弱，锥体外系反应强，α 受体和 M 受体阻断作用弱。

舒必利：抗精神病作用强，镇吐作用强，无镇静作用，锥体外系反应少，抗抑郁。

氯氮平：抗精神病作用强且迅速，无镇吐和镇静作用，无锥体外系反应，阻断 α 受体、M 受体和 $5-HT_2$ 受体。

利培酮：抗精神病作用强，无镇吐和镇静作用，锥体外系反应少，抗 $5-HT_2$ 受体。

奥氮平：抗精神病作用强，无镇吐和镇静作用，锥体外系反应少，拮抗 5-HT、多巴胺和胆碱能受体。

齐拉西酮：抗精神病作用强，无镇吐和镇静作用，锥体外系反应少，治疗强迫性神经症。

阿立哌唑：抗精神病作用强，无镇吐和镇静作用，锥体外系反应少，部分激动 $D_2$ 受体和 $5-HT_1$ 受体，抗 $5-HT_2$ 受体。

## 二、抗躁狂症药

### (一) 碳酸锂的药理作用

（1）锂盐抑制神经末梢 $Ca^{2+}$ 依赖性 NA 和 DA 释放。

（2）促进神经细胞对突触间隙 NA 的再摄取，并加速灭活。

（3）受体后效应：磷脂酶 C 和腺苷酸环化酶介导的第二信使的效应。

（4）影响 $Na^+$、$Ca^{2+}$、$Mg^{2+}$ 的分布，影响能量代谢。

### (二) 碳酸锂的临床应用

主要用于抗躁狂，对抑郁症、强迫症、周期性精神病、经前期紧张症也有效。对正常人精神无作用。

### (三) 不良反应

安全范围小，宜作血药监测；轻度毒性症状：恶心、呕吐、腹泻、震颤、惊厥、昏迷；较重毒性症状：涉及神经系统。

## 三、常用抗抑郁药

### (一) 抗抑郁药的分类

**1. 三环类抗抑郁药**　丙米嗪、地昔帕明、阿米替林、多塞平等。

**2. NA 再摄取抑制药**　地昔帕明、马普替林等。

**3. 选择性 5-HT 再摄取抑制药**　氟西汀、帕罗西汀等。

**4. 其他抗抑郁药**　曲唑酮、米安色林等。

### (二) 丙米嗪的药理作用

**1. 中枢神经系统作用**　抑制 NA、5-HT 在神经末梢的再摄取，从而使突触间隙的递质浓度增高，促进突触传递功能而发挥抗抑郁作用。

**2. 自主神经系统作用**　阻断 M 胆碱受体作用，产生阿托品样反应。

**3. 心血管系统作用阻断**　α 受体，血压降低，心率升高，NA 释放增加。

### (三) 丙米嗪的临床应用

各种原因的抑郁症（内源性和更年期性效果较好）；其他如焦虑症、惊恐症、遗尿症等。

### (四) 丙米嗪的不良反应

口干、便秘、视物模糊、尿潴留、心律失常。

### (五) 其他常用抗抑郁药物的药理作用特点与临床应用

马普替林：选择性抑制 NA 再摄取。用于治疗各种抑郁症。有口干、便秘、眩晕、头痛、心悸等不良反应。

曲唑酮：选择性抑制 5-HT 再摄取。用于治疗抑郁症，并有显著镇静作用。有恶心、呕吐、体重下降、心悸、直立性低血压等不良反应。

地昔帕明：选择性抑制 NA 再摄取。治疗轻中度抑郁症、遗尿症。

氟西汀：选择性抑制 5-HT 再摄取。治疗各种抑郁症、强迫症、贪食症、社交恐惧症、神经性厌食等。

帕罗西汀：选择性抑制 5-HT 再摄取。主要用于伴有焦虑的抑郁症。

# 复习思考题

## 一、选择题

### （一）单项选择题

1. 氯丙嗪抗精神病的作用机制是（　　　）
   - A. 阻断中脑-边缘叶及中脑-皮质通路中的 $D_2$ 受体
   - B. 阻断黑质-纹状体通路的 $D_2$ 受体
   - C. 阻断结节-漏斗通路的 $D_2$ 受体
   - D. 阻断α-肾上腺素受体
   - E. 以上均是

2. 下列关于氯丙嗪的药理作用描述错误的是（　　　）
   - A. 加强中枢抑制药的作用
   - B. 抑制生长激素的分泌
   - C. 对晕动病的呕吐有效
   - D. 可引起直立性低血压
   - E. 促进催乳素释放增加

3. 长期应用氯丙嗪治疗精神分裂症时最常见的不良反应是（　　　）
   - A. 直立性低血压　　B. 内分泌紊乱
   - C. 阿托品样反应　　D. 锥体外系反应
   - E. 神经阻滞剂恶性综合征

4. 氯丙嗪引起锥体外系反应的机制是（　　　）
   - A. 兴奋中枢胆碱受体
   - B. 阻断黑质-纹状体通路中的 $D_2$ 受体
   - C. 阻断中脑-边缘叶中 $D_2$ 受体
   - D. 阻断中脑-皮质通路中的 $D_2$ 受体
   - E. 以上均是

5. 氯丙嗪引起低血压状态时应选用（　　　）
   - A. 多巴胺　　　　　B. 肾上腺素
   - C. 去氧肾上腺素　　D. 异丙肾上腺素
   - E. 去甲肾上腺素

6. 丙米嗪抗抑郁的机制是（　　　）
   - A. 促进 NA 和 5-HT 释放
   - B. 抑制 NA 和 5-HT 释放
   - C. 促进 NA 和 5-HT 再摄取
   - D. 抑制 NA 和 5-HT 再摄取
   - E. 以上均不是

### （二）多项选择题

7. 氯丙嗪可用于（　　　）
   - A. 人工冬眠疗法　　B. 精神分裂症
   - C. 躁狂症　　　　　D. 放射病引起的呕吐
   - E. 晕动症引起的呕吐

8. 氯丙嗪对内分泌系统的影响下述正确的是（　　　）
   - A. 减少下丘脑释放催乳素抑制因子
   - B. 引起乳房肿大及泌乳
   - C. 抑制促性腺释放激素的分泌
   - D. 促进生长激素的分泌
   - E. 抑制促肾上腺皮质激素的分泌

9. 氯丙嗪使血压下降，其机制有（　　　）
   - A. 抑制心脏
   - B. 阻断 α 受体
   - C. 直接舒张血管平滑肌
   - D. 抑制血管运动中枢
   - E. 激动 M-胆碱受体

10. 下列属于三环类抗抑郁药的有（　　　）
    - A. 丙米嗪　　　　　B. 地昔帕明
    - C. 马普替林　　　　D. 阿米替林
    - E. 多塞平

## 二、判断题

1. 氯丙嗪翻转肾上腺素的升压作用是由于阻断β受体。

2. 氯丙嗪引起内分泌紊乱是因为阻断了黑质-纹状体通路的 $D_2$ 受体。

3. 使用胆碱受体阻断药可使氯丙嗪引起的迟发性运动障碍加重。

4. 氯丙嗪抑制体温调节，但仅能降低发热者体温而不能降低正常人体温。

5. 氯丙嗪临床可用于抗精神分裂症之外，利用其对内分泌的影响也可试用于侏儒症。

6. 氯氮平作为目前新型非典型抗精神病药，其优点是起效迅速，且无锥体外系反应等副作用。

7. 碳酸锂抗躁狂效果显著且对正常人精神无

影响。

8．丙米嗪抗抑郁的机制是由于抑制 DA、5-HT 在神经末梢的再摄取，使突触间隙的递质浓度增高，促进突触传递功能。

### 三、填空题

1．氯丙嗪对中枢的药理作用主要有_____、_____、_____。

2．常用的人工冬眠合剂的药物包括_____、_____、_____。

3．丙米嗪镇吐作用强，小剂量抑制_____，大剂量可直接抑制_____。

4．氯丙嗪引起的椎体外系反应有_____、_____、_____以及_____。

5．丙米嗪可用于各种原因引起的抑郁症，尤其对_____、_____效果较好。

### 四、名词解释

1．artificial hibernation

2．parkinsonism syndrome

### 五、问答题

1．试述氯丙嗪阻断的受体种类及产生的作用和不良反应。

2．试述丙米嗪的药理作用及临床应用。

### 六、案例题

病例：患者，女性，70 岁，退休主妇。患者于半年前开始出现脾气暴躁，常因一些家庭琐事与家人争吵，爱唠叨，总能听到窗外有人骂她，凭空对骂，疑心大，自己放的东西找不到了，便怀疑家人偷她的东西，认为邻居家在外面放的东西是她家的，与邻居争吵。怀疑别人串通起来害她，看到邻居在一起说话便认为是在说她的坏话，为此吵闹骂人，欲外出找邻居打架，家人劝阻更为哭闹，生活无规律，睡眠尚可，进食不定时，大小便尚可自理。既往健康，家中无精神疾病及痴呆家族史。体检：体格检查及神经系统检查均未见阳性体征。头部 CT 检查未见异常。精神检查：意识清楚，定向力无障碍，可查及言语性幻听，有被窃妄想、被害妄想及关系妄想，对自身病情没有认识。

诊断：幻听、被窃妄想、关系妄想及被害妄想，以及在此基础上的攻击行为，符合精神分裂症的诊断标准，因其发病年龄为 70 岁，所以可诊断为老年期精神分裂症。

治疗：入院后给予氯丙嗪（300mg，口服，bid），出现严重低血压表现，医生静脉滴注去甲肾上腺素以便提升血压。后改用奋乃静（20mg，口服）给予治疗，2 个月后患者精神症状明显好转，但出现肌张力增高、动作迟缓、流涎、手抖、坐立不安等表现。

问题：1．试述患者最初服用氯丙嗪为何会出现低血压？2．医生为什么采用去甲肾上腺素而不是肾上腺素给患者用于升高血压？3．吩噻嗪类药物用于抗精神病的机制是什么？4．本病例给予奋乃静 2 个月后为何会出现肌张力增高、坐立不安等表现？5．可以采取何种措施对抗？

（马文婕）

# 第十六章

# 镇 痛 药

**1. 掌握** 吗啡的药理作用、临床应用、主要不良反应、急性中毒及禁忌证。哌替啶的药理作用、临床应用、主要不良反应及禁忌证。

**2. 熟悉** 喷他佐辛、芬太尼、美沙酮等镇痛药的作用特点及应用。纳洛酮药理作用、作用机制、临床应用和不良反应。

**3. 了解** 阿片类镇痛药的作用机制：阿片受体和内源性阿片肽。可待因、烯丙吗啡、丁丙诺啡、曲马多等其他镇痛药的作用特点及临床应用。

**学习要点**

## 一、概述

### （一）疼痛的定义及分类

**1. 疼痛的定义** 疼痛是一种因组织损伤或潜在的组织损伤而产生的痛苦感觉，常伴有不愉快的情绪或心血管和呼吸方面的变化。它既是机体的一种保护性机制，提醒机体避开或处理伤害，也是临床许多疾病的常见症状。剧烈疼痛不仅给患者带来痛苦和紧张不安等情绪反应，还可引起机体生理功能紊乱，甚至诱发休克。

**2. 疼痛的分类** 按痛觉冲动的发生部位，疼痛可分为躯体痛（somatic pain）、内脏痛（visceral pain）和神经性痛（neuropathic pain）三种类型。

### （二）镇痛药的定义及分类

**1. 镇痛药的定义** 是指作用于中枢神经系统特定部位，在不影响患者意识状态下选择性地解除或减轻疼痛，并同时缓解疼痛引起的不愉快情绪的药物。

**2. 镇痛药的分类** 根据药理作用机制，镇痛药可分为三类：①阿片受体激动药：吗啡、哌替啶、芬太尼等；②阿片受体部分激动药：喷他佐辛、丁丙诺啡；③其他镇痛药：曲马多。

## 二、阿片受体激动药

## 三、人工合成镇痛药

常用镇痛药的比较见表 16-1。

表 16-1 镇痛药比较

| 比较项目　　　　药物种类 | 吗啡 | 哌替啶 | 喷他佐辛 |
|---|---|---|---|
| 来源及基本化学结构 | 罂粟菲类生物碱；氢化菲核 | 人工合成；苯基哌啶衍生物 | 似吗啡 |
| 体内过程 | 口服首关消除明显，常注射给药；脂溶性较低，仅有少量通过血-脑屏障；肝脏代谢，肾脏排泄，少量经乳腺排泄 | 口服生物利用度为40%～60%，临床常用注射给药；肝脏代谢，肾脏排泄 | 能透过胎盘屏障，主要经肝脏代谢 |
| 药理作用 | ①中枢神经系统作用：强大的镇痛、镇静、致欣快、抑制呼吸、镇咳、缩瞳、降低体温、引起恶心和呕吐、抑制下丘脑释放激素；②平滑肌：升高胃肠道平滑肌张力，减少其蠕动，易引起便秘、引起胆道奥狄括约肌痉挛性收缩、降低子宫张力、提高输尿管平滑肌及膀胱括约肌张力，可引起尿潴留、可引起支气管收缩，诱发或加重哮喘；③能扩张血管，降低外周阻力，体位改变时可发生直立性低血压，引起脑血管扩张和阻力降低，导致脑血流增加和颅内压增高；④抑制免疫系统 | 哌替啶主要激动 μ 型阿片受体，药理作用与吗啡基本相同，镇痛作用弱于吗啡，其效价强度为吗啡的 1/10～1/7，作用持续时间短于吗啡，为 2～4 小时。镇静、呼吸抑制、致欣快和扩血管作用在等效剂量与吗啡相当。也能兴奋平滑肌，提高平滑肌和括约肌的张力，但因作用时间短，较少引起便秘和尿潴留。大剂量也可引起支气管平滑肌收缩。本品有轻微兴奋子宫作用，但对妊娠末期子宫正常收缩无影响，也不对抗缩宫素的作用，故不延缓产程 | 镇痛作用为吗啡的 1/3，呼吸抑制作用为吗啡的 1/2，但剂量超过 30mg 时，呼吸抑制程度并不随剂量增加而加重，故相对较为安全。用量达 60～90ms，则可产生精神症状，如烦躁不安、梦魇、幻觉，可用纳洛酮对抗。胃肠道平滑肌的兴奋作用比吗啡弱。对心血管系统的作用与吗啡不同，大剂量可加快心率和升高血压，这与升高血中儿茶酚胺浓度有关。静脉注射本药能提高冠心病患者平均主动脉压、左心室舒张末压，增加心脏作功量 |
| 作用机制 | 激动 CNS 的 μ、δ 和 κ 受体，介导吗啡的作用 | 激动 CNS 的 μ 受体 | 拮抗 CNS 的 μ 受体，激动 δ 和 κ 受体 |
| 临床应用 | 可缓解或消除严重创伤、烧伤、手术等引起的剧痛和晚期癌症疼痛；对胆绞痛和肾绞痛加用解痉药如阿托品可有效缓解；对心肌梗死引起的剧痛；心源性哮喘；急、慢性消耗性腹泻以。 | 替代吗啡用于创伤、术后及晚期癌症等各种剧痛；用于内脏绞痛须与解痉药（如阿托品）合用 | 适用于各种慢性疼痛，对剧痛的止痛效果不及吗啡 |
| 不良反应 | 治疗量引起眩晕、恶心、呕吐、便秘、呼吸抑制、尿少、排尿困难（老年多见）、胆道压力升高，甚至胆绞痛、直立性低血压（低血容量者易发生）等；长期反复应用阿片类药物易产生耐受性（tolerance）和药物依赖性（drug dependence）；过量可引起急性中毒，主要表现为昏迷、深度呼吸抑制及瞳孔极度缩小。常伴有血压下降、严重缺氧及尿潴留。呼吸麻痹是致死的主要原因。抢救措施为人工呼吸、适量给氧及静脉注射阿片受体阻断药纳洛酮 | 可致眩晕、出汗、口干、恶心、呕吐、心悸和直立性低血压等。剂量过大可明显抑制呼吸。偶可致震颤、肌肉痉挛、反射亢进甚至惊厥，中毒解救时可配合抗惊厥药。久用产生耐受性和依赖性。禁忌证与吗啡相同 | 有镇静、嗜睡、眩晕、出汗、轻微头痛，恶心、呕吐少见。剂量增大能引起烦躁、幻觉、恶梦、血压升高、心率增快、思维障碍和发音困难等。局部反复注射，可使局部组织产生无菌性脓肿、溃疡和瘢痕形成，故注射时应常更换注射部位 |
| 禁忌证 | 分娩止痛；哺乳妇女止痛；支气管哮喘及肺心病患者；颅内压增高的患者、肝功能严重减退患者及新生儿和婴儿 | 分娩止痛 | 因能增加心脏负荷，故不适用于心肌梗死时的疼痛 |

## 四、阿片受体拮抗药

纳洛酮（naloxone）：对各型阿片受体都有竞争性拮抗作用，作用强度依次为 μ>κ>δ 受体。口服易吸收，首关消除明显，故常静脉给药。在肝脏与葡糖醛酸结合而失活。临床用于阿片类药急性中毒，解救呼吸抑制及其他中枢抑制症状。芬太尼类、哌替啶等静脉复合麻醉或麻醉辅助用药时，术后呼吸抑制仍明显者，纳洛酮可反转呼吸抑制。本品能诱发戒断症状，可用于阿片类药成瘾者的鉴别诊断。用于急性酒精中毒、休克、脊髓损伤、脑卒中及脑外伤等也有一定的疗效。纳洛酮是研究疼痛与镇痛的重要工具药物。纳洛酮无内在活性，本身不产生药理效应，不良反应少，大剂量偶见轻度烦躁不安。

## 复习思考题

### 一、选择题

（一）单项选择题

1. 可首选用来解救吗啡急性中毒的药物是 （ ）

    A. 阿托品    B. 肾上腺素

    C. 普萘洛尔    D. 去甲肾上腺素

    E. 纳洛酮

2. 产妇临产时应禁用 （ ）

    A. 阿司匹林    B. 氯丙嗪

    C. 吗啡    D. 阿托品

    E. 654-2

3. 心源性哮喘可选用 （ ）

    A. 肾上腺素    B. 去甲肾上腺素

    C. 异丙肾上腺素    D. 多巴胺

    E. 吗啡

4. 吗啡的镇痛作用最适用于 （ ）

    A. 诊断未明的急腹痛

    B. 分娩痛

    C. 颅脑外伤的疼痛

    D. 急性创伤性剧痛

    E. 哺乳妇女的疼痛

5. 哌替啶比吗啡应用多的原因是 （ ）

    A. 镇痛作用强

    B. 对胃肠道有解痉作用

    C. 无成瘾性

    D. 成瘾性及呼吸抑制作用较吗啡弱

    E. 作用维持时间长

6. 哌替啶最主要的不良反应是 （ ）

    A. 便秘    B. 成瘾性

    C. 腹泻    D. 心律失常

    E. 呕吐

7. 下列哪项描述是错误的 （ ）

    A. 哌替啶可用于心源性哮喘

    B. 哌替啶对呼吸有抑制作用

    C. 哌替啶可与氯丙嗪、异丙嗪组成冬眠剂

    D. 哌替啶无止泻作用

    E. 哌替啶不易引起眩晕、恶心、呕吐

8. 哌替啶的药理作用不包括 （ ）

    A. 呼吸抑制

    B. 镇静作用

    C. 兴奋催吐化学感受区

    D. 收缩支气管平滑肌

    E. 对抗缩宫素对子宫的兴奋作用

9. 吗啡的镇痛作用机制可能是 （ ）

    A. 激活阿片受体

    B. 阻断阿片受体

    C. 抑制疼痛中枢

    D. 阻断脑干网状上行激活系统

    E. 阻断 α 受体

10. 吗啡不具有以下哪一作用 （ ）

    A. 镇静    B. 镇痛

    C. 镇咳    D. 呼吸抑制

    E. 松弛支气管平滑肌

11. 吗啡镇痛的主要作用部位是（　　）

    A. 脊髓胶质区、丘脑内侧、脑室及导水管周围灰质

    B. 脑干网状结构

    C. 边缘系统与蓝斑核

    D. 大脑皮质

    E. 脊髓

12. 下列哪项符合吗啡的作用和应用（　　）

    A. 单用治疗胆绞痛

    B. 支气管哮喘

    C. 心源性哮喘

    D. 止吐

    E. 解痉

13. 下列描述哪项正确（　　）

    A. 镇痛作用哌替啶较吗啡弱，持续时间比吗啡长

    B. 哌替啶、吗啡都可升高颅内压

    C. 哌替啶、吗啡有成瘾性，可待因无成瘾性，故用来止咳

    D. 哌替啶与吗啡对咳嗽中枢无抑制作用

    E. 对心源性哮喘，吗啡有效，哌替啶无效

14. 哌替啶临床应用不包括（　　）

    A. 麻醉前给药　　B. 人工冬眠

    C. 镇痛　　　　　D. 止泻

    E. 心源性哮喘

15. 吗啡的镇痛作用最适于（　　）

    A. 诊断未明的急腹症

    B. 分娩止痛

    C. 颅脑外伤的疼痛

    D. 其他药物无效的急性锐痛

    E. 用于哺乳妇女的止痛

16. 喷他佐辛与吗啡比较，下列哪项是错误的（　　）

    A. 镇痛效力较吗啡弱

    B. 呼吸抑制较吗啡弱

    C. 大剂量可致血压升高

    D. 成瘾性与吗啡相似

    E. 既具有阿片受体激动剂作用又有弱的拮抗作用

17. 治疗胆绞痛宜选（　　）

    A. 阿托品　　　　B. 哌替啶＋氯丙嗪

    C. 阿司匹林　　　D. 阿托品＋哌替啶

    E. 654-2

18. 吗啡对中枢神经系统的作用是（　　）

    A. 镇痛、镇静、催眠、呼吸抑制、止吐

    B. 镇痛、镇静、镇咳、缩瞳、致吐

    C. 镇痛、镇静、镇咳、呼吸兴奋

    D. 镇痛、镇静、止吐、呼吸抑制

    E. 镇痛、镇静、扩瞳、呼吸抑制

19. 吗啡不会产生（　　）

    A. 呼吸抑制　　　B. 直立性低血压

    C. 支气管收缩　　D. 止咳作用

    E. 腹泻

20. 镇痛效价强度最强的药是（　　）

    A. 吗啡　　　　　B. 芬太尼

    C. 哌替啶　　　　D. 喷他佐辛（镇痛新）

    E. 美沙酮

21. 不属于哌替啶适应证的是（　　）

    A. 术后疼痛　　　B. 人工冬眠

    C. 心源性哮喘　　D. 麻醉前给药

    E. 支气管哮喘

22. 吗啡禁用于分娩止痛是由于（　　）

    A. 抑制新生儿呼吸作用明显

    B. 用药后易产生成瘾性

    C. 新生儿代谢功能低易蓄积

    D. 镇痛效果不佳

    E. 以上均不是

23. 吗啡可用于（　　）

    A. 支气管哮喘

    B. 阿司匹林诱发的哮喘

    C. 季节性哮喘

    D. 心源性哮喘

    E. 肺心病

24. 骨折引起剧痛应选用（　　）

    A. 吲哚美辛　　　B. 阿司匹林

    C. 纳洛酮　　　　D. 哌替啶

**25. 与成瘾性有关的阿片受体亚型是（　　）**

A. κ 型　　　　　　B. δ 型

C. μ 型　　　　　　D. σ 型

C. 抑制中枢 PG 合成

D. 抑制外周 PG 合成

**27. 心源性哮喘应选用（　　）**

A. 肾上腺素　　　　B. 麻黄碱

C. 异丙肾上腺素　　D. 哌替啶

E. 氢化可的松

**（二）多项选择题**

**28. 吗啡禁用于（　　）**

A. 哺乳期妇女

B. 颅内压升高的患者

C. 肝功能严重损害者

D. 支气管哮喘患者

E. 肺源性心脏病

**29. 可引起直立性低血压的药物有（　　）**

A. 吗啡　　　　　　B. 喷他佐辛

C. 罗通定　　　　　D. 氯丙嗪

E. 哌替啶

**30. 下列药物中属吗啡受体激动剂的是（　　）**

A. 哌替啶　　　　　B. 可待因

C. 纳曲酮　　　　　D. 纳洛酮

E. 烯丙吗啡

**31. 吗啡镇痛作用是由于（　　）**

A. 激动 μ 受体　　　B. 阻断 μ 受体

C. 激动 δ 受体　　　D. 阻断 δ 受体

E. 激动 κ 受体

**32. 哌替啶药理的特点是（　　）**

A. 镇痛作用弱于吗啡

B. 无止泻作用

C. 镇咳作用弱

D. 成瘾性比吗啡小

E. 无对抗缩宫素对子宫的兴奋作用

**33. 纳洛酮的主要作用与用途（　　）**

A. 诊断阿片类成瘾

B. 解救阿片类急性中毒

C. 迅速翻转吗啡的作用

D. 研究镇痛药的工具药

E. 诱导阿片类成瘾者的戒断症状

**二、判断题**

1. 哌替啶的镇痛强度约为吗啡的 1/10，作用持续时间较吗啡短，但抑制呼吸及成瘾性较吗啡强。

2. 哌替啶成瘾性较吗啡弱，常代替吗啡用于止痛。

3. 吗啡、异丙肾上腺素、麻黄碱、肾上腺素都能治疗支气管哮喘。

4. 纳洛酮可拮抗吗啡和哌替啶的抑制呼吸的作用。

5. 婴幼儿、呼吸功能不全不宜使用哌替啶。

6. 由于哌替啶具有呼吸中枢抑制作用，故常用于治疗支气管哮喘。

7. 吗啡镇痛作用强、持续时间长，可用于治疗各种类型的急、慢性疼痛。

**三、填空题**

1. 哌替啶镇痛作用虽比吗啡弱，但比吗啡常用，因为_____也比吗啡弱。

2. 治疗胆绞痛、肾绞痛，宜以_____和_____合用。

3. 人工冬眠合剂由异丙嗪、_____和_____组成。

4. 连续反复用吗啡最重要的不良反应是_____，急性中毒时主要表现有_____、_____和_____。致死的原因是_____。

5. 吗啡镇痛作用部位在_____，机制是_____。

6. 镇痛药中镇痛效价强度最强的是_____，易成瘾且成瘾性严重的是_____。

7. 镇痛药激动 μ 受体产生_____、_____、_____、_____等作用。

8. 吗啡可用于_____哮喘,禁用于_____哮喘。

## 四．名词解释

麻醉药品

## 五、问答题

1. 试述吗啡和哌替啶在药理作用、临床应用上有何异同?

2. 吗啡为什么能治疗心源性哮喘?为什么禁用于支气管哮喘?

3. 为什么吗啡用于治疗胆绞痛时需合用阿托品?

4. 试述吗啡临床应用及其药理学基础。

## 六、案例题

患者陈××,男,61岁,主因肝区间歇性胀痛1年,近2个月,疼痛加剧,伴有发热、乏力、消瘦、黄疸,到医院就诊,经检查诊断为肝癌晚期,发现有胸腔积液,腹部淋巴结肿大,在肺部发现转移病灶,建议中医治疗。由于患者肝区疼痛难忍,建议使用镇痛药(如哌替啶)等药物进行镇痛辅助治疗,提高患者生活质量。

问题:1. 对于患者的疼痛,使用哌替啶治疗合理吗?还可以使用什么药物来缓解疼痛?

2. 反复使用哌替啶会使患者产生依赖性吗?如果产生依赖性有什么表现?怎么处理?

(杨建宇)

# 第十七章

## 解热镇痛抗炎药

1. **掌握** 阿司匹林的药理作用、作用机制、药动学特点、临床运用及不良反应。
2. **熟悉** 解热镇痛抗炎药的分类和各类常用药物的药理作用特点。

**学习要点**

## 一、非选择性环加氧酶抑制药

### (一)水杨酸类

#### 阿司匹林 Aspirin

**1. 药动学特点** 口服主要在小肠吸收,分布于全身组织、关节腔及脑脊液,代谢在肝脏,1g 以下按一级动力学消除,1g 以上按零级动力学消除,此时半衰期随之延长,若碱化尿液,可加速肾排出。

**2. 药理作用及临床用途**

(1)解热镇痛:作用强,临床上可用于头痛、牙痛、神经痛、肌肉痛、痛经、感冒发热。

(2)消炎抗风湿:作用强,可在短期内使急性风湿热患者关节红肿、疼痛缓解,血沉下降,退热、全身症状缓解。

(3)防止血栓形成:抑制 PG 合成酶,减少 $TXA_2$ 合成,抑制血小板聚集,防止血栓形成。强调使用小剂量,即每日用量在 50mg 以内。临床上可用于缺血性心脏病和心肌梗死,也可用于心绞痛、血管形成术、有脑血栓倾向的一过性脑缺血,防止栓塞。

**3. 不良反应**

(1)胃肠道反应:最常见,可诱发溃疡。

(2)凝血障碍:肝脏严重损害、低凝血酶原血症及维生素 K 缺乏患者禁用。

(3)过敏反应:导致阿司匹林哮喘,因此哮喘患者、鼻息肉患者、荨麻疹患者禁用。

(4)水杨酸反应:大剂量,即每天超过 5g,出现头痛、头晕、恶心、呕吐、耳鸣、听力下降、过度呼吸、酸碱失调,精神错乱。应马上静脉滴注碳酸氢钠。

(5)瑞氏综合征:儿童、青少年病毒感染慎用阿司匹林。

### (二)苯胺类

#### 对乙酰氨基酚 Acetaminophen(扑热息痛)

该药解热镇痛作用和阿司匹林相似,不具备抗炎、抗风湿作用。因此临床上用于解热镇痛，无明显胃肠道刺激作用，不宜使用阿司匹林的患者可选择该药。过量可导致中毒性肝坏死。长期使用部分患者可出现肾脏损害。

### （三）吡唑酮类

#### 保泰松、羟基保泰松

解热镇痛作用较弱而抗风湿作用较强。主要用于风湿性、类风湿关节炎，急性痛风。不良反应主要有胃肠道反应、肝肾损害、过敏反应、再生障碍性贫血、干扰甲状腺功能。

### （四）其他抗炎有机酸类药物

#### 吲哚美辛（消炎痛）

强效非选择性 COX 抑制剂，抗炎、抗风湿和解热镇痛作用突出。临床上可用于急慢性风湿性关节炎、痛风性关节炎及癌性疼痛，也可用于滑囊炎、腱鞘炎、关节囊炎。

#### 布洛芬 Ibuprofen

具有抗炎、解热、镇痛的作用。主要用于风湿性关节炎、类风湿关节炎。

## 二、选择性诱导型环加氧酶抑制药

#### 美洛昔康 Meloxicam

美洛昔康是一种长效的选择性 COX-2 抑制剂，对靶器官、组织的 COX-2 抑制作用比 COX-1 抑制作用强 10 倍以上。对胃肠、肾脏的不良反应较少。

#### 塞来昔布 Celecoxib

高选择性 COX-2 抑制剂，对 COX-2 选择作用比 COX-1 高 375 倍，不良反应明显减少，尤其是消化性溃疡出现的很少。

#### 尼美舒利 Nimesulide

高选择性 COX-2 抑制剂，抗炎作用强而副作用少。临床上常用于风湿性关节炎、骨关节炎，呼吸道、软组织和口腔炎症。

## 复习思考题

### 一、选择题

#### （一）单项选择题

1. 解热镇痛抗炎药作用是（　　）
   A. 使正常人体温降到正常以下
   B. 使发热患者体温降到正常以下
   C. 使发热患者体温降到正常
   D. 必须配合物理降温
   E. 配合物理降温，可使体温降到正常以下

2. 支气管哮喘患者禁用（　　）
   A. 阿司匹林　　　B. 布洛芬
   C. 美洛昔康　　　D. 塞来昔布

   E. 尼美舒利

3. 解热镇痛抗炎药（　　）
   A. 均有抗炎作用
   B. 根治风湿性关节炎
   C. 不能阻遏风湿病的进展
   D. 可破坏性组织中 PG
   E. 对类风湿关节炎只有微弱的镇痛作用

4. 解热镇痛抗炎药的共同作用机制是（　　）
   A. 抑制白三烯生成　　B. 抑制阿片受体
   C. 抑制 PG 合成　　　D. 抑制中枢神经系统
   E. 抑制 $TXA_2$ 生成

5. 既有胃溃疡又有风湿性关节炎患者最好选用
   （　　）
   A. 贝诺酯（消炎痛）B. 布洛芬

C．阿司匹林　　　D．保泰松

E．对乙酰氨基酚

6．容易引起胃肠道出血的药物是（　　　）

A．阿司匹林　　　B．布洛芬

C．扑热息痛　　　D．塞来昔布

E．尼美舒利

7．几乎没有抗炎作用的药物是（　　　）

A．阿司匹林　　　B．布洛芬

C．保泰松　　　　D．扑热息痛

E．尼美舒利

8．治疗风湿性关节炎的首选药物是（　　　）

A．消炎痛　　　　B．布洛芬

C．阿司匹林　　　D．保泰松

E．对乙酰氨基酚

9．解热镇痛药的镇痛特点，正确的是（　　　）

A．对各种疼痛有效

B．镇痛部位在中枢

C．可抑制缓激肽的释放

D．抑制 PG 合成，可用于锐痛

E．减轻 PG 的致痛作用及痛觉增敏作用

10．阿司匹林预防血栓形成的机制是（　　　）

A．抑制 $TXA_2$ 形成

B．促进 $PGI_2$ 合成

C．促进 $TXA_2$ 形成

D．抑制 $PGI_2$ 合成

E．抑制凝血酶原

11．关于布洛芬的主要特点，错误的是（　　　）

A．抗炎解痛作用强

B．镇痛作用强

C．胃肠道反应轻

D．解热作用弱

E．可进入滑膜腔并保持高浓度

12．能引起高铁血红蛋白血症的药物是（　　　）

A．阿司匹林　　　B．对乙酰氨基酚

C．保泰松　　　　D．布洛芬

E．消炎痛

13．关于阿司匹林，错误的描述是（　　　）

A．口服小部分在胃吸收，大部分在小肠吸收

B．吸收后被水解为水杨酸

C．代谢消除方式与剂量无关

D．$t_{1/2}$ 短，15 分钟

E．水杨酸盐迅速分布全身组织

14．布洛芬主要用于（　　　）

A．冠心病　　　　B．心源性哮喘

C．风湿性关节炎　D．人工冬眠

E．催眠

15．大剂量阿司匹林可用于治疗（　　　）

A．冠心病　　　　B．心源性哮喘

C．风湿性关节炎　D．预防心梗

E．防止血栓形成

16．水杨酸盐急性中毒可（　　　）

A．酸化尿液，促进排泄

B．酸化尿液，抑制排泄

C．碱化尿液，抑制排泄

D．碱化尿液，促进排泄

E．以上都不是

17．对胃肠道刺激轻的药物是（　　　）

A．阿司匹林　　　B．对乙酰氨基酚

C．保泰松　　　　D．布洛芬

E．吲哚美辛

18．选择性抑制 COX-2 的药物是（　　　）

A．阿司匹林　　　B．对乙酰氨基酚

C．保泰松　　　　D．尼美舒利

E．布洛芬

19．作用强，不良反应多，常用于不易控制的发热的药物是（　　　）

A．阿司匹林　　　B．对乙酰氨基酚

C．保泰松　　　　D．布洛芬

E．消炎痛

20．溃疡患者可用的解热镇痛药是（　　　）

A．阿司匹林　　　B．对乙酰氨基酚

C．保泰松　　　　D．布洛芬

E．吲哚美辛

21．长期用阿司匹林导致出血应选用的治疗药物是（　　　）

A．维生素 C　　　B．维生素 K

C. 维生素 B  D. 维生素 D

E. 维生素 E

22. 对急性风湿性关节炎，解热镇痛药的作用是（  ）

　　A. 对因治疗　　B. 对症治疗

　　C. 缩短疗程　　D. 防止瘢痕形成

　　E. 治愈风湿性关节炎

23. 对环氧酶抑制作用最强的是（  ）

　　A. 扑热息痛　　B. 对乙酰氨基酚

　　C. 保泰松　　　D. 布洛芬

　　E. 吲哚美辛

（二）多项选择题

24. 解热镇痛药的特点是（  ）

　　A. 属非甾体抗炎药

　　B. 所有药物都有解热镇痛抗炎的作用

　　C. 降温时必须配有物理降温

　　D. 对锐痛无效，对炎性钝痛有效

　　E. 共同机制是抑制 PG 的合成与释放

25. 小剂量阿司匹林预防血栓生成的机制是（  ）

　　A. 促进 $PGI_2$ 生成

　　B. $TXA_2$ 合成减少

　　C. 不可逆抑制血小板中环氧酶

　　D. 直接抑制血小板凝聚

　　E. 促进纤溶酶生成

26. 下列有关阿司匹林的叙述，正确的是（  ）

　　A. 属有机酸，在肠道解离多，主要在胃吸收

　　B. 大剂量按零级动力学消除

　　C. 主要以原形经尿排出

　　D. 能缓解风湿的症状

　　E. 用于头痛、牙痛

27. 阿司匹林的药理作用包括（  ）

　　A. 解热镇痛

　　B. 抗风湿

　　C. 影响血栓形成

　　D. 兴奋大脑皮质

　　E. 兴奋延髓呼吸中枢

28. 阿司匹林禁用于下列哪些疾病（  ）

　　A. 帕金森综合征　　B. 胃溃疡

　　C. 支气管哮喘　　　D. 呼吸衰竭

　　E. 心源性哮喘

29. 阿司匹林的不良反应包括（  ）

　　A. 胃肠道反应　　B. 凝血障碍

　　C. 过敏反应　　　D. 水杨酸反应

　　E. 瑞氏综合征

30. 引起阿司匹林哮喘的药物是（  ）

　　A. 吲哚美辛　　B. 布洛芬

　　C. 保泰松　　　D. 阿司匹林

　　E. 扑热息痛

31. 阿司匹林哮喘的机制是（  ）

　　A. 以抗原抗体反应为基础

　　B. 抑制 PG 合成途径

　　C. 抑制 $TXA_2$ 生成

　　D. 白三烯等物质生成增加

　　E. 促进 5-HT 增多

32. 阿司匹林的临床应用包括（  ）

　　A. 抗炎　　B. 抗风湿

　　C. 解热　　D. 镇痛

　　E. 防止血栓形成

33. 阿司匹林解热作用原理是（  ）

　　A. 降低机体基础代谢率

　　B. 降低正常人及发热者体温

　　C. 抑制体温调节中枢，增加散热

　　D. 抑制中枢 PG 合成发挥散热作用

　　E. 对直接注射前列腺素的致热作用无效

34. 可与阿司匹林竞争血浆蛋白结合的药物是（  ）

　　A. 甲氨蝶呤　　B. 香豆素类药物

　　C. 苯巴比妥　　D. 磺酰脲类药物

　　E. 苯妥英钠

35. 支气管哮喘患者禁用（  ）

　　A. 吗啡　　　B. 吲哚美辛

　　C. 普萘洛尔　D. 阿司匹林

　　E. 保泰松

## 二、判断题

1. 阿司匹林的体内过程特点是碱化尿液可促进其排泄。

2. 口服阿司匹林时同服碳酸氢钠可避免诱发胃溃疡、胃出血。

3. 阿司匹林主要用于风湿性、类风湿关节炎。

4. 对乙酰氨基酚具有解热镇痛的作用。

5. 阿司匹林、保泰松、贝诺酯都有过敏反应和胃肠道反应。

6. 吲哚美辛因不良反应轻而在临床上广泛使用。

## 三、填空题

1. 治疗类风湿关节炎的首选药物是_____。

2. 阿司匹林仅有_____作用，而无_____作用。

3. 保泰松_____、_____作用强而_____作用弱。

4. 阿司匹林可致_____，所以青少年病毒感染禁用。

5. 阿司匹林剂量过大可引起_____、_____、_____、_____、_____、_____及_____。

## 四、名词解释

1. 阿司匹林哮喘

2. 瑞氏综合征

## 五、简答题

1. 简述阿司匹林药动学特点。

2. 小剂量阿司匹林防血栓形成的原理是什么？

## 六、案例题

患者，女性，55岁，某公司出纳。因多关节反复肿胀、疼痛4年，近1周症状明显加重伴全身不适入院。患者4年前无明显诱因出现全身乏力、不适，低热，2周后出现双膝关节、双手腕关节肿胀、疼痛，疼痛时轻时重，病情反复发作，逐渐影响患者的生活及工作。1周前患者症状明显加重，且每天起床后关节僵硬，穿衣、上卫生间需家人帮助。

体格检查：T37.3C，P90次/分，R18次/分BP120/80mmHg。神志清，面容无特殊。双掌指关节、双侧腕关节、双侧膝关节肿胀明显，压痛明显，活动受限。听诊时双肺呼吸音清晰；心率90次/分，心律整齐，各瓣膜区未闻及杂音，触诊时腹部软，无压痛。

实验室资料：血沉快，RF（＋），免疫复合物和补体均升高。

X线检查：X线片提示双手腕关节、双膝关节周围软组织肿胀，双手腕关节面出现虫蚀样改变，双膝关节间隙狭窄。

诊断：风湿性关节炎。

问题：1. 请根据诊断给出首选药物，并阐述其药理学依据。

2. 所给药物的不良反应是什么？如何防治对患者胃黏膜的损害？

（秦渝兵）

# 第十八章

# 作用于心血管离子通道的药物
## ——钙通道阻滞药

### 大纲要求

1. **掌握** 钙通道阻滞药的药理作用、临床应用。硝苯地平、维拉帕米、地尔硫䓬的特点及应用。
2. **熟悉** 氨氯地平的特点及应用。
3. **了解** 钙通道阻滞药的分类及不良反应。其他钙通道阻滞药：尼莫地平、氟桂利嗪的作用特点及应用。

### 学习要点

钙通道阻滞药物又称钙拮抗药，是一类阻滞 $Ca^{2+}$ 经细胞膜电压依赖性钙通道从细胞外进入细胞内，降低细胞内钙离子浓度的药物。

## 一、钙通道阻滞药物的分类

根据药物化学结构和对钙通道作用选择性的不同进行分类，见表 18-1。

## 二、药物作用

### （一）作用机制

钙通道阻滞药主要抑制 L-型电压依赖性钙通道，作用特点表现有：

1. **电压依赖性** 药物作用受细胞膜电压影响，与细胞膜除极程度呈正比，细胞膜极化程度越高，药物对通道的阻滞作用越强。

2. **频率依赖性** 苯烷胺类和地尔硫䓬类药物作用于开放状态的钙通道，受钙通道单位时间内开放次数的影响，钙通道开放次数越多，药物进入细胞内越多，对通道的阻滞也就越强，呈现频率依赖性。二氢吡啶类作用于失活状态的钙通道，无频率依赖性。

### （二）药理作用

1. **对心肌的影响** 负性肌力作用；负性频率作用；负性传导作用；保护缺血心肌；改善心肌重构。

2. **对平滑肌的影响** 松弛动脉平滑肌及支气管平滑肌；较大剂量松弛胃肠平滑肌、输尿管及子宫平滑肌。

3. **抗动脉粥样硬化** 干扰血管平滑肌增生、脂质沉积和纤维化。

**表 18-1 钙通道阻滞药物的类别**

| 选择性钙通道阻滞药 | | | 非选择性钙通道阻滞药 | | |
|---|---|---|---|---|---|
| 苯烷胺类 (phenylalkylamines) | 二氢吡啶类 (dihydropyridines) | 地尔硫䓬类 (benzothiazepine) | 氟桂利嗪类 (flunarizine) | 普尼拉明类 (prenylamine) | 其他 |
| 维拉帕米 (verapamil)、 | 硝苯地平 (nifedipine)、 | 地尔硫䓬 (iltiazem)、 | 氟桂利嗪 (flunarizine) | 普尼拉明 (prenylamine) | 哌克昔林 (perhexiline)、 |
| 加洛帕米 (gallopamil)、 | 尼卡地平 (nicardipine)、 | 克仑硫䓬 (clentiazem)、 | 桂利嗪 (cinnarizine) | | 苄普地尔 (bepridil) |
| 噻帕米 (tiapamil) | 尼群地平 (nitrendipine)、 | 二氯呋利 (diclofurine) | 利多氟嗪 (lidoflazine) | | |
| | 尼莫地平 (nimodipine)、 | | | | |
| | 尼索地平 (nisoldipine)、 | | | | |
| | 非洛地平 (felodipine)、 | | | | |
| | 氨氯地平 (amlodipine) | | | | |

**4. 影响红细胞和血小板结构** 减轻 $Ca^{2+}$ 对红细胞的损伤；抑制血小板聚集。

**5. 影响肾功能** 具有增加肾血流量及排钠利尿作用。

常用钙通道阻滞药对心血管作用特点比较见表 18-2。

**表 18-2 常用钙通道阻滞药对心血管作用特点比较**

| 心血管效应 | 维拉帕米 | 硝苯地平 | 尼莫地平 | 尼卡地平 | 地尔硫䓬 |
|---|---|---|---|---|---|
| 负性肌力 | 4 | 1 | 1 | 0 | 3 |
| 负性频率 | 5 | 1 | 1 | 1 | 5 |
| 负性传导 | 5 | 0 | 0 | 0 | 4 |
| 舒张血管 | 4 | 5 | 5 | 5 | 3 |

注："0～5"为由弱到强的作用强度

**（三）体内过程**

首关效应强，生物利用度高低不等；血浆蛋白结合率高；主要在肝脏进行氧化代谢，经肾排泄。

**（四）临床应用**

高血压；心绞痛；心律失常；脑血管疾病。

常用钙通道阻滞药的适应证见表 18-3。

**（五）不良反应**

本类药的不良反应主要表现为血管扩张反应或心脏抑制。

表 18-3　钙通道阻滞药物适应证

| 钙通道阻滞药物 | 临床应用 |
| --- | --- |
| 硝苯地平、维拉帕米、地尔硫zaozi001、非洛地平、氨氯地平 尼卡地平 | 高血压 |
| 硝苯地平、维拉帕米、地尔硫zaozi001、氨氯地平、尼卡地平 | 心绞痛 |
| 维拉帕米、地尔硫zaozi001 | 心律失常（室上性心动过速） |
| 硝苯地平、非洛地平、氨氯地平、尼卡地平、伊拉地平 | 与β受体阻断药合用治疗心绞痛、高血压等 |

# 复习思考题

## 一、选择题

### （一）单项选择题

1. 作用于钙通道失活态的药物是（　　）
   A. 硝苯地平　　　　B. 维拉帕米
   C. 地尔硫草　　　　D. 克仑硫草
   E. 加罗帕米

2. 对脑血管有选择性扩张作用的药物是
   （　　）
   A. 尼莫地平　　　　B. 硝苯地平
   C. 尼群地平　　　　D. 非洛地平
   E. 氨氯地平

3. 钙通道阻滞药不宜用于下列哪种疾病
   （　　）
   A. 高血压　　　　　B. 心绞痛
   C. 心律失常　　　　D. 动脉粥样硬化
   E. 脑出血

4. 不宜用硝苯地平的疾病是（　　）
   A. 稳定型心绞痛
   B. 变异型心绞痛
   C. 高血压
   D. 阵发性室上性心动过速
   E. 雷诺病

5. 治疗严重高血压疗效较好的药物是（　　）
   A. 地尔硫草　　　　B. 维拉帕米
   C. 氟桂利嗪　　　　D. 硝苯地平

   E. 加罗帕米

6. 下列何种疾病不用地尔硫草（　　）
   A. 心绞痛　　　　　B. 雷诺病
   C. 高血压　　　　　D. 房室传导阻滞
   E. 阵发性室上性心动过速

7. 可用于抗动脉粥样硬化的药物是（　　）
   A. 硝酸甘油　　　　B. 尼群地平
   C. 罗非昔布　　　　D. 地高辛
   E. 米力农

8. 选择性扩张脑血管的钙拮抗药是（　　）
   A. 硝苯地平　　　　B. 尼莫地平
   C. 氨氯地平　　　　D. 维拉帕米
   E. 地尔硫草

### （二）多项选择题

9. 下列硝苯地平的描述不正确的是（　　）
   A. 具有排 $Na^+$ 利尿作用
   B. 阻滞 $Ca^{2+}$ 通道
   C. 阻滞 $Na^+$ 通道
   D. 可用于心绞痛的治疗
   E. 收缩血管平滑肌

10. 钙拮抗药临床主要用于（　　）
    A. 心绞痛
    B. 高血压
    C. 心律失常
    D. 外周血管痉挛性疾病
    E. 防治脑血栓形成

## 二、判断题

1. 钙拮抗药对钙通道的阻滞作用均为非选择性。

2. 维拉帕米和地尔硫䓬具有频率依赖性。

3. 硝苯地平对窦房结和房室结的抑制作用弱，扩张血管作用强，整体条件下引起反射性心率加快。

4. 氨氯地平负性肌力作用小，引起反射性交感神经活化作用弱，临床考虑可用于慢性心力衰竭的长期治疗。

5. 维拉帕米可作为室性心动过速的首选药物。

6. 尼莫地平舒张脑血管作用强，能增加脑血流量。

7. 钙通道阻滞药能舒张外周血管，解除外周血管痉挛，可用于治疗雷诺病。

8. 钙通道阻滞药能稳定红细胞膜，不能稳定血小板膜。

## 三、填空题

1. 钙拮抗药剂对心脏的作用表现为_____、_____和_____。

2. 钙拮抗药对血管平滑肌的作用变现为_____，其中以_____较为敏感，临床考虑治疗_____有效。

3. 钙拮抗药的不良反应与_____和_____有关。

4. 钙拮抗药能口服吸收，因有首过消除现象，生物利用度_____。第二代二氢吡啶类药物半衰期（$t_{1/2}$）_____，药效保持24小时，每日给药可以_____次。

5. 钙拮抗药的临床应用主要为_____、_____、_____、_____。

## 四、名词解释

1. use dependence

2. calcium antagonists

## 五、问答题

1. 简述硝苯地平（nifedipine）药理作用和临床应用。

2. 简述钙拮抗药常见不良反应与禁忌证。

## 六、案例题

患者，男，50岁，胸闷、心悸2个月，近3天心慌加重，心前区疼痛入院。既往无心绞痛病史。体检：血压 100/80mmHg，心浊音界不大，心律齐，心率84次/分，心音正常，各瓣膜区无杂音。心电图、超声心动图、X线胸片正常。用药史：2个月前口服硝苯地平10mg，每日三次，因心慌（心率120次/分）及不规则心前区疼痛，于1周前停用硝苯地平，3天前因胸闷再次口服硝苯地平，晚间出现心慌（心率160次/分），血压无明显变化。诊断为：典型心绞痛。心电图显示窦性心动过速，Ⅱ、Ⅲ、aVF、V5—6，S-T段水平型压低 0。1Mv，T 波倒置。次日加用普萘洛尔20mg，每日3次，心绞痛明显缓解，3天后复查心电图显示恢复正常。

问题：1. 患者诊断为典型心绞痛可能的原因是什么？

2. 病案中加用普萘洛尔和异山梨醇酯的药理学依据是什么？

（龙　榕）

# 第十九章

## 抗心律失常药物

### 大纲要求

**1. 掌握** 抗心律失常药物的分类及代表药。

**2. 熟悉** 普鲁卡因胺、普罗帕酮、维拉帕米、地尔硫䓬、普萘洛尔、美托洛尔、拉贝罗尔的作用特点、适应证、不良反应。

**3. 了解** 快速型抗心律失常的药物选用。

### 学习要点

## 一、抗心律失常药物的分类及常用药

抗心律失常药的分类及常用药物见表 19-1。

表 19-1  抗心律失常药物的分类及常用药

| 类别 | 作用类名称 | 常用药 |
|------|-----------|--------|
| I | 钠通道阻滞药 | I a：普鲁卡因胺、奎尼丁 |
| | | I b：利多卡因、苯妥卡因、美西律 |
| | | I c：普罗帕酮、氟卡尼 |
| II | 肾上腺素受体阻断药 | 普萘洛尔、美托洛尔 |
| III | 延长动作电位时程药 | 胺碘酮、索他洛尔 |
| IV | 钙通道阻滞药 | 维拉帕米、地尔硫䓬 |
| V | 其他类 | 腺苷 |

## 二、抗心律失常常用药的作用特点、临床应用及典型不良反应

常用抗心律失常药作用特点、适应证及不良反应见表 19-2。

表 19-2  抗心律失常常用药的作用特点、临床应用及典型不良反应

| 类别 | 常用药物 | 作用特点 | 适应证 | 不良反应 |
|------|---------|---------|--------|---------|
| I | | 广谱、快速、阻滞钠通道 | | |
| I a | 普鲁卡因胺 | 抑制房室结以下传导 | 危及生命的室性心律失常 | 胃肠道、中枢反应 低血压、心脏 |

续表

| 类别 | 常用药物 | 作用特点 | 适应证 | 不良反应 |
|------|----------|----------|--------|----------|
| Ⅰb | 利多卡因 | 对心房几乎无作用<br>传导影响与心肌状态相关<br>治疗量：若心肌缺血→传导↓，若低钾、心肌受<br>　损→传导↑<br>大剂量→传导↓<br>缩短 APD 显著，ERP 相对延长 | 广谱<br>急救<br>快速型室性心律失常 | 神经系统<br><br>禁用于室内及房室<br>　传导阻滞 |
| Ⅰc | 普罗帕酮 | 明显减慢心房、心室、浦肯野纤维传导速度，延<br>　长 APD 和 ERP<br>轻度负性肌力作用 | 室上性和室性心律失常 | 胃肠道、心脏<br>不宜与其他抗心律<br>　失常药合用 |
| Ⅱ | 普萘洛尔 | 阻断β受体，降低自律性<br>大剂量时减慢房室结及浦肯野纤维传导<br>延长房室结 ERP | 交感神经兴奋<br>甲亢等引起的各种快<br>　速型心律失常 | 心动过缓<br>房室传导阻滞<br>心率衰竭 |
| Ⅲ | 胺碘酮 | 抑制钠、钾、钙通道，<br>延长 APD 和 ERP<br>扩张冠状动脉，增加冠状动脉流量 | 室上性、室性心律失常 | 甲亢、消化道反应<br>心脏、角膜黄褐色<br>　微粒沉着 |
| Ⅳ | 维拉帕米 | 抑制钙通道<br>窦房结、房室结敏感 | 室上性心律失常，对急<br>　性心肌梗死、心肌缺<br>　血和强心苷中毒所<br>　致的室性早搏有效 | |
| Ⅴ | 腺苷 | 激活 $K_{ACh}$ 通道，<br>抑制窦房结传导，降低自律性<br>抑制房室传导 | 终止折返性室上性心<br>　律失常 | 呼吸困难 |

## 三、快速型抗心律失常的药物选用

窦性心动过速：需要时选普萘洛尔、美托洛尔、维拉帕米。

房性早搏：必要时可选普萘洛尔、维拉帕米、胺碘酮、奎尼丁、普鲁卡因胺。

心房扑动或心房颤动：强心苷之后，再选奎尼丁或胺碘酮。

室性早搏：普鲁卡因胺、美西律、胺碘酮等。

阵发性室性心动过速：利多卡因。

心室颤动：利多卡因、普鲁卡因胺、胺碘酮。

## 复习思考题

### 一、选择题

#### （一）单项选择题

1. 有抗癫痫作用的抗心律失常药物是（　　）
   - A. 胺碘酮
   - B. 利多卡因
   - C. 苯妥因钠
   - D. 普鲁卡因胺
   - E. 维拉帕米

2. 强心苷中毒引起室性早搏，需要选用
   （　　）
   - A. 奎尼丁
   - B. 胺碘酮
   - C. 普鲁卡因胺
   - D. 硝苯地平
   - E. 苯妥因钠

3. 长期使用可能引起肺功能的抗心律失常药
   物是（　　）
   - A. 胺碘酮
   - B. 维拉帕米

C．利多卡因　　D．美西律
E．地尔硫䓬
4．窦性心动过速的首选药是（　　）
A．维拉帕米　　B．苯妥因钠
C．胺碘酮　　　D．普萘洛尔
E．利多卡因
5．治疗室性心律失常的药物是（　　）
A．维拉帕米　　B．硝苯地平
C．地尔硫䓬　　D．奎尼丁
E．利多卡因
6．急性心肌梗死导致室性心动过速首选
（　　）
A．普萘洛尔　　B．奎尼丁
C．胺碘酮　　　D．利多卡因
E．维拉帕米
7．治疗浓度的利多卡因的作用部位是（　　）
A．心房　　　　B．心室
C．房室结
D．心房、房室结、心室、希-浦纤维
E．心脏整体
8．容易导致红斑狼疮综合征等过敏反应的药
物是（　　）
A．利多卡因　　B．普鲁卡因胺
C．普萘洛尔　　D．维拉帕米
E．地尔硫䓬
（二）多项选择题
9．关于奎尼丁的描述，正确的是（　　）
A．奎尼丁是广谱抗心律失常药
B．久用可出现金鸡纳反应
C．心脏毒性严重
D．奎尼丁晕厥可出现四肢抽搐
E．需要电复律抢救
10．重度房室传导阻滞禁用下列何药（　　）
A．利多卡因　　B．胺碘酮
C．普萘洛尔　　D．苯妥因钠
E．奎尼丁
11．利多卡因和普萘洛尔相同的是（　　）
A．抑制房室传导阻滞
B．可治疗心动过速
C．对心房肌作用明显
D．促进 $K^+$ 外流
E．延长有效不应期
12．抗心律失常药物的主要作用在于（　　）
A．抑制细胞膜所有受体
B．降低自律性
C．减少后除极及触发活动

D．改变 ERP 和 APD
E．改变细胞膜反应性

二、判断题
1．抗心律失常药物可通过减慢 4 相自动除极速率、增大最大舒张电位、提高阈电位水平、延长动作电位时程等作用降低自律性。
2．奎尼丁属于 I a 类药物，作用于 0 期，减少细胞 0 相 $K^+$ 内流。
3．美托洛尔选择性阻断 $\beta_1$ 受体，减慢房室传导，多用于儿茶酚胺类物质过多引起的室性、室上性快速型心律失常。
4．普罗帕酮口服用于室上性和室性心律失常，静脉注射可终止心房颤动及室性心动过速。
5．苯妥因钠为强心苷中毒性心律失常的首选药。
6．美西律对室性心律失常疗效好。
7．胺碘酮用于各种室上性和室性心律失常。
8．索他洛尔为 β 受体阻断药物，只能用于室上性心律失常。

三、填空题
1．临床上腺苷用于_____。
2．维拉帕米可以延长_____的 EPR，主要用于治疗_____。
3．腺苷作用于_____受体，激活_____通道，抑制_____传导，降低自律性。
4．I b 类抗心律失常药物包括_____、_____，通常用于治疗_____。
5．维拉帕米口服吸收_____，有明显_____效应，作用特点表现为_____、_____，临床主要用于治疗_____。

四、名词解释
1．early after depolarization
2．reentry

五、问答题
1．简述利多卡因的抗心律失常作用和用途。
2．简述普罗帕酮的应用和不良反应。

六、案例题
患者，女，50 岁，"心慌、气促 1 个月"就诊。心电图：快速型心房颤动。诊断：风湿性心脏病，二尖瓣狭窄病并快速心房颤动。治疗：胺碘酮片 0.2g，每天 3 次，口服，维拉帕米片，40mg，每天 3 次，口服。

（龙　榕）

# 第二十章

# 利 尿 药

■■ 大纲要求

**1. 掌握** 利尿药的分类及作用特点。利尿药的临床应用及典型不良反应。

**2. 熟悉** 呋塞米、氢氯噻嗪、螺内酯、氨苯蝶啶的适应证。脱水药的特点及常用药物甘露醇的适应证。

**3. 了解** 布美他尼、乙酰唑胺的适应证。利尿药的相互作用。

■■ 学习要点

## 一、利尿药的分类及作用特点

利尿药的分类及作用特点见表 20-1。

表 20-1　利尿药的分类及作用特点

| 分类 | 常用药 | 作用部位 | 作用特点 |
|---|---|---|---|
| 高效利尿药 | 呋塞米（furosemide） | 髓袢升支粗段 | 强、快、排钾 |
| (loop or high ceiling diuretics) | 布美他尼（bumetanide） | | |
| 中效利尿药 | 氢氯噻嗪（hydroflumethiazide） | 远曲小管近端 | 中等程度、排钾 |
| (thiazides and thiazide-lide) | 吲达帕胺（indapamide） | | 维持时间长 |
| 弱效利尿药 | 螺内酯 （spironolactone） | 远曲小管远端 | 弱、保钾 |
| (potassium-sparing diuretics | 氨苯蝶啶（triamterene） | 集合管 | 起效缓慢持久 |
| and carbonic anhydrase inhibitors) | 乙酰唑胺（acetazolamide） | | |

## 二、利尿药的临床应用、典型不良反应及禁忌证

**1. 临床应用**

（1）消除各类水肿：急性脑水肿、肺水肿。

（2）部分非水肿性疾病：高血压。

**2. 典型不良反应** 水电解质紊乱。

**3. 禁忌证**

（1）高效利尿药：磺胺过敏者、婴儿、肝性脑病、严重电解质紊乱。

（2）中效利尿药：磺胺过敏者、痛风、低血钾、无尿或肾衰竭患者。

（3）弱效利尿药：磺酰脲类过敏、高钾血症、急慢性肾衰竭、无尿、严重肝病。

## 三、利尿药物代表药的适应证及不良反应

利尿药代表药的适应证及不良反应见表 20-2。

**表 20-2　利尿药物代表药的适应证及不良反应**

| 常用药物 | 作用机制 | 适应证 | 不良反应 | 药物相互作用 |
| --- | --- | --- | --- | --- |
| 呋塞米 | 抑制 $Na^+$-$K^+$-$2Cl^-$同向转运 | ①肺水肿、脑水肿；②其他严重水肿；③充血性心力衰竭；④肾衰竭；⑤高钾血症；⑥加速毒物排泄 | ①水电解质紊乱；②耳毒性；③高尿酸血症 | ①氨基糖苷类；②华法林；③洋地黄；④头孢菌素；⑤非甾体抗炎药 |
| 氢氯噻嗪 | 抑制 $Na^+$-$Cl^-$同向转运 | ①水肿；②高血压；③尿崩症 | ①低血钾低血钙；②高血糖；③高尿酸；④胰岛素抵抗；⑤过敏反应 | ①ACEI、ARB；②钙拮抗药；③氨苯蝶啶；④β受体阻断药 |
| 螺内酯 | 抑制 $K^+$-$Na^+$交换 | ①水肿；②高血压；③原发性醛固酮增多症 | ①高血钾；②男性乳房发育；③女性毛发增多、月经失调 | ①ACEI；②氯化钾；③阿司匹林；④地高辛 |

## 四、脱水药的特点

脱水药（dehydrant agents），又名渗透性利尿药，此类药的特点如下：

1. 静脉注射后不易透过毛细血管进入组织。
2. 经肾小球滤过，不被肾小管重吸收。

## 五、甘露醇的适应证

适应证包括脑水肿、青光眼、急性肾衰竭。

### 复习思考题

**一、选择题**

**（一）单项选择题**

1. 呋塞米不适合用于下列哪项病症（　　　）
   A. 急性肾衰竭　　B. 慢性心功能不全
   C. 肾性水肿　　　D. 低血钾
   E. 急性肺水肿

2. 急性肺水肿可选用下列何种药物（　　　）
   A. 螺内酯　　　　B. 氨苯蝶啶
   C. 氢氯噻嗪　　　D. 吲达帕胺
   E. 呋塞米

3. 噻嗪类利尿药的作用靶位是（　　　）

   A. 近曲小管
   B. 髓袢降支细段
   C. 髓袢升支粗段
   D. 髓袢升支粗段皮质部和远曲小管近端
   E. 集合管

4. 与肾上腺皮质功能有关的利尿药是（　　　）
   A. 乙酰唑胺　　　B. 呋塞米
   C. 螺内酯　　　　D. 氨苯蝶啶
   E. 氢氯噻嗪

5. 作用部位主要在髓袢升支粗段髓质部位和皮质部位的利尿药是（　　　）
   A. 吲达帕胺　　　B. 乙酰唑胺
   C. 螺内酯　　　　D. 呋塞米
   E. 甘露醇

6. 下列哪项不属于噻嗪类的作用（　　）
   A. 升高血糖　　　B. 降低血压
   C. 升高尿酸　　　D. 抑制碳酸苷酶
   E. 降低血脂

7. 伴有糖尿病的水肿患者，最好不选用下列何药（　　）
   A. 氨苯蝶啶　　　B. 氢氯噻嗪
   C. 螺内酯　　　　D. 乙酰唑胺
   E. 布美他尼

8. 对呋塞米的疗效评价，下列哪项不对（　　）
   A. 排钠的效能比氢氯噻嗪高
   B. 增加肾血流量
   C. 不易蓄积中毒
   D. 引起低氯性碱中毒
   E. 排钠的效价比氢氯噻嗪高

9. 下列哪项是螺内酯的适应证（　　）
   A. 高血压　　　　B. 肺水肿
   C. 脑水肿　　　　D. 尿崩症
   E. 醛固酮增高的水肿

10. 下列哪项是布美他尼的作用特点（　　）
    A. 作用中等程度
    B. 作用强大
    C. 利尿同时保钾
    D. 抑制碳酸苷酶
    E. 具有渗透利尿的作用

11. 氨苯蝶啶通常引起的不良反应是（　　）
    A. 血小板增多　　B. 低血糖
    C. 高血钾　　　　D. 低氯性碱中毒
    E. 高血钙

12. 痛风患者不宜选的药物是（　　）
    A. 氢氯噻嗪　　　B. 螺内酯
    C. 氨苯蝶啶　　　D. 呋塞米
    E. 甘露醇

13. 对各种原因引起的脑水肿，通常考虑选择（　　）
    A. 甘露醇　　　　B. 呋塞米
    C. 布美他尼　　　D. 乙酰唑胺

E. 吲达帕胺

14. 治疗肝性水肿，首选药物是（　　）
    A. 呋塞米　　　　B. 布美他尼
    C. 氨苯蝶啶　　　D. 乙酰唑胺
    E. 吲达帕胺

15. 醛固酮增多的水肿患者，联合用药可以考虑（　　）
    A. 氢氯噻嗪＋螺内酯
    B. 布美他尼＋螺内酯
    C. 呋塞米＋螺内酯
    D. 螺内酯＋氨苯蝶啶
    E. 吲达帕胺＋呋塞米

（二）多项选择题

16. 下列何项是呋塞米的不良反应（　　）
    A. 低血钾　　　　B. 低血氯
    C. 碱中毒　　　　D. 酸中毒
    E. 听力下降

17. 氢氯噻嗪可用于治疗下列哪些病症（　　）
    A. 高血压　　　　B. 脑水肿
    C. 肺水肿　　　　D. 尿崩症
    E. 痛风

18. 由于具有耳毒性不良反应，不能与链霉素合用的药物是（　　）
    A. 布美他尼　　　B. 呋塞米
    C. 依他尼酸　　　D. 氢氯噻嗪
    E. 螺内酯

19. 甘露醇的适应证有（　　）
    A. 高血压　　　　B. 脑水肿
    C. 尿崩症　　　　D. 青光眼
    E. 急性肾衰竭

20. 急、慢性肾衰竭不能选择的药物有（　　）
    A. 乙酰唑胺　　　B. 呋塞米
    C. 螺内酯　　　　D. 吲达帕胺
    E. 氢氯噻嗪

二、判断题

1. 利尿药就是同时排出 $Na^+$、$K^+$、$Cl^-$ 的药物。

2. 氢氯噻嗪有利尿作用，也有抗利尿作用，可以治疗尿崩症。

3. 甘露醇适用于治疗脑水肿。

4. 氢氯噻嗪常作为高血压的基础降压药。

5. 呋塞米和甘露醇合用治疗脑水肿疗效并不好。

6. 氢氯噻嗪可以导致高脂血症和加重糖尿病。

7. 氢氯噻嗪可能诱发肝性脑病。

8. 螺内酯的作用依赖于体内醛固酮水平。

9. 氨苯蝶啶的利尿作用不受醛固酮水平影响，不良反应可能有高血钾。

10. 甘露醇因有强大的利尿作用，所以可用于治疗脑水肿。

### 三、填空题

1. 强效利尿药临床主要用于_____、_____、_____、_____。

2. 脑水肿首选药是_____，还可以选择_____、_____。

3. 利尿药中，常用于轻中度高血压的是_____，用于急性肺水肿的是_____，用于肝性水肿的是_____。

4. 弱效、中效、高效三类利尿药分别在体内作用过程中，有可能导致 $K^+$ 丢失的药物是_____和_____，能够保留 $K^+$ 的药物是_____。

5. 常用的脱水药包括_____、_____、_____、_____。

### 四、名词解释

1. diuretics

2. osmotic diuretics

### 五、问答题

1. 简述噻嗪类利尿药的药理作用及临床应用。

2. 简述甘露醇的临床应用。

### 六、案例题

患者，男，60 岁，主诉"间断性腹胀 3 周"，既往有乙肝病史 10 年。诊断：肝硬化失代偿期，腹水。治疗用药：螺内酯片剂 20mg，每天 2 次，口服；呋塞米片剂 20mg，每天 1 次，口服。

**问题：** 1. 该患者应用螺内酯、呋塞米的药理作用是什么？

2. 两药联合应用的目的是什么？

3. 哪些病症不宜使用螺内酯或呋塞米？

（龙　榕）

# 第二十一章

## 抗充血性心力衰竭药

**大纲要求**

**1. 掌握** ①地高辛的药理作用、临床应用、不良反应及中毒救治。②强心苷类药物正性肌力作用的特点和机制。

**2. 熟悉** ①血管紧张素Ⅰ转化酶抑制药的抗充血性心力衰竭作用机制及应用。②血管紧张素Ⅱ受体拮抗药的抗充血性心力衰竭作用机制及应用。③充血性心力衰竭的心脏的病理生理改变及神经内分泌、信号转导等变化。④强心苷的体内过程。

**3. 了解** ①利尿药和β受体阻断药的抗充血性心力衰竭作用机制及应用。②治疗充血性心力衰竭药物的分类。③强心苷构效关系和给药方法。④其他抗充血性心力衰竭药物。

**学习要点**

复习心脏生理、复习心功能不全的病理生理。

## 一、治疗慢性心功能不全药物的作用环节

治疗慢性心功能不全药物的作用环节见图 21-1。

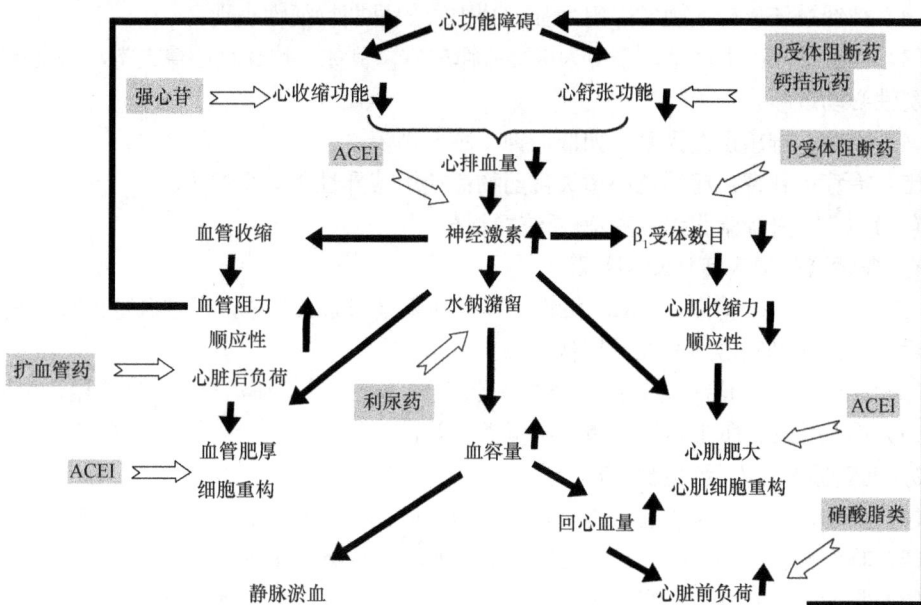

图 21-1

## 二、治疗慢性心功能不全药物的分类

治疗慢性心功能不全药物的分类见表 21-1。

表 21-1　治疗慢性心功能不全药物的分类

| 分类 | 常用药物 |
| --- | --- |
| 强心苷类 | 洋地黄、地高辛、毛花苷丙 |
| 肾素-血管紧张素-醛固酮系统抑制药 | 卡托普利、依那普利 |
| 利尿药 | 氢氯噻嗪、呋塞米 |
| β 受体阻断药 | 美托诺尔、卡维地洛 |
| 血管扩张药 | 硝酸酯类、硝普钠 |
| 非苷类正性肌力药 | 多巴酚丁胺、氨力农 |
| 钙通道阻滞药 | 氨氯地平、非洛地平 |

## 三、常用药物的作用特点和机制

### （一）强心苷类

**1．药理作用**

（1）心脏影响：正性肌力作用；负性频率作用；负性传导作用。

（2）利尿作用：增加肾血流量，抑制肾小管对钠离子的重吸收。

（3）影响交感神经系统兴奋性。

**2．临床应用**　慢性心功能不全；心律失常。

**3．不良反应**

（1）胃肠道反应：常见，但不具有特征性。

（2）神经系统反应：视觉障碍为强心苷中毒的早期特征性表现。

（3）心脏反应：最严重，表现为多种心律失常。例如，快速型心律失常，房室传导阻滞，窦性心动过缓。

（4）预防：排出诱发因素，如低血钾、高血钙等。

（5）治疗：补钾；应用抗心律失常药物；使用特异性强心苷抗体。

### （二）肾素-血管紧张素-醛固酮系统抑制药

**1．血管紧张素 I 转化酶抑制药**

（1）药理作用：①抑制 ACE 活性，减少血管紧张素 II 生成，促进血管扩张，减轻心脏前后负荷；②抑制心肌和血管重构。

（2）临床应用：为治疗心功能不全的基础药物，与利尿药、强心苷类药物合用疗效更好。

（3）不良反应：低血压、咳嗽、味觉改变等。

**2．血管紧张素 II 受体拮抗药**

（1）药理作用：抑制血管收缩、水钠潴留，醛固酮、肾素、儿茶酚胺等释放。

（2）临床应用：与 ACEI 一致，适用于不能耐受咳嗽的患者。

（3）常用药：氯沙坦、缬沙坦。

**（三）醛固酮拮抗药**

**1. 药理作用** 拮抗醛固酮受体，促进肾小管排钠，缓解心功能不全时的水肿症状；防止心力衰竭患者左室肥厚时心肌间质纤维化，改善血流动力学和临床症状。

**2. 临床应用** 与 ACEI 合用，降低 Ang Ⅱ 及醛固酮水平，降低病死率和降低室性心律失常的发生。

**3. 常用药** 螺内酯。

**（四）利尿药**

常用药：呋塞米、氢氯噻嗪、氨苯蝶啶、阿米洛利等。

**（五）β 受体阻断药**

常用药：美托洛尔、卡维地洛。

**（六）血管扩张药**

常用药：硝酸酯类、硝普钠。

**（七）非苷类正性肌力作用药物**

β 受体激动药：多巴酚丁胺。

磷酸二酯酶抑制药：氨力农、维司力农。

**（八）钙通道阻滞药物**

常用药：氨氯地平、非洛地平。

# 复习思考题

## 一、选择题

### （一）单项选择题

1. 强心苷治疗充血性心力衰竭的药理学依据是（　　）
   A. 增加心脏自律性
   B. 正性肌力作用
   C. 缩短有效不应期
   D. 负性频率作用
   E. 正性传导作用

2. 强心苷的作用机制是（　　）
   A. 增加心肌细胞 ATP 合成
   B. 增高细胞内 $Ca^{2+}$ 浓度
   C. 缩短动作电位时程
   D. 提高细胞内 $Na^+$ 浓度
   E. 促进肌动蛋白合成

3. 强心苷主要用于治疗（　　）
   A. 高血压引起的慢性心功能不全
   B. 贫血引起的心功能不全
   C. 甲状腺功能亢进引起的心功能不全
   D. 室性心动过速
   E. 维生素 $B_1$ 缺乏引起的心功能不全

4. 强心苷能降低心房颤动患者心室率的原因是（　　）
   A. 降低心室肌自律性
   B. 降低心房自律性
   C. 改善心肌缺血
   D. 抑制迷走神经
   E. 兴奋迷走神经和抑制房室传导

5. 强心苷引起的心动过缓可选用（　　）
   A. 氨茶碱　　　　B. 咖啡因
   C. 阿托品　　　　D. 多巴胺
   E. 肾上腺素

6. 强心苷禁用于下列哪种病症（　　）
   A. 慢性心功能不全　B. 心房扑动
   C. 心房颤动　　　　D. 室性心动过速
   E. 阵发性室上性心动过速

7. 下列何药不宜用于慢性心功能不全（　　）

A．呋塞米　　　　　B．硝普钠

C．卡托普利　　　　D．肾上腺素

E．地高辛

8．强心苷使用最突出的问题是（　　）

A．肾损伤　　　　　B．肝损伤

C．胃肠道反应　　　D．不宜口服

E．安全范围小

9．地高辛对慢性心功能不全患者而言，没有下列哪项（　　）

A．改善血流动力学

B．缓解症状

C．改善左心室功能

D．提高患者的运动耐受力

E．不影响神经系统功能

10．既可以抗心力衰竭，又能抗心律失常的药物是（　　）

A．维拉帕米　　　　B．硝苯地平

C．地尔硫䓬　　　　D．强心苷

E．卡托普利

11．下列哪一项是洋地黄不具有的（　　）

A．口服吸收达90%以上

B．可分布于全身组织

C．主要经肝代谢

D．水溶性较低

E．多数代谢产物不需要经肾脏排泄

12．下列何药适于治疗强心苷中毒引起的房室传导阻滞（　　）

A．苯妥英钠　　　　B．利多卡因

C．氯化钾　　　　　D．阿托品

E．维拉帕米

13．下列哪项不是强心苷的作用（　　）

A．减慢房室传导

B．降低窦房结自律性

C．缩短心房有效不应期

D．降低浦肯野纤维自律性

E．缩短浦肯野纤维有效不应期

14．临床口服最常用的强心苷制剂是（　　）

A．洋地黄毒苷　　　B．地高辛

C．毛花苷丙　　　　D．毒毛花苷K

E．铃兰毒苷

15．阻断血管紧张素Ⅱ受体，治疗心功能不全的药物是（　　）

A．氨力农　　　　　B．地高辛

C．洋地黄毒苷　　　D．卡托普利

E．美托洛尔

（二）多项选择题

16．下列治疗心功能不全的药物中，属于非正性肌力作用的药物是（　　）

A．米力农　　　　　B．地高辛

C．卡托普利　　　　D．毒毛花苷K

E．硝普钠

17．治疗早期心功能不全患者，强心苷产生的作用是（　　）

A．利尿　　　　　　B．缩小扩大的心脏

C．加快心率　　　　D．降低中心静脉压

E．增加心排血量

18．强心苷的主要不良反应是（　　）

A．贫血　　　　　　B．胃肠道反应

C．脱发　　　　　　D．心脏毒性

E．视觉异常

19．加重强心苷中毒的药物是（　　）

A．氢化可的松　　　B．氢氯噻嗪

C．呋塞米　　　　　D．螺内酯

E．氨苯蝶啶

20．治疗量的强心苷可引起（　　）

A．心率减慢　　　　B．心排血量增加

C．水肿减轻　　　　D．Q-T间期缩短

E．P-P间期延长

## 二、判断题

1．强心苷治疗心功能不全的药理学基础是正性肌力作用。

2．强心苷治疗心房颤动的药理学依据是增加房室结的隐匿性传导。

3．心功能不全的治疗中，联合使用氢氯噻嗪是防治强心苷中毒的有效措施。

4．一旦出现胃肠道反应、心律失常、黄绿视等需要立即停用强心苷。

5. 强心苷引起的心动过缓和房室传导阻滞可选用阿托品。

6. AngⅡ受体拮抗药物具有与 ACEI 相似的药理作用，适用于心功能不全。

7. 强心苷具有促进心肌细胞 $Na^+$-$Ca^{2+}$ 交换增加及肌质网释放 $Ca^{2+}$ 增加的作用。

8. 强心苷对正常心脏的频率没有明显影响。

9. 大剂量强心苷可产生严重的心动过缓和不同程度的房室传导阻滞，这是治疗心房颤动和心房扑动的电生理机制。

10. 强心苷的给药方法有全效量和无负荷量的维持量给药。

11. ACEI 通过减少 AngⅡ 和醛固酮的合成，逆转心肌和血管重构，改善心脏功能，缓解心力衰竭的症状。

12. ACEI 不良反应多而重，一般在重症高血压时才考虑使用。

13. RAAS 高度激活的患者使用 ACEI 后可能出现"首剂现象"。

14. 血管紧张素Ⅱ受体拮抗药临床应用类似ACEI，并且不良反应发生率低，尤其适用于不能耐受咳嗽的患者。

15. 依普利酮是新型选择性醛固酮拮抗药，由于副作用较大，治疗 CHF 不安全。

16. 利尿药治疗 CHF 的药理学依据是通过排钠利尿减轻心脏前后负荷。

17. 利尿药治疗 CHF 最好与 ACEI 联合应用，以免出现肾素-血管紧张素-醛固酮系统激活的不良反应。

18. β 受体阻断药能抑制心肌收缩力，所以不能用于治疗 CHF。

19. β 受体阻断药对扩张型心肌病、高血压性心脏病、缺血性心脏病等所致的 CHF 有一定疗效。

20. 使用 β 受体阻断药治疗慢性心功能不全需要与其他抗心功能不全药物联合使用。

### 三、填空题

1. 治疗慢性心功能不全的正性肌力药物有_____、_____、_____。

2. 慢性心力衰竭药物治疗的思路是_____、_____。

3. 常用的强心苷类药物有_____、

_____、_____、_____。

4. 强心苷的不良反应有_____、_____、_____。

5. 临床可用于治疗强心苷中毒的药物有_____、_____、_____、_____。

6. 常用血管紧张素Ⅱ受体拮抗药有_____、_____、_____。

7. 临床用于治疗 CHF 的 β 受体阻断药，通常选择_____、_____。

8. β 受体阻断药不能用于伴有_____、_____、_____病症的心功能不全患者。

9. 目前常用的强心苷类药物主要有_____、_____、_____、_____。

10. 通过口服给药的强心苷类药物有_____；理由是_____。

11. 通过注射给药的强心苷类药物有_____；理由是_____。

### 四、名词解释

1. positive inotropic drugs

2. fully effective dose

### 五、问答题

1. 简述哪些药物可以逆转慢性心功能不全时的心脏重构？

2. 试述强心苷影响慢性心力衰竭的心肌耗氧量的机制？

3. 简述血管扩张药治疗心力衰竭的作用机制？

4. 简述卡维地洛的药理作用。

### 六、案例题

患者，女，60 岁，因"活动后心慌、气促近一年"就诊。体检：血压 180/110mmHg，心电图：心房颤动。诊断：高血压性心脏病，心功能 2 级，心房颤动。治疗：地高辛片 0.25mg×7 片，每次 0.25mg，每天 1 次，口服；维拉帕米片 40mg×42 片，每次 80mg，每天 3 次，口服。

问题：1. 解释处方开具地高辛和维拉帕米用于该患者的药理学依据。

2. 简述地高辛与维拉帕米两药联合应用的注意事项。

（龙 榕）

# 第二十二章

## 抗高血压药物

### 大纲要求

**1. 掌握** ①常用抗高血压药物的分类及代表药。②各类一线抗高血压药物的作用特点、临床应用、不良反应及应用注意事项。③抗高血压药物的合理应用原则。

**2. 熟悉** ①血管紧张素 I 转化酶抑制药及血管紧张素 II 受体（AT$_1$）阻断药的降压机制。②α 受体阻断药的降压机制。

**3. 了解** ①其他抗高血压药物的降压特点及应用。②高血压的分类、诊断标准与危害、血压的调节机制与原发性高血压的发病原理。

### 学习要点

凡是能够降低血压，用于治疗高血压的药物称为抗高血压药（antihypertensive）。

## 一、抗高血压药物的分类

抗高血压药可依据各类药物的作用及作用部位进行分类，见表 22-1。

表 22-1　抗高血压药物的分类

| 抗高血压药物类别 | 常用药 |
| --- | --- |
| （一）利尿降压药 | 氢氯噻嗪（hydrochlorothiazide） |
| | 氯噻酮（chlortalidone）、吲达帕胺（indapamide） |
| （二）肾素-血管紧张素系统抑制药 | |
| 1. 血管紧张素转化酶（ACE）抑制药 | 卡托普利（captopril）、依那普利（enalapril）、雷米普利（ramipril） |
| 2. 血管紧张素 II 受体（AT1）阻断药 | 氯沙坦（losartan）、厄贝沙坦（irbesartan）、缬沙坦（valsartan） |
| 3. 肾素抑制药 | 阿里克仑（aliskiren） |
| （三）钙通道阻滞药 | 硝苯地平（nifedipine）、维拉帕米（verapamil） |
| | 尼群地平（nitrendipine）、氨氯地平（amlodipine） |
| （四）交感神经抑制药 | |
| 1. 中枢性降压药 | 可乐定（clonidine）、雷美尼定（rilmenidine） |
| 2. 神经节阻断药 | |
| 3. 去甲肾上腺能神经末梢阻断药 | 利血平（reserpine） |
| 4. 肾上腺素受体阻断药 | |
| （1）β 受体阻断药 | 普萘洛尔（propranolol）、美托洛尔（metoprolol） |

续表

| 抗高血压药物类别 | 常用药 |
|---|---|
| （2）α 受体阻断药 | 哌唑嗪（prazosin） |
| （3）α 及 β 受体阻断药 | 卡维地洛（carvedilol） |
| （五）血管扩张药 | |
| 1. 血管平滑肌扩张药 | 肼屈嗪（hydralazine）、硝普钠（nitroprusside sodium） |
| 2. 钾通道开放药 | 米诺地尔（minoxidil） |
| 3. 5-OH 受体阻断药 | 酮色林（ketanserin） |

## 二、常用药物的作用特点、临床应用、不良反应及用药注意事项

### （一）利尿药

（1）代表药：氢氯噻嗪（hydrochlorothiazide）、吲达帕胺（indapamide）。

（2）降压机制：排钠利尿，减少血容量；长期用药，可使血管平滑肌细胞内缺钠，细胞内钠、钙交换减少，细胞内钙离子减少，导致血管壁对去甲肾上腺素敏感性降低，血管张力减弱实现降压。

（3）作用特点：作用温和、持久。

（4）临床应用：单独使用治疗轻度高血压；与其他降压药合用治疗中、重度高血压。

（5）不良反应：长期使用可引起电解质紊乱、脂质代谢及糖代谢不良。

吲达帕胺不良反应少，不引起血脂改变，高脂血症患者可以选用吲达帕胺代替噻嗪类利尿药。

### （二）肾素-血管紧张素系统抑制药

#### 1. 血管紧张素转化酶抑制剂

（1）代表药：卡托普利（captopril）、依那普利（enalapril）。

（2）降压机制：①通过抑制 ACE 活性，致使 AT Ⅱ 生成减少，从而抑制醛固酮分泌；由于 AT Ⅱ 的减少，小动脉收缩减弱，心脏得到保护，血压下降；②通过抑制激肽酶活性，从而抑制了缓激肽降解，缓激肽舒张血管的作用得以延迟，血管舒张作用致使血压下降。③减少醛固酮分泌，减轻钠、水潴留。

（3）作用特点：①降压作用快、强，降低收缩压和舒张压；②降压同时，不增加心率，不产生直立性低血压及水、钠潴留。

（4）临床应用：适用于各型高血压。尤其是并发糖尿病或胰岛素抵抗、左心室肥厚、心力衰竭、急性心肌梗死的高血压患者。

与利尿药及 β 受体阻断药合用于重型或顽固性高血压疗效较好。

依那普利为前药，作用机制与卡托普利相似，作用较卡托普利强 10 倍，临床主要用于高血压及慢性心功能不全。

（5）不良反应：轻微。可有"首剂低血压"，需从小剂量开始使用。可有消化道反应或中枢神经系统反应；可见咳嗽、高血钾、低血糖、肾功能损伤、血管神经性水肿。胎儿畸形、胎儿发育不良。

**2．AngⅡ受体阻断药**

（1）代表药：氯沙坦（losartan）、缬沙坦（valsartan）。

（2）作用机制：阻断 $AT_1$ 受体，抑制缩血管作用及交感神经活性的作用，导致血压下降。

（3）降压特点：降压同时，可缓解左心室肥厚和心血管重构，保护肾脏。

（4）临床应用：各型高血压，不同年龄高血压患者均适用；伴有糖尿病、肾病和慢性心功能不全患者有良好疗效；用药3～6周，效果不佳者，与利尿药或钙通道阻滞药合用。

（5）不良反应：少。少数可见眩晕、低血压、肾功能障碍、高血钾等。孕妇、哺乳期妇女及肾动脉狭窄患者禁用。

缬沙坦与氯沙坦相似，与 $AT_1$ 亲和力更强。服药期间有引起低血压的危险，需慎用保钾利尿药及补钾药物。孕妇、哺乳期妇女禁用。

**3．肾素抑制药**

（1）代表药：阿里克仑。

（2）作用特点：作用强、长效。

（3）降压机制：直接抑制肾素，降低血浆肾素活性。

（4）临床应用：重度高血压。

**（三）钙通道阻滞药**

（1）代表药：硝苯地平（nifedipine）。

（2）降压特点：降压显著，对正常血压无降压作用，外周阻力越高，降压作用快而强，降压时伴有反射性心率加快和心排血量增加。

（3）降压机制：阻滞血管平滑肌钙离子内流，使细胞内钙离子减少，血管舒张，血压下降。

（4）临床应用：用于轻、中、重度高血压，尤其适用于肾素性高血压。适用于合并心绞痛、肾脏疾病、糖尿病、哮喘、高脂血症及恶性高血压患者。

不良反应：常见有血管扩张反应

**（四）肾上腺素受体阻断药**

**1．β受体阻断药**

（1）代表药：普萘洛尔（propranolol）。

（2）降压特点：作用温和、缓慢，不引起直立性低血压和水钠潴留。

（3）作用机制

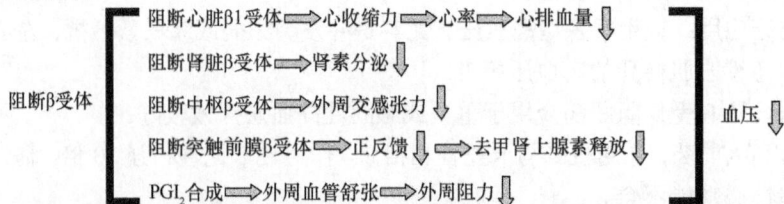

（4）临床应用：适用于各种高血压，与利尿药、ACE 抑制药、钙拮抗药及 $\alpha_1$ 受体阻断药联合应用治疗重度或顽固性高血压。

普萘诺尔对伴心排血量及肾素活性偏高者、心绞痛、脑血管病效果较好。

（5）不良反应：诱发或加重支气管哮喘，突然停药引起血压反跳，停药前10～14需要逐步减量，伴有重度窦性心动过缓、重度房室传导阻滞和支气管哮喘者禁止使用。

**2．α受体阻断药**

（1）代表药：哌唑嗪（prazosin）。

（2）降压特点：降压作用强，降压时不加快心率，对心排血量、肾血流量和肾小球滤过无明显影响，长期应用能改善脂质代谢，降低血脂。尚可减轻前列腺增生患者排尿困难的症状。

（3）作用机制：选择性阻断 α₁ 受体

$$\Downarrow$$

舒张小动脉和小静脉 ⟹ 外周阻力⬇ ⟹ 血压⬇

（4）临床应用：各种程度的原发性高血压、肾性高血压。

（5）不良反应：首剂效应，首次服用剂量减半，或服用前一天停用利尿药。

## 三、抗高血压药物的合理应用

目的：有效降低血压；保护靶器官，降低并发症的发生率及其引发的死亡率。

原则：终身用药；据高血压程度及并发症选药；个体化治疗；平稳降压。

## 复习思考题

### 一、选择题

**（一）单项选择题**

1．长期使用可能导致低血钾的药物是（　　）

　A．可乐定　　B．硝苯地平

　C．哌唑嗪　　D．普萘洛尔

　E．氢氯噻嗪

2．适用于心率快、高肾素高血压患者的药物是（　　）

　A．硝苯地平　　B．普萘洛尔

　C．可乐定　　D．肼屈嗪

　E．卡托普利

3．尤其适用于高血压伴肾功能不全患者的药物是（　　）

　A．可乐定　　B．哌唑嗪

　C．利血平　　D．肼屈嗪

　E．硝苯地平

4．伴有消化性溃疡和精神抑郁的高血压患者不宜使用（　　）

　A．哌唑嗪　　B．可乐定

　C．普萘洛尔　　D．卡托普利

　E．利血平

5．久用可引起血锌降低的药物是（　　）

　A．利血平　　B．维拉帕米

　C．普萘洛尔　　D．卡托普利

　E．氢氯噻嗪

6．下列哪项不属于利尿降压药物的优点（　　）

　A．降压作用温和

　B．口服有效

　C．不引起脂代谢紊乱

　D．长期用很少产生耐受性

　E．不良反应轻

7．高血压伴脑血管疾病的患者可选用（　　）

　A．尼莫地平　　B．硝苯地平

　C．维拉帕米　　D．地尔硫䓬

　E．普萘洛尔

8．高血压伴肾功能不全的患者宜选用（　　）

　A．硝苯地平　　B．利血平

　C．卡托普利　　D．胍乙啶

　E．肼屈嗪

9．高血压伴有糖尿病的患者不宜选用（　　）

　A．氢氯噻嗪　　B．硝普钠

　C．可乐定　　D．利血平

　E．卡托普利

10．卡托普利的主要作用机制是（　　）

A．直接扩张血管

B．抑制血管紧张素Ⅱ的生成

C．抑制肾素生成

D．抑制神经末梢释放去甲肾上腺素

E．对抗血管紧张素

11．老年高血压患者应慎用（　　）

    A．硝苯地平　　B．普萘洛尔

    C．哌唑嗪　　　D．氢氯噻嗪

    E．卡托普利

12．氯沙坦不同于卡托普利药理作用的是

                      （　　）

    A．减少醛固酮释放

    B．保存缓激肽活性

    C．防治心血管重构

    D．抑制循环中的RAAS

    E．抑制局部组织中的RAAS

13．长期用药突然停药，最易引起心动过速的药物是（　　）

    A．肼屈嗪　　　B．卡托普利

    C．利血平　　　D．普萘诺尔

    E．哌唑嗪

14．硝苯地平降压时，伴随的特点，下列哪项正确（　　）

    A．心率不变　　B．血糖升高

    C．心排血量下降　D．肾血流量降低

    E．血浆肾素活性增高

15．可能诱发心绞痛的抗高血压药物是（　　）

    A．可乐定　　　B．利血平

    C．肼屈嗪　　　D．普萘诺尔

    E．硝苯地平

16．高血压治疗目的和原则，下列除外

                      （　　）

    A．根据高血压程度选择药物

    B．用药过程不需要调整剂量

    C．减少致死性并发症

    D．控制血压于正常水平

    E．根据并发症选药

17．氯沙坦的抗高血压机制是（　　）

A．抑制肾素活性

B．抑制血管紧张素转换酶活性

C．抑制醛固酮活性

D．抑制血管紧张素Ⅰ的形成

E．阻断血管紧张素受体

18．下列哪项叙述不符合卡托普利（　　）

    A．可引起刺激性干咳

    B．降低外周血管阻力

    C．可增加醛固酮释放

    D．氢氯噻嗪可加强降压作用

    E．可用于其他药物无效的高血压

19．长期应用氢氯噻嗪的降压作用机制是

                      （　　）

    A．降低血浆肾素活性

    B．排钠利尿，减少血容量

    C．增加血浆肾素

    D．减少血管平滑肌细胞内的钠离子

    E．抑制醛固酮分泌

20．卡托普利的不良反应没有下列哪项

                      （　　）

    A．血管神经性水肿

    B．高血钾

    C．刺激性咳嗽

    D．肾功能损害

    E．血糖升高

21．最易引起"首剂现象"的药物是（　　）

    A．哌唑嗪　　　　B．氨氯地平

    C．米诺地尔　　　D．拉贝诺尔

    E．普萘诺尔

22．长期使用可能引起抑郁症的药物是（　　）

    A．普萘诺尔　　　B．氢氯噻嗪

    C．卡托普利　　　D．利血平

    E．硝苯地平

23．硝普钠不用于（　　）

    A．伴有肾功能不全的高血压

    B．伴有心力衰竭的高血压

    C．高血压危象

    D．中毒高血压

E. 难治性心力衰竭

24. 具有中枢降压作用的药物是（　　）
    A. 肼屈嗪　　　 B. 硝苯地平
    C. 可乐定　　　 D. 卡托普利
    E. 普萘诺尔

25. 遇光易失效，必须避光保存和使用的药物是（　　）
    A. 硝普钠　　　 B. ACEI
    C. 硝苯地平　　 D. 维拉帕米
    E. 硝酸甘油

26. 可激动咪唑啉受体的降压药是（　　）
    A. 尼群地平　　 B. 硝苯地平
    C. 卡托普利　　 D. 可乐定
    E. 阿替洛尔

27. 高血压危象伴有慢性肾衰竭的患者，宜选用（　　）
    A. 可乐定　　　 B. 氢氯噻嗪
    C. 硝苯地平　　 D. 螺内酯
    E. 呋塞米

28. 下列何药兼有增加高密度脂蛋白的作用（　　）
    A. 普萘洛尔　　 B. 肼屈嗪
    C. 米诺地尔　　 D. 氢氯噻嗪
    E. 哌唑嗪

29. 兼有镇痛作用的药物是（　　）
    A. 氢氯噻嗪　　 B. 硝苯地平
    C. 哌唑嗪　　　 D. 可乐定
    E. 普萘诺尔

30. 高血压的治疗原则不包括（　　）
    A. 有效治疗与终身治疗
    B. 保护靶器官
    C. 个体化治疗
    D. 平稳降压
    E. 血压降至正常后立即停药

（二）多项选择题

31. 伴有潜在性糖尿病的高血压患者不宜用下列哪种药物（　　）
    A. 氢氯噻嗪　　 B. 普萘洛尔

C. 哌唑嗪　　　 D. 卡托普利
E. 依那普利

32. 能引起心率加快的抗高血压药物是（　　）
    A. 硝苯地平　　 B. 卡托普利
    C. 哌唑嗪　　　 D. 氢氯噻嗪
    E. 肼屈嗪

33. 可能导致血浆肾素活性升高的药物是（　　）
    A. 利血平　　　 B. 氢氯噻嗪
    C. 肼屈嗪　　　 D. 普萘诺尔
    E. 硝苯地平

34. 可作为基础降压药的药物是（　　）
    A. 氢氯噻嗪　　 B. 硝酸甘油
    C. 硝普钠　　　 D. 维拉帕米
    E. 普萘诺尔

35. 伴有心力衰竭的高血压可选用（　　）
    A. 普萘诺尔　　 B. 利血平
    C. 氢氯噻嗪　　 D. 哌唑嗪
    E. 卡托普利

36. 可以影响脂质或葡萄糖代谢的抗高血压药物是（　　）
    A. 哌唑嗪　　　 B. 卡托普利
    C. 普萘诺尔　　 D. 硝苯地平
    E. 氢氯噻嗪

37. 合理应用抗高血压药物的原则包括（　　）
    A. 根据病情特点选药
    B. 可以联合用药
    C. 避免降压过快
    D. 个体化给药
    E. 根据高血压程度选药

38. 老年高血压患者可考虑选药（　　）
    A. 氢氯噻嗪　　 B. 哌唑嗪
    C. 卡托普利　　 D. 普萘诺尔
    E. 甲基多巴

39. 可直接作用于血管平滑肌的药物是（　　）

A. 硝普钠　　　B. 硝苯地平

C. 肼屈嗪　　　D. 哌唑嗪

E. 可乐定

40. 普萘诺尔的降压机制可能是（　　）

A. 中枢性降压

B. 减少肾素释放

C. 抑制交感神经末梢释放递质

D. 直接舒张血管

E. 降低血容量

## 二、判断题

1. 治疗高血压危象时首选硝普钠。

2. 伴有哮喘的高血压患者不宜选用氢氯噻嗪。

3. 抗高血压的使用时间一般是血压下降稳定一周即可停药。

4. 硝苯地平可以用于治疗高血压。

5. 卡托普利用药期间可能会出现咳嗽。

6. 静脉注射大量可乐定可以引起血压短暂升高。

7. 长期应用氢氯噻嗪可以引起低血压。

8. 支气管哮喘患者不宜选普萘诺尔。

9. 哌唑嗪通过直接扩张血管发挥降压作用。

10. 选择性阻断 $\beta_1$ 受体的抗高血压药物有普萘诺尔。

11. 伴有缺血性心脏病的高血压患者应慎用硝苯地平。

12. 氯沙坦使用于不同年龄的高血压患者。

13. 氯沙坦不良反应发生率明显高于卡托普利。

14. 氯沙坦和缬沙坦都属于 Ang II 受体阻断药。

15. 普萘诺尔降压时不引起直立性低血压，但长期使用会产生耐受性。

16. 阿替洛尔降压机制与普萘洛尔相同，降压持续时间长。

17. 轻度高血压患者血压升高，虽然不稳定也应该立即用药。

18. 高血压患者使用的药物宜从小剂量开始，逐步增量，达到满意效果后改维持巩固疗效。

19. 高血压的药物治疗需要根据患者年龄、性别、种族、病情程度等因素考虑选药。

20. 高血压合并心力衰竭，宜选用哌唑嗪和普萘洛尔。

21. 高血压合并心动过速，可以选用 $\beta$ 受体阻断药。

22. 高血压合并糖尿病，宜选用 ACE 抑制剂，不宜选氢氯噻嗪。

23. 老年高血压应避免使用能引起直立性低血压的药物。

24. 老年人不宜选择可乐定，否则可能导致认知障碍。

25. 吲达帕胺属于非噻嗪类利尿药，可用于轻、中度高血压。

26. 氢氯噻嗪长期使用可导致血糖升高。

27. 卡托普利为目前抗高血压药物治疗的一线药物之一，对原发性高血压和肾性高血压有明确疗效。

28. 卡托普利不适用于合并糖尿病及胰岛素抵抗的高血压患者。

29. 长期使用卡托普利可能出现味觉异常和刺激性干咳。

30. 硝苯地平对各型高血压均有降压作用，用于轻、中、重高血压。

31. 氨氯地平与硝苯地平作用相似，但是氨氯地平的降压作用起效快。

32. 哌唑嗪的不良反应常表现为严重直立性低血压、眩晕、晕厥。

## 三、填空题

1. 主要通过松弛小动脉平滑肌的降压药是_____；对小动脉和小静脉都能松弛的降压药物是_____。

2. 伴有心绞痛的高血压患者宜选用_____或_____。

3. 目前临床常用的一线抗高血压药物的类别有_____、_____、_____和_____。

4. 高血压合并心力衰竭或支气管哮喘者，宜用_____或_____。

5. 常用的利尿降压药有_____、_____、_____。

6. 属于抑制 ACE 的主要药物有_____、

_____、_____。

7．普萘诺尔阻断_____，哌唑嗪阻断_____发挥药理作用。

8．噻嗪类降压药物的特点表现为_____，长期应用_____。

9．噻嗪类药物降压的机制可能因长期排钠而降低血管平滑肌细胞内_____离子浓度，通过_____交换机制，使胞内_____浓度降低。

10．长期使用噻嗪类药物，可导致 $K^+$ 排出_____，血糖_____，血脂_____。

11．ACE 抑制剂不仅能降压，还能_____心肌重构，降低心肌_____，改善心功能。

12．$AT_1$ 受体阻断药降压作用_____，不良反应_____，耐受性_____。

13．卡托普利能_____收缩压，_____舒张压，_____胰岛素抵抗。

14．卡托普利应在_____服用，因_____。

15．卡托普利禁用于_____和_____。

16．依那普利降压作用_____、_____，所以，每日给药_____次，长期使用，可改善_____，逆转_____。

17．$AT_1$ 受体阻断药没有 ACE 抑制剂的_____、_____等不良反应。

18．阿里克仑能_____血浆肾素活性，_____耐受性。

19．硝苯地平降压作用_____，对正常血压者_____，降压时患者心率_____。

20．受体阻断剂长期应用能降低_____并发症和_____的发生率和死亡率。

## 四、名词解释

1．antihypertension

2．the first dose effects

## 五、问答题

1．试述抗高血压药物合理应用的基本原则。

2．一线抗高血压药物按作用机制可分为哪几类？

3．试述哌唑嗪的作用机制和临床用途。

4．噻嗪类的降压机制是什么？

5．简述普萘洛尔的降压机制。

6．简述新型抗高血压药物的类别。

## 六、案例题

患者，男，60 岁，原发性高血压 10 年，自述常气促，步行长距离时明显，偶有头痛，自服乙酰氨基酚后缓解。拒绝低盐饮食。用药史：氨苯蝶啶 37.5mg，口服，每天 1 次；氢氯噻嗪 25mg，口服，每天 1 次。体检：BP 168/92mmHg，HR76/min，RR16/min，T37℃，体重 95kg，身高 175cm，心率正常，律齐，心音正常，无杂音。心电图显示正常窦性心律，超声心动图显示轻度左心室肥厚，射血分数 45%。诊断：原发性高血压，未控制。

问题：1．分析该患者高血压未能得到控制可能的原因？

2．哪些药物可以控制该患者的高血压？（列出药物类别及代表药名称）

（龙　榕）

# 第二十三章

## 抗心绞痛药

### 大纲要求

**1. 掌握** ①抗心绞痛药的分类及代表药。②三类抗心绞痛药物（硝酸酯类、β 受体阻断药、钙拮抗药）共同的抗心绞痛作用机制。③硝酸甘油与普萘洛尔合用的原理及注意事项。

**2. 熟悉** ①硝酸酯类、β 受体阻断药、钙拮抗药抗心绞痛作用机制、应用及不良反应。②硝酸甘油的体内过程特点。③心绞痛的病理生理机制和影响心肌供氧及耗氧的主要因素。

**3. 了解** ①硝酸酯类药物的药理作用及松弛血管平滑肌的作用原理。②硝酸异山梨醇酯和单硝酸异山梨酯的作用特点及应用。

### 学习要点

## 一、概述

**1. 心绞痛的病理生理机制** 心肌氧的供需失衡、血小板聚集和血栓形成。

**2. 影响心肌供氧及耗氧的主要因素** 心肌的基本代谢、心室壁肌张力、射血时间、心率、心肌收缩力。

**3. 心绞痛的分类** 稳定型心绞痛、不稳定型心绞痛、变异型心绞痛。

## 二、抗心绞痛药物的分类

硝酸酯类、β 肾上腺素受体阻断药、钙拮抗药。

## 三、硝酸酯类——硝酸甘油

**1. 抗心绞痛作用及作用机制** 使容量血管扩张，降低心脏前负荷，降低心室舒张末期压力及容量；明显舒张较大的心外膜血管及狭窄的冠状血管以及侧支血管；改善冠状动脉侧支循环，增加缺血区血流量；增加心内膜下层的血液供应。

**2. 临床应用** 各种类型心绞痛，急性心肌梗死，急性呼吸衰竭及肺动脉高压的患者。

**3. 体内过程** 硝酸甘油、硝酸异山梨酯口服首过消除效应强，生物利用度低，故不宜口服。舌下含服吸收较好，数分钟内可达到有效的血药浓度（硝酸甘油含化 1～2 分钟起效；气雾吸入 30 秒起效），作用持续时间<1 小时，作用几乎与静脉注射相似。药物吸收后主要经肝脏谷胱甘肽—有机硝酸酯还原酶代谢，大部分为水溶性高的二硝酸代谢产物，仍有扩血管作用，但作用只有原药的 1/10；少量为一硝酸代谢产物及亚硝酸盐，最后与葡糖醛酸结合由肾脏排出。

**4. 不良反应** 血管反应，高铁血红蛋白症，耐受性。

## 四、β肾上腺素受体阻断药

**1. 抗心绞痛作用及作用机制** 阻断心脏 $\beta_1$ 受体，减慢心率，减弱心肌收缩力，减少心肌耗氧；减慢心率，延长舒张期，增加心内膜缺血区供血；促进氧自血红蛋白的解离，增加心肌供氧。

**2. 临床应用** 对伴有心律失常及高血压的稳定型心绞痛尤为适用，而变异型心绞痛不宜应用。常与硝酸酯类联合应用，可互相取长补短。

**3. 不良反应及应用注意事项** 注意不宜用于冠状动脉痉挛引起的变异型心绞痛；宜从小剂量开始；久用停药应逐渐减量，防止反跳；常与硝酸甘油合用，可取长补短；对伴哮喘或慢性支气管炎患者，宜用选择性 $\beta_1$ 受体阻断药（如阿替洛尔、美托洛尔）。

硝酸酯类和 β 肾上腺素受体阻断药联合应用的优、缺点，理论依据和应用注意事项。

## 五、钙拮抗药：硝地平、维拉帕米、地尔硫䓬

**1. 抗心绞痛药理作用及作用机制** 药理作用：钙拮抗药通过抑制 $Ca^{2+}$ 内流而舒张冠状动脉，增加冠状动脉流量而增加心肌供氧；扩张外周血管减轻心脏负荷，并能抑制心肌收缩性，减慢心率而降低心肌耗氧。此外，钙拮抗药还可防止缺血心肌细胞钙离子超负荷，避免心肌坏死。

**2. 临床应用** 变异型心绞痛（首选）、稳定型心绞痛、不稳定型心绞痛。亦适用于心肌缺血伴支气管哮喘、伴外周血管痉挛性疾病者。

钙拮抗药与 β 肾上腺素受体阻断药相比的优点，β 肾上腺素受体阻断药和钙拮抗药联合应用的优点和适应证（自主学习）。

## 复习思考题

### 一、选择题

#### （一）单项选择题

1. 下列关于硝酸甘油的论述，错误的是（    ）

 A. 降低左心室舒张末期压力

 B. 舒张冠状血管侧支血管

 C. 扩张容量血管

 D. 改善心内膜供血作用较差

 E. 能降低心肌耗氧量

2. 下列哪一项不是硝酸甘油的不良反应（    ）

 A. 晕厥　　　 B. 搏动性头痛

 C. 水肿　　　　　 D. 头颈皮肤潮红

 E. 直立性低血压

3. 关于普萘洛尔的哪项叙述是错误的（    ）

 A. 对稳定型、变异型、不稳定型心绞痛都有良好疗效

 B. 可影响脂肪和糖类代谢

 C. 生物利用度个体差异大，宜从小剂量开始，以后逐渐增量

 D. 阻断心脏 β 受体而使心率减慢，心肌收缩力降低，心肌耗氧量降低

 E. 与硝酸酯类药物合用可增强疗效，互补不良反应

4. 关于硝酸甘油和普萘洛尔合用治疗心绞痛的理论依据，下列哪项叙述是错误的（    ）

 A. 可减少不良反应

B. 防止反射性心率加快

C. 降低心肌耗氧量有协同作用

D. 避免心室容积增加

E. 避免普萘洛尔引起的降压作用

5. 硝酸甘油用于防治心绞痛时，下列哪种给药途径不能应用（　　　）

　　A. 口服　　　　　B. 软膏涂于皮肤上

　　C. 雾化吸入　　　D. 直肠

　　E. 舌下含化

6. 普萘洛尔用于下列哪种疾病（　　　）

　　A. 甲状腺功能亢进

　　B. 阵发性室上性心动过速

　　C. 原发性高血压

　　D. 稳定型心绞痛

　　E. 变异型心绞痛

7. 硝酸甘油对哪类血管扩张作用最弱（　　　）

　　A. 小动脉　　　　B. 冠状动脉

　　C. 小静脉　　　　D. 毛细血管括约肌

　　E. 毛细血管后静脉

8. 临床最常用的硝酸酯类药物是（　　　）

　　A. 硝酸异山梨酯

　　B. 硝酸甘油

　　C. 单硝酸异山梨酯

　　D. 戊四硝酸

　　E. 亚硝酸异戊酯

9. 硝酸酯类舒张血管的机制是（　　　）

　　A. 直接松弛血管平滑肌

　　B. 阻断 α 受体

　　C. 在平滑肌细胞及血管内皮细胞中产生 NO

　　D. 阻滞 $Ca^{2+}$ 通道

　　E. 阻断血管平滑肌 $\beta_2$ 受体

10. 关于硝酸甘油的叙述哪项是不正确的（　　　）

　　A. 扩张动脉血管，降低心脏后负荷

　　B. 扩张静脉血管，降低心脏前负荷

　　C. 加快心率，增加心肌收缩力

　　D. 降低室壁张力及耗氧量

　　E. 减慢心率，减弱心肌收缩力

11. 变异型心绞痛患者不宜应用（　　　）

　　A. 硝酸甘油　　　B. 普萘洛尔

　　C. 维拉帕米　　　D. 硝苯地平

　　E. 硝酸异山梨酯

12. 硝酸甘油与普萘洛尔合用治疗心绞痛的共同药理基础是（　　　）

　　A. 减慢心率

　　B. 抑制心肌收缩力

　　C. 降低心肌耗氧量

　　D. 缩小心室容积

　　E. 缩短射血时间

13. 普萘洛尔治疗心绞痛的缺点是（　　　）

　　A. 抑制心肌收缩性，增大心室容积

　　B. 降低心肌耗氧量

　　C. 改善缺血区血流供应

　　D. 增加冠状动脉的灌流时间

　　E. 促进氧自血红蛋白的解离

14. 对伴有心律失常的心绞痛患者最好选用（　　　）

　　A. 硝酸甘油　　　B. 普萘洛尔

　　C. 硝酸异山梨酯　D. 单硝酸异山梨酯

　　E. 硝苯地平

15. 对冠状血管无直接扩张作用的抗心绞痛药是（　　　）

　　A. 硝苯地平　　　B. 维拉帕米

　　C. 普萘洛尔　　　D. 硝酸甘油

　　E. 硝酸异山梨酯

16. 钙拮抗药治疗心绞痛下列叙述哪项是不正确的（　　　）

　　A. 减慢心率

　　B. 减弱心肌收缩力

　　C. 改善缺血区的供血

　　D. 增加室壁张力

　　E. 扩张小动脉而降低后负荷

17. 关于硝酸酯类的叙述中错误的是（　　　）

　　A. 通过释放 NO 来发挥扩血管效应

　　B. 硝酸异山梨酯的代谢物仍然具有活性

　　C. 剂量不当可由于血压下降过度而引起

反射性交感神经兴奋

　　D．舌下含化可避免口服后的首过消除

　　E．连续用药不产生耐受性

18．硝酸甘油对于下列哪类血管的扩张作用最弱（　　）

　　A．小动脉

　　B．小静脉

　　C．冠状动脉的侧支血管

　　D．冠状动脉的输送血管

　　E．冠状动脉的小阻力血管

19．阵发性室上性心动过速并发变异型心绞痛，宜采用下述哪种药物治疗（　　）

　　A．维拉帕米　　　B．奎尼丁

　　C．普鲁卡因胺　　D．利多卡因

　　E．普萘洛尔

20．硝酸甘油没有下列哪一种作用（　　）

　　A．扩张容量血管　B．减少回心血量

　　C．增加心率　　　D．增加心室壁张力

　　E．降低心肌耗氧量

21．对心脏有抑制作用而无 β 受体阻断作用的抗心绞痛药是（　　）

　　A．硝酸甘油　　　B．普萘洛尔

　　C．维拉帕米　　　D．利多卡因

　　E．硝酸异山梨酯

22．患者，女，55 岁，由于过度兴奋而突发心绞痛，请问服用下列哪种药物效果最好（　　）

　　A．口服盐酸普鲁卡因胺

　　B．舌下含服硝酸甘油

　　C．注射盐酸利多卡因

　　D．口服硫酸奎尼丁

　　E．注射苯妥英钠

23．普萘洛尔没有下列哪一项作用（　　）

　　A．降低心肌耗氧量

　　B．减慢心率

　　C．减弱心肌收缩力

　　D．降低室壁张力

　　E．改善缺血区的供血

24．关于硝酸酯类药物作用的叙述，错误的是（　　）

　　A．扩张容量血管降低心肌前负荷

　　B．改善缺血区的供血

　　C．重新分配冠状动脉血流量

　　D．增加心率

　　E．增加室壁张力

25．普萘洛尔不具有下列哪项作用（　　）

　　A．降低心肌耗氧量

　　B．降低室壁张力

　　C．改善缺血区的供血

　　D．减慢心率

　　E．减弱心肌收缩力

（二）多项选择题

26．Nitroglycerin 抗心绞痛作用的机制是（　　）

　　A．扩张容量血管，降低前负荷

　　B．扩张管状血管及侧支血管，增加缺血区血流量

　　C．减弱心肌收缩力，降低心脏后负荷

　　D．扩张动脉血管，降低心脏后负荷

　　E．降低左心室舒张末期压，减轻心内膜下血管所受的挤压，增加心内膜的供血

27．Nifedipine 的临床适应证有（　　）

　　A．稳定型心绞痛　B．高血压

　　C．变异型心绞痛　D．胆绞痛

　　E．脑血管病

28．伴有心力衰竭的心绞痛患者不宜选用（　　）

　　A．硝酸甘油　　　B．普萘洛尔

　　C．维拉帕米　　　D．地尔硫䓬

　　E．硝酸异山梨酯

29．硝酸甘油与普萘洛尔合用于心绞痛因为（　　）

　　A．协同降低心肌耗氧量

　　B．两药均可扩张冠状动脉

　　C．普萘洛尔可取消硝酸甘油引起的心率加快

D. 硝酸甘油可缩小普萘洛尔引起的心室容积扩大

E. 普萘洛尔收缩外周血管作用可被硝酸甘油取消

30. 普萘洛尔抗心绞痛的作用机制为（　　　）

A. 扩张外周血管，降低心脏负荷

B. 减慢心率，减少心肌耗氧量

C. 减弱心肌收缩力，降低耗氧量

D. 促进氧自血红蛋白的解离增加心肌的供氧

E. 延长舒张期，促进血流从心外膜流向易缺血区的心内膜

31. 钙拮抗药抗心绞痛的作用机制为（　　　）

A. 减慢心率

B. 松弛血管平滑肌

C. 降低心肌收缩性

D. 增加冠状动脉流量

E. 增加室壁张力

32. 硝酸甘油可治疗（　　　）

A. 变异型心绞痛

B. 不稳定型心绞痛

C. 稳定型心绞痛

D. 顽固性心力衰竭

E. 急性心肌梗死

33. 下列哪组药物应用是合理的（　　　）

A. 硝酸甘油与普萘洛尔治疗稳定型心绞痛

B. 硝苯地平与普萘洛尔治疗不稳定型心绞痛

C. 维拉帕米与地尔硫䓬治疗变异型心绞痛

D. 普萘洛尔与美托洛尔治疗不稳定型心绞痛

E. 硝酸甘油与硝苯地平合用治疗不稳定型心绞痛

## 二、判断题

1. 硝酸甘油降低左心室舒张末期压，舒张心外膜血管及侧支血管，使血液易从心外膜区域向心内膜下缺血区流动，从而增加缺血区的血流量。

2. 变异型心绞痛首选 β 受体阻滞药。

3. 钙拮抗药可防止缺血心肌细胞钙离子超负荷，避免心肌坏死。

4. 长期应用 β 受体阻滞药可使受体上调，如突然停药，可引起原病情加重，长期用药者应逐渐减量后停药。

5. 伴有心力衰竭的心绞痛患者可选用硝酸甘油药物抗心绞痛。

6. 口服硝酸甘油易被胃肠道破坏，宜舌下含服。

7. 连续应用硝酸甘油可出现耐受性，宜采用间歇给药法，开始用药时应采用最小有效剂量。

8. 硝酸甘油对不稳定型、稳定型及变异型心绞痛都有效。

9. 硝酸甘油口服给药易吸收，故可采取口服给药方式来治疗心绞痛。

10. 硝酸甘油抗心绞痛的主要机制是扩张动脉和静脉，降低心肌耗氧量；扩张冠状动脉和侧支血管，改善局部缺血。

11. 钙通道阻滞药不能逆转高血压所致的心室肥厚。

12. 硝苯地平对稳定型心绞痛治疗受限的原因是能增加心肌的耗氧量。

13. 普萘洛尔对脂代谢有影响，因此不用于有高血脂的患者。

14. 硝酸异山梨酯与硝酸甘油作用相比较弱，属于长效硝酸酯类，舌下含服，起效稍慢于硝酸甘油，但作用持续时间持久。

15. 稳定型心绞痛的首选治疗药是硝酸甘油。

16. 普萘洛尔、硝酸甘油、硝苯地平治疗心绞痛的共同作用是降低心肌氧耗量。

## 三、填空题

1. 硝酸酯类抗心绞痛药有_____、_____、_____。

2. 可与普萘洛尔联合应用的抗心绞痛药是_____和_____。

3. 硝酸甘油舒张血管的机制是在平滑肌细胞和血管内皮细胞产生_____，在血管平滑肌细胞中激活_____，增加细胞内_____含量，降低胞质中_____浓度而松弛平滑肌。

4. 硝苯地平不宜用于_____心绞痛，普萘洛尔不宜用于_____心绞痛。

5. 硝酸甘油连续应用产生耐受性的原因与_____耗竭有关，可防止硝酸甘油产生耐受性的药物有_____、_____。

6. 抗心绞痛药物一般可通过_____、_____、_____三个环节发挥疗效。

7. 决定心肌耗氧量的主要因素有_____、_____、_____。

8. 心绞痛可以分为_____、_____、_____三种类型。

9. 硝酸甘油的给药途径包括_____、_____、_____、_____。

10. 普萘洛尔不能用于_____型心绞痛，伴有高血压的心绞痛患者可选用_____抗心绞痛。

## 四、简答题

1. 简述硝酸酯类与普萘洛尔联合应用的抗心绞痛作用基础。

2. 简述普萘洛尔抗心绞痛的机制及不利因素。

3. 简述钙拮抗药抗心绞痛的作用机制及常用药物。

4. 简述硝酸甘油的药理作用及对血流动力学的影响。

## 五、案例题

患者，女，68 岁，工人。

主诉：胸痛反复发作 2 年，1 小时前复发。

现病史：患者有高血压史 14 年。2 年前开始，做剧烈活动后感心前区疼痛。发病初期，停止活动休息后胸痛可自然缓解。但发病 1 年后，需舌下含服硝酸甘油或速效救心丸等药物胸痛才能缓解。今晨大便时，突发心前区剧烈疼痛伴胸闷、憋气，胸痛向左肩背部及左上肢放射，舌下含服速效救心丸无明显缓解。

体格检查：脸色苍白，面容痛苦。皮肤潮湿、呼吸急促。心率 96 次/分，血压 160/100mmHg，ECG 提示 ST 段抬高。

诊断：①高血压；②冠状动脉粥样硬化性心脏病；③心绞痛。

医嘱为：普萘洛尔片 10mg×9 片，用法：10mg tidpo；硝酸异山梨酯片 5mg×9，用法：5mg tidpo。

问题：1. 为什么舌下含服硝酸甘油可以缓解症状？

2. 入院后，此联合用药是否合理，为什么？

（罗海芸）

# 第二十四章

## 抗动脉粥样硬化药

### 大纲要求

**1. 掌握** ①调血脂药与抗动脉粥样硬化药的分类及代表药。②他汀类药物的药理作用、作用机制、临床应用和不良反应。

**2. 熟悉** ①贝特类药物的抗动脉粥样硬化作用特点。②普罗布考的药理作用、作用机制、临床应用和不良反应。

**3. 了解** ①胆汁酸螯合剂、烟酸类、多烯脂肪酸类、黏多糖和多糖类的药理作用特点。②血脂、脂蛋白的分类及高脂蛋白血症的分型。

### 学习要点

## 一、调血脂药

### (一) HMG-CoA 还原酶抑制剂 (他汀类)

**1. 药理作用**

(1) 调血脂作用:抑制 HMG-CoA 还原酶,使肝内胆固醇合成减少;对 LDL-C 的降低作用最强,TC 次之,TG 很弱。

(2) 非调血脂作用:抑制新生血管内膜炎症、抗血小板聚集和抗血栓作用及改善血管内皮功能等。

**2. 临床应用** 对原发性高胆固醇血症、杂合子家族性高胆固醇血症、Ⅲ型高脂蛋白血症及糖尿病性、肾性高脂血症均有效,甚至为首选。

**3. 不良反应** 轻微,可使肝功能异常;横纹肌溶解症是罕见而严重的不良反应。

### (二) 胆汁酸螯合剂 (考来烯胺)

**1. 药理作用** 口服不吸收,在肠道中与胆汁酸络合,阻断胆汁酸重吸收,促使肝脏胆固醇向胆汁酸转化;促使 LDL 向肝转移而降低血浆 LDL 和 TC;抑制胆固醇吸收。

**2. 临床应用** 用于Ⅱa 及Ⅱb 型高脂血症,对纯合子家族性高脂血症无效。

**3. 不良反应** 恶心、腹胀、便秘。

### (三) 烟酸类 (广谱调血脂药)

**1. 药理作用** 使 VLDL、LDL、TG 下降,可能与抑制脂肪组织中脂肪分解有关;可抑制血小板聚集,扩张血管,升高 HDL。

**2. 临床应用** 对Ⅱ、Ⅲ、Ⅳ、Ⅴ型高脂血症均有效,也可用于心肌梗死。

**3．不良反应**　皮肤潮红、瘙痒为突出不良反应。

**（四）苯氧酸类（贝特类）**

**1．药理作用**　口服后明显降低血浆 TG、VLDL、LDL，升高 HDL，增加脂蛋白脂酶活性，以及抗血小板聚集、抗凝血及抗炎等非调血脂作用。

**2．临床应用**　主要用于原发性高 TG 血症，对Ⅲ型高脂蛋白血症和混合型高脂蛋白血症也有较好的疗效，也可用于 2 型糖尿病伴高脂血症的患者。

## 二、抗氧化剂（普罗布考）

**1．药理作用**

（1）调血脂作用：降低血浆 TC、LDL-C、HDL-C。

（2）抗氧化作用：阻止 ox-LDL 形成。

（3）对动脉粥样硬化病变的影响：降低冠心病发病率。

**2．临床应用**　用于各种类型的高胆固醇血症。

**3．不良反应**　较少，以胃肠道反应为主，偶见肝功能异常、高尿酸血症、高血糖等，严重者引起 Q-T 间期延长。

## 三、多烯脂肪酸类

**1．*n*-3 型多烯脂肪酸**　二十碳五烯酸（EPA）、二十二碳六烯酸（DHA）。

**2．*n*-6 型多烯脂肪酸**　主要来源于植物油，包括亚油酸（LA）和 γ -亚麻酸（γ-LNA）。

**3．药理作用**　降低血浆 TG、VLDL、TC、LDL，而 HDL 有所上升；抑制血小板聚集、降低血液黏度，增加红细胞变形能力。

**4．临床应用**　主要用于高 TG 血症。

## 四、黏多糖和多糖类

典型代表药物是肝素，可通过调血脂、抗血栓、保护血管内皮、抑制平滑肌细胞增生等多方面机制发挥抗动脉粥样硬化作用。

## 复习思考题

### 一、选择题

**（一）单项选择题**

1．治疗原发性高胆固醇血症的首选药是（　　）

A．洛伐他汀　　B．烟酸

C．普罗布考　　D．考来烯胺

E．氯贝丁酯

2．洛伐他汀的作用机制是（　　）

A．抑制 HMG-CoA 还原酶活性

B．增加脂蛋白酶活性

C．抑制胆固醇吸收

D．减少肝脏中 VLDL 的合成

E．使肝细胞表面 LDL 受体表达减少或活性减弱

3．关于 HMG-CoA 还原酶抑制剂叙述错误的是（　　）

A．降低 LDL-C 的作用最强

B. 具有抗氧化作用

C. 具有良好的调血脂作用

D. 改善血管内皮功能

E. 促进血小板聚集

4. 影响胆固醇吸收的药物是（　　）

　　A. 洛伐他汀　　　B. 苯扎贝特

　　C. 普罗布考　　　D. 考来烯胺

　　E. 烟酸

5. 下列哪种药物可引起横纹肌溶解症（　　）

　　A. 考来烯胺　　　B. 辛伐他汀

　　C. 普罗布考　　　D. 氯贝丁酯

　　E. 非诺贝特

6. 可以明显降低血浆三酰甘油及极低密度脂蛋白的药物是（　　）

　　A. 辛伐他汀　　　B. 非诺贝特

　　C. 抗氧化剂　　　D. 考来烯胺

　　E. 多烯脂肪酸

7. 对高脂血症患者可以防治急性心肌梗死的药物是（　　）

　　A. 洛伐他汀　　　B. 普罗布考

　　C. 烟酸　　　　　D. 考来烯胺

　　E. 非诺贝特

8. 可以增加脂蛋白酶活性的药物是（　　）

　　A. 辛伐他汀　　　B. 烟酸

　　C. 多烯脂肪酸　　D. 非诺贝特

　　E. 考来烯胺

9. 抗氧化作用兼有抗动脉粥样硬化的药物是（　　）

　　A. 考来烯胺　　　B. 辛伐他汀

　　C. 普罗布考　　　D. 低分子肝素

　　E. 非诺贝特

10. 属于 n-3 型多烯脂肪酸的药物是（　　）

　　A. 亚油酸　　　　B. γ-亚麻酸

　　C. 二十碳五烯酸　D. 硫酸皮肤素

　　E. 月见草油

（二）多项选择题

11. 调血脂药包括（　　）

　　A. 普罗布考　　　B. 辛伐他汀

　　C. 烟酸　　　　　D. 非诺贝特

　　E. 考来烯胺

12. 他汀类药物可以降低的血脂包括（　　）

　　A. TG　　　　　　B. LDL

　　C. TC　　　　　　D. HDL

　　E. VLDL

13. 下列哪些属于他汀类药物的适应证（　　）

　　A. 原发性高胆固醇血症

　　B. 杂合子家族性高胆固醇血症

　　C. III型高脂蛋白血症

　　D. 糖尿病性、肾性高脂血症

　　E. 高三酰甘油血症

14. 考来烯胺的降血脂作用包括（　　）

　　A. 与胆汁酸络合而中断胆汁酸的肝肠循环

　　B. 增加胆固醇向胆汁酸转化

　　C. 抑制胆固醇的吸收

　　D. 减少胞内 cAMP 含量

　　E. 降低血浆 LDL 和 TC

15. 贝特类药物的调血脂作用包括（　　）

　　A. 增加脂蛋白酶活性

　　B. 降低血中 LDL 和胆固醇含量

　　C. 升高血中 HDL

　　D. 抗血小板聚集

　　E. 降低纤维蛋白原浓度，增加抗凝作用

## 二、判断题

1. 考来烯胺可用于治疗纯合子家族性高脂血症。

2. 他汀类药物的非调血脂作用有助于抗动脉粥样硬化。

3. 抗氧化剂普罗布考可以增加 HDL 含量。

4. 贝特类药物与他汀类合用可减少肌病的发生。

5. 烟酸与他汀类或贝特类合用，可提高疗效。

## 三、填空题

HMG-CoA 还原酶抑制药的多效性作用（非调血脂作用）包括：_____、_____、_____及_____等，利于防止动脉粥样硬化形成和发展。

## 四、名词解释

Lipid regulators

## 五、问答题

1. 简述抗动脉粥样硬化药的分类及主要的代表药有哪些？

2. 他汀类药物的抗动脉粥样硬化作用机制是什么？

## 六、案例题

患者，男性，62 岁。常规体检时发现血脂异常。既往高血压病史十多年，最高达 165/105mmHg，服用氯沙坦控制在正常范围内，有吸烟史（40 年），无其他疾病，无早发冠心病家族史。体查：BP135/85 mmHg，心肺无异常。实验室检查：TC：260mg/dl，LDL：203mg/dl，HDL：48mg/dl，TG：101mg/dl。血糖、肝肾功能正常。诊断：高脂血症，高血压 2 级。

问题：1. 对该患者而言，除了改善生活方式外，应首选何种调血脂药进行治疗？

2. 为了达到更好的治疗效果，可以加用何种调血脂药，为什么？

（和丽芬）

第二十五章

# 作用于血液系统的药物

■ 大纲要求

**1. 掌握** ①凝血及纤溶相关药物的分类及主要代表药物的作用机制及临床应用。②抗凝血药肝素和香豆素类的区别。

**2. 熟悉** ①抗贫血药铁剂、叶酸及维生素 $B_{12}$ 的作用机制及临床应用。②血容量扩充剂右旋糖酐的药理作用及临床应用。

**3. 了解** ①造血细胞生长因子红细胞生成素、粒细胞集落刺激因子、粒细胞/巨噬细胞集落刺激因子的临床应用。②凝血与纤维蛋白溶解的过程。

■ 学习要点

## 一、凝血及纤溶相关的药物

凝血及纤溶相关代表药物的药理作用及临床应用见表 25-1。

**表 25-1　凝血及纤溶相关代表药物的药理作用及临床应用**

| 类别 | 代表药物 | 药理作用 | 临床应用 |
|---|---|---|---|
| 抗凝血药 | 静脉注射：肝素 | 加强抗凝血酶III（ATIII）的抗凝活性，加速凝血因子IX、X、XI、XII的灭活 | ①血栓栓塞性疾病；②缺血性心脏病；③弥散性血管内凝血（DIC）早期；④体外抗凝 |
| | 口服：香豆素类 | 拮抗维生素 K，抑制凝血因子的合成 | 血栓栓塞性疾病 |
| 抗血小板药 | 阿司匹林、双嘧达莫 | 不可逆地抑制血小板的环氧化酶，减少血栓素（$TXA_2$）的生成；也可以部分拮抗纤维蛋白原溶解导致血小板的激活 | 血栓栓塞性疾病 |
| 纤维蛋白溶解药 | 链激酶 | 与纤溶酶原结合形成 SK-纤溶酶原复合物，促使纤溶酶原转变成纤溶酶，溶解血栓 | 血栓栓塞性疾病 |
| 促凝血药 | 维生素 K | 作为羧化酶的辅酶，参与凝血因子II、VII、IX、X，抗凝血蛋白C及S的合成 | 维生素 K 缺乏所致出血 |

## 二、抗贫血药

常用抗贫血药的药理作用及临床应用见表 25-2。

表 25-2 常见抗贫血药的药理作用及临床应用

| 药物 | 药理作用 | 临床应用 |
| --- | --- | --- |
| 铁剂 | 补充铁 | 缺铁性贫血，首选硫酸亚铁口服制剂 |
| 叶酸 | 补充叶酸 | 巨幼细胞性贫血，与维生素 $B_{12}$ 合用，效果更好 |
| 维生素 $B_{12}$ | 维生素 $B_{12}$ | 恶性贫血及巨幼细胞性贫血 |

## 三、血容量扩充剂

**1. 代表药物** 中、低、小分子量右旋糖酐。

**2. 药理作用**

（1）扩充血容量，维持血压。

（2）低、小分子量右旋糖酐具有抗血栓形成和改善微循环作用。

（3）低、小分子量右旋糖酐还可产生强大的渗透性利尿作用。

**3. 临床应用**

（1）低血容量性休克。

（2）低、小分子量右旋糖酐可防治休克后期弥散性血管内凝血（DIC）。

（3）低、小分子量右旋糖酐也可用于防治血栓形成性疾病。

## 四、造血细胞生长因子

**1. 红细胞生成素** 临床主要用于慢性肾病引起的贫血。

**2. 粒细胞集落刺激因子（非格司亭）** 临床用于多种血液系统疾病所致的中性粒细胞减少。

**3. 粒细胞/巨噬细胞集落刺激因子（沙格司亭）** 临床主要用于骨髓移植、肿瘤放疗和化疗引起的粒细胞减少症及并发的感染；也用于某些骨髓造血不良、再生障碍性贫血或艾滋病有关粒细胞缺乏症。

# 复习思考题

## 一、选择题

### （一）单项选择题

1. 治疗弥散性血管内凝血（DIC）选用的药物是（ ）
   A. 维生素 K
   B. 肝素
   C. 叶酸
   D. 华法林
   E. 阿司匹林

2. 关于肝素的药理作用机制叙述正确的是（ ）
   A. 直接与凝血因子结合，水解活化凝血因子
   B. 抑制凝血因子的生物合成
   C. 直接与凝血酶结合，抑制其活性
   D. 增强抗凝血酶Ⅲ的抗凝活性
   E. 拮抗维生素 K

3. 拮抗肝素过量引起的自发性出血选用的药物是（ ）
   A. 维生素 K
   B. 垂体后叶素
   C. 鱼精蛋白
   D. 氨甲苯酸
   E. 维生素 C

4. 维生素 K 参与下列哪些凝血因子的合成（ ）

A. XⅡ、V、Ⅱ、Ⅶ因子

B. Ⅱ、Ⅷ、Ⅺ、Ⅳ因子

C. Ⅶ、Ⅺ、Ⅶ、Ⅸ因子

D. Ⅱ、Ⅶ、Ⅸ、Ⅹ因子

E. Ⅰ、Ⅴ、Ⅷ、Ⅺ因子

5. 口服可用于防治血栓栓塞性疾病如心梗、脑梗的药物是（　　　）

A. 肝素　　　　　B. 维生素 K

C. 维生素 $B_{12}$　　D. 阿司匹林

E. 香豆素类

6. 关于阿司匹林的抗血小板作用机制叙述正确的是（　　　）

A. 直接对抗血小板聚集

B. 抑制 $TXA_2$ 合成酶

C. 降低凝血酶活性

D. 抑制环氧酶，减少 $TXA_2$ 生成

E. 激活抗凝血酶

7. 华法林与苯妥英钠合用，前者作用（　　　）

A. 增强　　　　　B. 减弱

C. 持续时间延长　D. 起效快

E. 吸收增加

8. 治疗慢性失血性贫血的最佳药物是（　　　）

A. 叶酸　　　　　B. 维生素 $B_{12}$

C. 维生素 K　　　D. 亚叶酸钙

E. 硫酸亚铁

9. 低血容量性休克合并少尿应选用的药物是（　　　）

A. 低分子右旋糖酐

B. 中分子右旋糖苷

C. 氢氯噻嗪

D. 呋塞米

E. 红细胞生成素

10. 红细胞生成素的主要临床应用是（　　　）

A. 恶性贫血

B. 失血性贫血

C. 艾滋病药物引起的贫血

D. 慢性肾病引起的贫血

E. 再生障碍性贫血

（二）多项选择题

11. 肝素的适应证包括（　　　）

A. 血栓栓塞性疾病

B. 缺血性心脏病

C. 弥散性血管内凝血（DIC）早期

D. 体外抗凝

E. 动脉粥样硬化

12. 香豆素类的抗凝作用特点包括（　　　）

A. 口服易吸收

B. 体内、体外均有抗凝作用

C. 作用时间长

D. 起效慢

E. 增强维生素 K 的作用

13. 妨碍铁剂在肠道吸收的物质包括（　　　）

A. 胃酸　　　　　B. 维生素 C

C. 鞣酸　　　　　D. 磷酸盐

E. 抗酸药

14. 关于链激酶描述正确的是（　　　）

A. 激活纤溶酶原

B. 对病理性和生理性纤维蛋白均可溶解

C. 具有抗原性

D. 对形成已久并已机化的血栓也有效

E. 可治疗血栓栓塞性疾病

15. 维生素 $B_{12}$ 的适应证包括（　　　）

A. 恶性贫血

B. 失血性贫血

C. 神经萎缩

D. 化疗药物引起的贫血

E. 巨幼红细胞性贫血

二、判断题

1. 肝素只有在体内才能发挥抗凝作用。

2. 链激酶引起的严重出血可注射维生素 K 对抗。

3. 阿司匹林与双香豆素合用，可产生协同作用。

4. 叶酸可用于治疗甲氨蝶呤所致的巨幼红细胞性贫血。

5. 小细胞低色素性（缺铁性）贫血，口服制剂硫酸亚铁为首选药。

## 三、填空题

1. 防治静脉血栓和肺血栓一般采用先用_____，后用_____维持治疗的序贯疗法。

2. 在体内具有抗凝作用而体外无效的药物是_____，其抗凝原理为_____。其优点是_____，如过量发生出血，可用_____对抗。

3. 对于恶性贫血，大剂量叶酸可以纠正_____，但不能改善_____症状，故还可应用_____治疗。

## 四、问答题

1. 简述作用于血液系统药物的分类及主要的代表药物有哪些。

2. 简述肝素的抗凝血作用机制和临床用途。

## 五、案例题

患者，女性，28 岁。妊娠 37 周，因胎盘早剥，局部麻醉后取胎，手术后 10 小时，血压下降为 75/40mmHg，诊断为弥散性血管内凝血早期。

1. 对该患者应用下列哪种药物治疗（　　）

A. 双香豆素

B. 肝素

C. 维生素 K

D. 氨甲苯酸

E. 铁剂

2. 试述该药与华法林的区别。

（和丽芬）

# 第二十六章

## 作用于呼吸系统的药物

大纲要求

1. **掌握** 肾上腺素受体激动药的主要作用特点、临床应用、不良反应。茶碱类平喘药的主要作用特点、临床应用、不良反应。
2. **熟悉** 平喘药的分类。糖皮质激素类药物平喘的特点。
3. **了解** 主要镇咳药的作用特点，祛痰药的主要临床用途。

学习要点

## 一、平喘药

**1. 肾上腺素受体激动药** 即通过激动 β 受体，松弛支气管平滑肌。同时抑制肥大细胞及中性粒细胞炎性介质和过敏物质的释放，降低血管通透性，使支气管肿胀减轻。根据药物作用特点分为：

（1）非选择性 β 受体兴奋药：肾上腺素、麻黄碱、异丙肾上腺素。

（2）选择性 $β_2$ 受体兴奋药：沙丁胺醇（舒喘灵）、克伦特罗。

**2. 茶碱类** 茶碱类药物能松弛支气管平滑肌，对痉挛状态的平滑肌尤为明显，其作用机制为抑制磷酸二酯酶，提高平滑肌内 cAMP 的含量，抑制过敏介质的释放，阻断腺苷受体，拮抗腺苷或腺苷受体激动剂引起的哮喘。常用药物有氨茶碱、胆茶碱。

**3. 抗胆碱药** 通过选择性地阻断支气管平滑肌上 M 受体，松弛气管发挥平喘作用。常以吸入给药，作用快而持久。常用药物有异丙基阿托品、异丙托溴铵等。主要用于支气管哮喘及喘息型支气管炎。

**4. 抗过敏平喘药** 具有稳定炎症细胞的细胞膜，抑制过敏介质的释放，拮抗炎性介质作用，起效慢。

### 色甘酸钠

起效慢，对已发作哮喘无效。口服难吸收，吸入给药。适用于预防外因性支气管哮喘、过敏性鼻炎及食物过敏。

### 酮替芬

抗组胺和抗 5-HT 作用较强，疗效优于色甘酸钠。用于外因性哮喘，尤适用于儿童。

**5. 糖皮质激素** 具有强大的抗哮喘的作用，对顽固性哮喘或哮喘持续状态的危重患者应用糖皮质激素，可迅速控制症状，因副作用多，不宜长期用药，仅用于其他药物无效的哮喘持续状态和重症哮喘。

## 二丙酸倍氯米松

平喘作用强，用于反复发作的顽固性哮喘和哮喘持续状态。全身用药不良反应多而且重，因此以气雾吸入给药为佳。

## 二、镇咳药

根据作用环节不同，可分为中枢性及外周性镇咳药。

### （一）中枢性镇咳药

#### 可待因

直接抑制延脑咳嗽中枢，强度为吗啡的 1/4，镇咳作用强而迅速，镇咳剂量不抑制呼吸。适用于激烈无痰性干咳，对胸膜炎干咳尤为适宜，痰多者禁用。久用有耐受性和成瘾性。

#### 右美沙芬

镇咳作用与可待因相当或略强，无镇痛、成瘾、便秘，治疗量不抑制呼吸，适用于无痰干咳。副作用有头晕、嗜睡、恶心等。

#### 喷托维林（维静宁，咳必清）

抑制咳嗽中枢，强度为可待因的 1/3，但无依赖性，无呼吸抑制。并有阿托品样作用和局部麻醉作用，能松弛支气管平滑肌和呼吸道感受器。用于急性上呼吸道感染所致无痰干咳和百日咳。不良反应有轻度阿托品样反应，青光眼禁用。

### （二）外周性镇咳药

#### 苯佐那酯（退嗽露）

有较强的局麻作用，抑制肺牵张感受器，从而抑制咳嗽。适用于干咳或阵咳，强度弱于可待因。不良反应有轻度嗜睡、头痛、眩晕，偶见皮疹。

## 三、祛痰药

### （一）痰液稀释药

#### 氯化铵

局部刺激胃黏膜，反射性刺激呼吸道腺体分泌，使痰液变稀，容易咳出。作用较弱，常与其他药物配伍称为复方，应用于急、慢性呼吸道炎症，痰多不易咳出的患者。溃疡病及肝、肾功能不良者慎用。

### （二）黏痰溶解药

#### 乙酰半胱氨酸

直接分解痰中的黏蛋白，降低痰的黏性，易于咳出。雾化吸入或气管滴入，用于大量黏痰阻塞气管的危重病例或痰稠不易咳出者。可致呛咳、支气管痉挛等，宜与异丙肾上腺素合用，能降低抗生素活性，不与青霉素、头孢和四环素合用，也不与金属和橡皮接触。

#### 溴己胺

直接作用于支气管，促进气管分泌，能裂解痰液中多糖，用于黏痰不易咳出者。偶有恶心、胃部不适及氨酶升高等。溃疡及肝病患者慎用。

# 复习思考题

## 一、选择题

### （一）单项选择题

1. 急性哮喘发作应选择（　　）
   - A. 肾上腺素
   - B. 吗啡
   - C. 可待因
   - D. 异丙肾上腺素
   - E. 氯化铵

2. 氨茶碱的不良反应不包括（　　）
   - A. 心律失常
   - B. 恶心
   - C. 支气管哮喘
   - D. 中枢兴奋
   - E. 血压下降

3. 应控制使用的镇咳药有（　　）
   - A. 喷托维林
   - B. 可待因
   - C. 右美沙芬
   - D. 茶碱
   - E. 氯化铵

4. 预防哮喘发作可选择（　　）
   - A. 色甘酸钠
   - B. 可待因
   - C. 喷托维林
   - D. 茶碱
   - E. 氯化铵

### （二）多项选择题

5. 祛痰药有（　　）
   - A. 喷托维林
   - B. 氯化铵
   - C. 乙酰半胱氨酸
   - D. 茶碱
   - E. 溴己胺

6. 可溶解痰液的药物有（　　）
   - A. 溴己胺
   - B. 氯化铵
   - C. 乙酰半胱氨酸
   - D. 喷托维林
   - E. 麻黄碱

## 二、判断题

1. 氨茶碱主要用于各种哮喘。

2. 色甘酸钠预防哮喘主要是因为可直接对抗抗组胺等过敏介质。

## 三、填空题

1. β受体激动药通过激动β受体，松弛支气管平滑肌；抑制肥大细胞释放＿＿＿＿＿；降低毛细血管通透性，使＿＿＿＿＿水肿减轻。

2. 常用茶碱类药物有＿＿＿＿＿、＿＿＿＿＿。

## 四、名词解释

中枢性镇咳药

## 五、问答题

简述茶碱类药物治疗哮喘的作用机制。

## 六、案例题

患者，女性，68岁，退休银行职员。患者从40岁开始，每于受寒或劳累后即出现咳嗽、咳痰、喘息，夜间症状加重。近5年来症状加重，稍活动即出现咳嗽、咳痰、喘息，并感气急。一周前因气温骤降，患者受凉，再次出现咳嗽、咳痰、喘息，痰为黄色浓痰，黏稠，不易咳出，喘息明显，同时伴鼻塞、咽痛、胸闷、乏力、食欲不振。

既往无吸烟史。

家族中父亲、姐姐均有阻塞性肺疾病史。

体格检查：体温37.3℃，脉搏104次/分，呼吸28次/分，血压144/80mmHg。神志清楚，面色苍白，口唇发绀，咽部充血明显，胸部呈桶状，触诊语颤减弱，叩诊过清音，听诊呼吸音减弱，双肺中、下部可闻及湿啰音、哮鸣音，心浊音界缩小，心律齐，未闻及杂音。腹软，肝右肋下1cm，脾未触及，双下肢无水肿。

实验室资料：血常规 Hb176g/L，WBC10.4×$10^9$/L，中性 89%，胸片提示双肺纹理增粗，肺野透亮度增加，双肺中、下部可见斑点状密度增高阴影。肝、肾功能、心电图正常。肺功能检查提示残气容积占肺总量的49%，第一秒用力呼气量占肺活量比为58%。

诊断：①慢性支气管炎（喘息型）急性发作期。②阻塞性肺气肿（中度肺功能不全）。

问题：1. 平喘药有几类？作用机制如何？

2. 如何合理应用中枢性镇咳药和外周性镇咳药？

（秦渝兵）

# 第二十七章

# 作用于消化系统的药物

1. **熟悉** 抗消化性溃疡药的药理作用及临床应用。
2. **了解** 助消化药、止吐药、泻药、止泻药和利胆药的作用及临床应用。

**学习要点**

## 一、抗消化性溃疡药

**1. 抗酸药** 多数是弱碱性无机盐，口服后即中和过多胃酸，消除胃酸对黏膜的刺激，抑制胃蛋白酶活性。常用药物有碳酸氢钠、氢氧化铝、三硅酸镁、氧化镁。

**2. $H_2$ 受体阻断药** 阻断组胺受体，使胃酸分泌减少，临床上以西咪替丁、雷尼替丁、法莫替丁为代表性药物。可用于消化性溃疡，胃、食管反流性疾病，胃酸过多疾病的控制。

**3. 胃壁细胞 $H^+$ 泵抑制药** 此类药物为弱碱性药物，通过干扰胃壁细胞内质子泵 $H^+$/$K^+$-ATP 酶，抑制各种刺激引起的胃酸分泌，该抑制作用是不可逆的。抑酸作用强而持久，一次用药后 24 小时，大部分胃酸分泌仍受抑制。胃蛋白酶分泌液同时减少。并能预防无水乙醇等因子对胃黏膜的损伤，达到胃黏膜保护作用。此外，体内、外实验证明，$H^+$/$K^+$-ATP 酶抑制药物对幽门螺杆菌有抗菌作用。代表药物有奥美拉唑、兰索拉唑、泮托拉唑钠。主要用于胃、十二指肠溃疡，反流性食管炎和卓艾综合征，对 $H_2$ 受体阻断药物疗效不佳的患者也有效，与某些抗菌药物合用可治疗幽门螺杆菌感染。不良反应主要有头痛、头晕、口干、恶心、腹胀、失眠。偶有皮疹、外周神经炎、血清转氨酶或胆红素增高等。长期持续抑制胃酸分泌，可致胃内细菌滋长。

**4. 胃黏膜保护药**

（1）米索前列醇：增加胃黏液和 $HCO_3^-$ 的分泌，增加局部血供。主要用于胃、十二指肠溃疡、急性胃炎所致消化道出血，特别是非甾体抗炎药引起的慢性胃出血。不良反应有腹泻，能引起子宫收缩，所以孕妇禁用。

（2）硫糖铝：可在使用后黏附于上皮细胞和溃疡面，增加黏膜保护层，促进黏膜血管增生，促进溃疡愈合。

（3）枸橼酸铋钾：在溃疡基膜形成蛋白质-铋复合物保护层，促进 PGE 释放，抗幽门螺旋杆菌。

**5. 抗幽门螺旋杆菌** 主要为抗菌药，如阿莫西林、庆大霉素、甲硝唑等。

## 二、助消化药

多为消化液成分，如胃蛋白酶、胰酶等。

## 三、止吐药

**1.甲氧氯普胺** 阻断 CTZ 的 $D_2$ 受体，产生强大的中枢性止吐作用。

**2.吗丁啉** 阻断胃肠的 $D_2$ 受体，发挥止吐作用，加强胃肠蠕动，促进胃的排空，协调胃肠运动，防止食物反流。

## 四、泻药和止泻药

**1.泻药** 硫酸镁、硫酸钠口服不易吸收，使小肠内渗透压升高，阻止水分吸收，增加肠内容积、刺激肠蠕动而导泻。此外还有利胆作用。硫酸钠导泻作用较硫酸镁弱，也较安全。用于手术或结肠镜检查前排空肠内容物。

**2.接触性泻药**

（1）酚酞：口服后在肠道与碱性肠液形成可溶性钠盐，促进结肠蠕动，适用于慢性便秘。

（2）蒽醌类：大黄、番泻液和芦荟等植物中含有蒽醌苷类，后者在肠内被细菌分解为蒽醌，能增加结肠推进性蠕动，用药后 6～8 小时排便，常用于急、慢性便秘。

**3.止泻药**

（1）地芬诺酯：能提高肠张力，减少肠蠕动。用于急、慢性功能性腹泻。

（2）药用炭：能吸附肠内细菌及气体，防止毒物吸收而止泻。

（3）双歧杆菌：可补充生理性肠道细菌，纠正菌群失调、维持正常肠蠕动，用于急慢性肠炎、腹泻、便秘所致的肠菌群失调疾病。

（4）嗜酸性乳酸杆菌：抑制肠道致病菌生长，促进正常菌群生长，用于细菌及病毒性腹泻、便秘、肠易激综合征。

## 复习思考题

**一．选择题**

**（一）单项选择题**

1. 西咪替丁抑制胃酸分泌的机制是（　　）

　A. 阻断 M 受体

　B. 保护胃黏膜

　C. 阻断 $H_1$ 受体

　D. 促进 $PGE_2$ 合成

　E. 阻断 $H_2$ 受体

2. 抑制胃酸作用最强的是（　　）

　A. 西咪替丁　　　　B. 奥美拉唑

　C. 碳酸氢钠　　　　D. 哌仑西平

　E. 丙谷胺

3. 不影响胃蛋白分泌的药物是（　　）

　A. 西咪替丁　　　　B. 奥美拉唑

　C. 碳酸氢钠　　　　D. 哌仑西平

　E. 丙谷胺

4. 起效快、作用强、作用短暂的抗酸药是（　　）

　A. 氢氧化铝　　　　B. 硫酸钙

　C. 三硅酸镁　　　　D. 碳酸钙

　E. 碳酸氢钠

5. 哌仑西平抑酸作用的机制是（　　）

　A. 阻断 $M_1$ 受体　　B. 阻断 $M_2$ 受体

C. 阻断 $M_3$ 受体　　D. 阻断 $M_4$ 受体

E. 阻断 $M_5$ 受体

**（二）多项选择题**

6. 氢氧化铝的特点有（　　）

　　A. 起效快　　　　B. 作用较强

　　C. 有收敛作用　　D. 可引起便秘

　　E. 作用时间长

7. 奥美拉唑的作用特点有（　　）

　　A. 不可逆结合质子泵

　　B. 抑酸作用最强

　　C. 抑制胃蛋白酶分泌

　　D. 对幽门螺杆菌有作用

　　E. 不影响内分泌因子的分泌

8. 抗幽门螺杆菌的药物有（　　）

　　A. 西咪替丁　　　B. 奥美拉唑

　　C. 甲硝唑　　　　D. 米索前列醇

　　E. 枸橼酸铋钾

9. 硫酸镁的药理作用有（　　）

　　A. 口服导泻

　　B. 口服利胆

　　C. 静脉滴注降压

　　D. 静脉滴注抗惊厥

　　E. 以上都对

**二、判断题**

1. 晕车、晕船可用甲氧氯普胺止吐。

2. 西沙必利属全胃肠动力药。

3. 硫酸镁过量可用葡萄糖酸钙解救。

**三、填空题**

1. 西咪替丁是＿＿＿＿药。

2. 硫糖铝是＿＿＿＿药。

3. 奥美拉唑是＿＿＿＿抑制剂。

4. 甲硝唑具有抗＿＿＿＿的作用。

**四、名词解释**

1. 抗酸药

2. 容积性泻药

**五、简答题**

简述抗消化性溃疡药物的种类并列举代表性药物。

**六、案例题**

　　患者，男性，28 岁，农民工。近一年来患者每于饮酒或进食辛辣食物后出现上腹疼痛，伴烧灼感，且反酸、嗳气，听同伴介绍服用胃舒平后缓解。饥饿时，夜间 11 点以后常感腹痛，进食后疼痛缓解。一周前由于工作量加大，常饮酒，腹痛加剧，反酸、嗳气明显，一天前解柏油样大便 2 次，便后腹痛缓解，但头晕、乏力、出冷汗，急诊入院。

　　既往有上腹疼痛史。常饮酒，吸烟，每天半包左右。家族中无溃疡病患者。

　　体格检查：体温 36.5℃，脉搏 84 次/分，呼吸 21 次/分，血压 116/70mmHg，面色苍白，四肢厥冷，神志清楚，贫血貌，皮肤、巩膜无黄染，未触及肿大淋巴结，听诊时双肺呼吸音清晰，心率 84 次/分，节律齐，未闻及杂音，腹平软，剑突下压痛，无反跳痛，肝脾未触及，麦氏点无压痛，肠鸣音正常。双下肢无水肿。

　　实验室资料：血常规 Hb8.9g/L，WBC7.3×$10^9$/L，PLT123×$10^9$/L，大便潜血实验（＋＋＋＋），肝肾功能正常，心电图、腹部 B 超均未发现异常，胃镜检查发现十二指肠球部有 1cm×0.5cm 大小的溃疡面，有出血点，周边有黄苔，幽门螺杆菌试验呈阳性。

　　诊断：①十二指肠溃疡并出血；②失血性贫血。

　　问题：请针对诊断给出用药方案，并说明十二指肠溃疡治疗药物的作用机制，并阐述其不良反应。

（秦渝兵）

# 第二十八章

## 子宫平滑肌兴奋药和抑制药

### 大纲要求

**了解**

1. 缩宫素的药理作用、临床用途及不良反应。
2. 麦角生物碱的药理作用、临床用途及不良反应。

### 学习要点

## 一、缩宫素（催产素）

**1. 药理作用**

（1）直接兴奋子宫平滑肌，使子宫收缩活动增强。

（2）作用强度和剂量有关：小剂量使子宫平滑肌节律性收缩，大剂量产生强直性收缩，并直接扩张血管，使血压下降，反射性引起心率加快，心排血量增加，同时有抗利尿及泌乳作用。

（3）作用强度受女性激素影响。

（4）作用强度因子宫部位不同而不同。

（5）起效快、维持时间短。

**2. 临床用途**

（1）催产和引产：小剂量静脉滴注，适用于产道正常、胎位正而宫缩乏力的产妇。

（2）产后止血：大剂量皮下或肌内注射。

**3. 不良反应** 过量可致子宫强直性收缩、胎儿窒息、子宫破裂等严重后果。

禁用于：胎位不正、头盆不称、产道异常、前置胎盘、有剖宫产史的患者。

## 二、垂体后叶素

垂体后叶素内含缩宫素、抗利尿激素、加压素，用于子宫出血、肺出血及治疗尿崩症。

## 三、麦角生物碱

麦角生物碱包括麦角新碱和麦角胺。

**1. 药理作用**

（1）兴奋子宫：选择性兴奋子宫，麦角新碱作用强大，对宫体、宫颈兴奋作用无差别。妊娠子宫更敏感，仅适用于产后止血和子宫复原。

（2）血管：麦角胺可收缩末梢血管且作用强大。收缩脑血管可减少动脉搏动导致的头痛，因此可与咖啡因合用治疗偏头痛。

（3）阻断受体：可翻转肾上腺素的升压作用。

**2. 临床用途**　子宫出血、产后子宫复原、偏头痛、抑制中枢。

**3. 不良反应**　恶心、呕吐、升高血压。妊娠期女性，心血管疾病患者禁用。

## 复习思考题

### 一、选择题

#### （一）单项选择题

1. 缩短产程可选用（　　）
   A. 催产素　　　　　B. 加压素
   C. 麦角新碱　　　　D. 麦角碱
   E. 前列腺素

2. 缩宫素兴奋子宫平滑肌的机制是（　　）
   A. 直接兴奋子宫平滑肌
   B. 激动子宫平滑肌的β受体
   C. 阻断子宫平滑肌的β受体
   D. 作用于缩宫素受体
   E. 以上都不是

3. 缩宫素对子宫平滑肌的特点是（　　）
   A. 小剂量引起强直性收缩
   B. 作用迅速但短暂
   C. 孕激素可提高敏感性
   D. 妊娠早期敏感性高
   E. 雌激素降低敏感性

4. 催产时禁用大剂量缩宫素的原因是（　　）
   A. 子宫底部肌肉节律性收缩
   B. 子宫无收缩
   C. 子宫强直性收缩
   D. 产妇血压升高
   E. 产妇冠状血管收缩

5. 麦角新碱治疗产后出血的机制是（　　）
   A. 促进凝血因子生成
   B. 收缩血管
   C. 收缩子宫平滑肌
   D. 使血小板聚集
   E. 促进子宫内膜脱落

6. 对子宫颈子宫体兴奋作用最强的药物是（　　）
   A. 催产素　　　　　B. 垂体后叶素
   C. 麦角新碱　　　　D. 麦角碱
   E. 前列腺素

7. 麦角新碱不用于催产的原因是（　　）
   A. 起效慢
   B. 对子宫颈子宫体作用无差别
   C. 妊娠子宫不敏感
   D. 血压升高
   E. 作用不明显

8. 麦角胺治疗偏头痛的原因是（　　）
   A. 阻断血管平滑肌α受体
   B. 有镇痛作用
   C. 前列腺素合成减少
   D. 收缩脑血管
   E. 以上都不是

#### （二）多项选择题

9. 缩宫素的禁忌证有（　　）
   A. 产道异常
   B. 分娩三次以上的经产妇女
   C. 前置胎盘　　　　D. 胎位异常
   E. 有剖宫产史

10. 缩宫素的临床用途有（　　）
    A. 引产　　　　　B. 催产
    C. 人工流产　　　D. 促进泌乳
    E. 产后出血

11. 麦角新碱的临床用途有（　　）
    A. 引产　　　　　B. 催产
    C. 子宫出血　　　D. 产后子宫复原
    E. 促泌乳

## 二、判断题

1. 缩宫素可用于足月催产和引产。

2. 产后子宫复原可选用麦角新碱。

## 三、填空题

1. 小剂量缩宫素使子宫_____，大剂量则_____。

2. 麦角生物碱常用的有_____、_____，其中_____对子宫作用最强，为产科_____。

3. 小剂量缩宫素催产只适用于_____、_____而宫缩无力的难产。

## 四、名词解释

垂体后叶素

## 五、简答题

1. 为什么麦角胺可翻转肾上腺素的升压作用？

2. 为什么缩宫素可用于催产而麦角新碱则用于产后止血和子宫复原？

## 六、案例题

患者，女性，31 岁，妊娠 35 周，1 小时前无明显诱因有大量淡黄色液体自阴道流出，伴不规律腹痛入院。

患者平时月经规则，末次月经为 2013 年 3 月 17 日，妊娠早期有轻度早孕反应，妊娠 4 个月有胎动，患者按医师要求定期在我院门诊做产检，无异常。1 小时前无明显诱因出现破水，伴不规律腹痛，腰酸不明显，急诊入院。

体格检查：体温 36.8℃，心率 86 次/分，呼吸 22 次/分，血压 125/80mmHg，产检有无规律宫缩，胎心音 146 次/分，颈管已消，宫口软，宫口未开。胎位正，头盆相称，骨产道、软产道均正常。

诊断：足月妊娠待产。

问题：请给予药物促进分娩，并阐述该药物的作用机制、临床适应证及注意事项。

（秦渝兵）

# 第二十九章

# 肾上腺皮质激素类药物

## 大纲要求

**1. 掌握** 糖皮质激素的主要药理作用、临床用途、不良反应及应用注意。糖皮质激素的抗炎作用的特点和基本机制，抗炎作用与抗免疫作用的二重性。

**2. 熟悉** 糖皮质激素的体内过程特点、禁忌证、给药方法。糖皮质激素用于严重感染的目的和应用原则。

**3. 了解** 糖皮质激素的构效关系。

## 学习要点

## 一、糖皮质激素

**1. 体内过程** 90%以上与血浆蛋白结合，77%与皮质激素运载球蛋白（CBG）结合，15%与白蛋白结合。主要在肝中代谢，与葡糖醛酸或硫酸结合，与未结合部分一起由肾脏排出。可的松和泼尼松需在肝内转化为氢化可的松和泼尼松龙后才能发挥作用，严重肝病时只宜用氢化可的松或泼尼松龙。与肝酶诱导剂合用时需加大糖皮质激素用量。

**2. 药理作用及作用机制**

（1）对物质代谢的影响：糖代谢、蛋白质代谢、脂肪代谢、水和电解质代谢、核酸代谢。

（2）允许作用：糖皮质激素对有些组织细胞虽无直接活性，但可给其他激素发挥作用创造有利条件，称为允许作用。

（3）抗炎作用：作用强大，能抑制多种原因所引起的炎症反应。抗炎作用特点与机制：对炎症抑制蛋白及某些靶酶的影响；对细胞因子及黏附分子的影响；对炎细胞凋亡的影响。

（4）免疫抑制与抗过敏作用。

（5）抗毒作用。

（6）抗休克作用：常用于严重休克，特别是感染中毒性休克的治疗。

（7）其他作用：血液与造血系统、中枢神经系统、骨骼等。

**3. 临床应用**

（1）严重感染或炎症：严重急性感染、抗炎治疗及防止某些炎症的后遗症。

（2）自身免疫性疾病、过敏性疾病、器官移植排斥反应。

（3）抗休克治疗：如感染中毒性休克，须在有效的抗菌药物治疗下，可及早、短时间突击使用大剂量糖皮质激素,待微循环改善、脱离休克状态时停用,且尽可能在抗菌药物之后使用,停药则在撤去抗菌药物之前。

(4)血液病:多用于急性淋巴细胞性白血病、再生障碍性贫血、粒细胞减少症、血小板减少症和过敏性紫癜等的治疗。

(5)局部应用:对湿疹、肛门瘙痒、接触性皮炎、牛皮癣都有疗效。

(6)替代疗法:用于急、慢性肾上腺皮质功能不全者,垂体前叶功能减退及肾上腺次全切除术后。

**4. 不良反应**

(1)长期大剂量应用引起的不良反应:①消化系统并发症:诱发或加剧胃、十二指肠溃疡,甚至造成消化道出血或穿孔;②诱发或加重感染;③医源性肾上腺皮质功能亢进;④心血管系统并发症:如高血压和动脉粥样硬化;⑤糖尿病;⑥骨质疏松、肌肉萎缩、伤口愈合迟缓等。

(2)停药反应:①医源性肾上腺皮质功能不全;②反跳现象。

**5. 禁忌证** 曾患或现患严重精神病和癫痫,活动性消化性溃疡病,新近胃肠吻合术,骨折,创伤修复期,角膜溃疡,严重高血压,糖尿病,孕妇,抗菌药不能控制的感染如水痘、真菌感染等。

**6. 用法和疗程**

(1)大剂量冲击疗法:用于急性、重度、危及生命的疾病的抢救。

(2)一般剂量长期疗法:用于结缔组织病和肾病综合征等。

(3)小剂量替代疗法:用于急、慢性肾上腺皮质功能不全者、垂体前叶功能减退及肾上腺次全切除术后。

## 复习思考题

**一、选择题**

**(一)单项选择题**

1. 氢化可的松的体内过程的叙述哪项不正确
( )

   A. 口服可吸收

   B. 不能注射给药

   C. 主要在肝中代谢

   D. 进入血液大部分与皮质激素运载蛋白结合

   E. 甲状腺功能亢进时,肝灭活皮质激素加速

2. 肝功能不良的患者宜选用下列何种药( )

   A. 氢化可的松     B. 可的松

   C. 曲安西龙     D. 倍他米松

   E. 地塞米松

3. 下列不具升高血糖作用的药物是( )

   A. 肾上腺素     B. 胰岛素

   C. 胰高血糖素     D. 地塞米松

   E. 甲状腺素

4. 长期应用糖皮质激素患者出现向心性肥胖,主要是因为( )

   A. 糖代谢引起     B. 蛋白质代谢引起

   C. 脂肪代谢引起     D. 核酸代谢引起

   E. 水和电解质代谢引起

5. 长期应用糖皮质激素可引起的电解质代谢紊乱是( )

   A. 高血钙     B. 高血钾

   C. 低血钾     D. 高血磷

   E. 高血镁

6. 下列药物中属于中效糖皮质激素的是（　　）
    A. 氢化可的松　　　B. 可的松
    C. 曲安西龙　　　　D. 泼尼松
    E. 倍他米松

7. 下列糖皮质激素中，抗炎作用最强的是
    （　　）
    A. 氢化可的松　　　B. 可的松
    C. 泼尼松龙　　　　D. 曲安西龙
    E. 地塞米松

8. 糖皮质激素可诱发感染是由于（　　）
    A. 对抗抗生素的作用
    B. 增加病原体繁殖能力
    C. 抑制免疫机制，降低机体抵抗力
    D. 抑制促肾上腺皮质素分泌
    E. 增强病原体活力

9. 糖皮质激素抗毒作用的机制是（　　）
    A. 抗菌作用
    B. 中和细菌内毒素
    C. 中和细菌外毒素
    D. 破坏溶酶体酶
    E. 提高机体对细菌内毒素的耐受力

10. 糖皮质激素对造血系统的影响，不正确的
    是（　　）
    A. 刺激骨髓造血，使红细胞及血红蛋白增加
    B. 使中性粒细胞数目增多
    C. 增强中性白细胞对炎症区的浸润、吞噬
       活动
    D. 在肾上腺皮质功能减退时，促使淋巴组
       织增生
    E. 提高纤维蛋白原浓度，缩短凝血酶原时间

11. 糖皮质激素的一般剂量长期疗法中，隔晨
    给药法最好选择的药物是（　　）
    A. 氢化可的松　　　B. 可的松
    C. 泼尼松龙　　　　D. 地塞米松
    E. 倍他米松

12. 糖皮质激素治疗慢性炎症是由于（　　）
    A. 降低毛细管通透性
    B. 减轻渗出、水肿

C. 减轻前列腺素的释放
D. 抑制肉芽组织增生，防止粘连及瘢痕形成
E. 抑制 NO 的生成

13. 下列哪种疾病可用糖皮质激素治疗（　　）
    A. 水痘　　　　　　B. 麻疹
    C. 多发性皮肌炎　　D. 糖尿病
    E. 消化性溃疡

14. 治疗肾病综合征主要是由于糖皮质激素具
    有（　　）
    A. 抗炎作用　　　　B. 免疫抑制剂作用
    C. 抗过敏作用　　　D. 抗毒作用
    E. 抗休克作用

15. 在眼科疾病中，糖皮质激素禁用于（　　）
    A. 视神经炎　　　　B. 视网膜炎
    C. 角膜溃疡　　　　D. 角膜炎
    E. 虹膜炎

16. 中毒性菌痢，应用足量有效抗菌药物的前
    提下，合用糖皮质激素目的是（　　）
    A. 减轻腹泻
    B. 减轻腹痛
    C. 提高机体对内毒素的耐受
    D. 中和内毒素
    E. 提高抗生素的抗菌作用

17. 不宜选用糖皮质激素治疗的疾病是（　　）
    A. 中毒性菌痢　　　B. 流行性脑膜炎
    C. 病毒性感染　　　D. 猩红热
    E. 败血症

18. 糖皮质激素对中枢的作用是（　　）
    A. 先兴奋后抑制
    B. 先抑制后兴奋
    C. 无任何影响
    D. 降低中枢的兴奋性
    E. 提高中枢的兴奋性

19. 长期应用糖皮质激素，突然停药引起肾上
    腺危象是因为（　　）
    A. 肾上腺激素大量释放
    B. 肾上腺皮质萎缩
    C. 原病复发或恶化

D．ACTH 分泌突然增多

E．以上都不是

20．长期应用糖皮质激素后，垂体分泌 ATCH 的功能需多少时间恢复（　　　）

A．停药后即恢复　　B．1～2 周恢复

C．1～2 个月恢复　　D．3～5 个月恢复

E．半年以上

21．长期应用糖皮质激素突然停药可引起（　　）

A．耐药性　　　　B．精神病

C．高血压　　　　D．胃溃疡

E．反跳现象

22．防治医源性肾上腺皮质功能不全的方法是停用糖皮质激素后连续应用 ACTH 多少天（　　　）

A．3　　　　　　B．5

C．7　　　　　　D．9

E．12

23．长期应用糖皮质激素采用隔晨疗法可避免（　　　）

A．升高血压

B．反跳现象

C．反馈性抑制下丘脑-垂体-肾上腺轴

D．诱发感染

E．诱发溃疡

（二）多项选择题

24．宜用糖皮质激素治疗的疾病是（　　）

A．荨麻疹　　　　B．湿疹

C．麻疹　　　　　D．风湿性心肌炎

E．肾病综合征

25．糖皮质激素解热作用的机制是（　　）

A．抑制中性粒细胞释放致热因子

B．抑制机体的产热过程

C．抑制体温中枢对致热因子的敏感性

D．扩张血管，促进散热过程

E．使 NO 合成减少

26．影响氢化可的松体内代谢的因素有（　　　）

A．甲状腺功能　　B．胰岛功能

C．肾脏功能　　　D．肝脏功能

E．合用苯妥英钠

27．糖皮质激素的禁忌证有（　　　）

A．水痘　　　　　B．严重高血压

C．花粉症　　　　D．真菌感染

E．癫痫

28．糖皮质激素的不良反应有（　　　）

A．低血钾　　　　B．高血压

C．骨质疏松　　　D．高血糖

E．荨麻疹

29．糖皮质激素小剂量替代疗法的适应证是（　　　）

A．结缔组织病

B．肾病综合征

C．呆小病

D．肾上腺皮质功能不全

E．垂体前叶功能减退

## 二、判断题

1．治疗剂量时几无保钠排钾作用的糖皮质激素是地塞米松。

2．糖皮质激素可用于严重感染的目的是抗炎、抗毒、抗过敏、抗休克。

3．糖皮质激素广泛用于休克的治疗，也可作为过敏性休克的首选药。

4．糖皮质激素能使胃酸、胃蛋白酶分泌增加，抑制胃黏液分泌，降低胃肠黏膜的抵抗力，故可诱发或加剧胃、十二指肠溃疡。

5．糖皮质激素引起的负氮平衡可选用苯丙酸诺龙治疗。

6．长期应用糖皮质激素的患者饮食应低盐、低脂、低糖及高蛋白。

7．长期应用糖皮质激素，突然停药产生反跳现象，其原因是肾上腺皮质功能亢进。

8．糖皮质激素具有很好的抗炎作用，可用于一切炎症反应。

9．长疗程应用糖皮质激素采用隔日清晨一次给药是为了避免或减轻停药症状。

10．急性严重中毒性感染时，糖皮质激素治疗

采用大剂量突击静脉滴注。

11．糖皮质激素用于严重感染的目的在于有抗菌和抗毒素作用。

12．糖皮质激素诱发和加重感染的主要原因是抑制促肾上腺皮质激素的释放。

13．糖皮质激素对血液和造血系统的作用是刺激骨髓造血功能。

14．主要合成和分泌糖皮质激素的部位是下丘脑。

15．糖皮质激素禁用于严重高血压、糖尿病、精神病。

16．糖皮质激素类药物与蛋白质代谢相关的不良反应是向心性肥胖。

### 三、填空题

1．肾上腺皮质激素根据其生理功能可分为_____、_____、_____三类。

2．糖皮质激素诱导细胞凋亡可分为_____、_____和_____三期。

3．糖皮质激素的短效制剂有_____，中效制剂有_____，长效制剂有_____，外用制剂有_____。

4．糖皮质激素的疗程及用法有_____、_____、_____和_____。

5．可的松和泼尼松在体内分别转化为_____和_____而产生药效，故_____患者不宜应用。

6．长期应用糖皮质激素停药过快可致_____和_____。

7．糖皮质激素隔日疗法的给药依据是_____，早晨一次给药正与_____一致，

对_____的抑制作用小。

8．长期应用糖皮质激素的停药反应主要有_____和_____。

9．糖皮质激素抗炎机制之一是抑制的_____活性，从而减少_____的释放。

10．氢化可的松进入血液后，主要与_____相结合。

### 四、问答题

1．简述糖皮质激素的用法及适应证。

2．简述长期大量应用糖皮质激素引起的不良反应。

3．简述糖皮质激素的禁忌证。

4．简述糖皮质激素药理作用、适应证、不良反应及并发症、用药注意事项。

### 五、案例题

某男60岁，患者体温41℃、心率：120次/分，咳嗽，咳痰，血压80/50mmHg，临床诊断为感染中毒性休克。

1．可选以下哪几种处理措施（　　）

A．扩容，改善微循环

B．冬眠疗法

C．肾上腺素

D．足量有效抗感染药物

E．大剂量糖皮质激素

2．若经上述处理后症状、体征好转，应及早停用何种药物？

（罗海芸）

# 第三十章

# 甲状腺激素及抗甲状腺激素药物

**大纲要求**

1. **掌握** 硫脲类抗甲状腺药的作用、作用机制、用途。
2. **熟悉** 甲状腺激素的生物合成。
3. **了解** 抗甲状腺药的分类。硫脲类药物的不良反应。其他抗甲状腺药的特点。

**学习要点**

## 一、甲状腺激素

甲状腺激素包括 $T_3$（三碘甲状腺原氨酸）和 $T_4$（甲状腺素），口服易吸收，生物利用度高，主要经肾脏代谢。可通过胎盘和进入乳汁，故在妊娠期和哺乳期慎用。

**1. 生理、药理作用** ①维持正常生长发育；②促进代谢和产热；③提高机体交感-肾上腺系统的反应性。甲状腺激素受体介导甲状腺激素的作用，甲状腺激素受体具有与 DNA 结合的能力，与核受体结合后启动基因转录，促进 mRNA 形成，加速新蛋白质和各种酶的生成从而产生生理效应。此外，甲状腺激素还有"非基因作用"，通过与核糖体、线粒体和细胞膜上的受体结合，影响转录后的过程、能量代谢及膜的转运功能，增加葡萄糖、氨基酸等的摄入，使多种酶和细胞活性加强。

**2. 临床应用** ①甲状腺功能低下；②呆小病；③黏液性水肿；④单纯性甲状腺肿等。

**3. 不良反应** 甲状腺激素过量可出现心悸、手震颤、多汗、体重减轻、失眠等甲亢症状，重者可出现腹泻、呕吐、发热、脉搏快而不规则，甚至出现心绞痛、心力衰竭、肌肉震颤或痉挛。

## 二、抗甲状腺药

硫脲类抗甲状腺药包括硫氧嘧啶类如甲硫氧嘧啶、丙硫氧嘧啶，咪唑类如甲巯咪唑、卡比马唑等。硫脲类的基本作用机制是抑制甲状腺激素的合成，还能抑制外周组织的 $T_4$ 转化为 $T_3$，还有免疫抑制作用。内科治疗常用于轻症和不宜手术或 $^{131}I$ 治疗的患者，还可以和碘剂用于甲状腺切除的术前准备；大剂量药物还可以治疗甲亢危象。硫脲类药物常见的不良反应为过敏反应如瘙痒、药疹等，严重的不良反应为粒细胞缺乏症，因此应定期检查血象。小剂量碘用于治疗单纯性甲状腺肿，大剂量碘则可产生抗甲状腺作用，其机制主要是抑制甲状腺激素的合成，还能拮抗 TSH 促进激素释放的作用。用药疗程一般为两周，若继续应用可使甲亢复发，因此，大剂量碘只用于甲状腺功能亢进术前准备及甲状危象的治疗。常见的不良反应有急性过敏反应，如血管神经性水肿、严重喉头水肿，慢性碘中毒和诱发甲状腺功能紊乱等。放射性碘可产生β射线，射程仅为 2 mm，能使腺泡上皮破坏、萎缩，减少分泌，适用于不宜手术、手术后复发、对硫脲类无效或过敏患者。其释放的 γ 射线，可用于甲状腺功能检查。$^{131}$I 过量易致甲状腺功能低下。β 受体阻断药主要是通过其阻断 β 受体的作用而改善甲亢的症状，此外还能抑制外周 $T_4$ 转化为 $T_3$，其作用迅速，对甲亢所致的心率加快、心收缩力增强等交感神经活动增强的表现有较好疗效，一般和硫脲类药物合用，则疗效迅速而显著。

# 复习思考题

## 一、选择题

### （一）单项选择题

1. 甲状腺激素主要作用于（　　）
   A. 核内 $T_3$ 受体　　B. 核内 $T_4$ 受体
   C. 核内 $T_3$、$T_4$ 受体　D. 线粒体受体
   E. 膜上受体

2. 治疗呆小症应选择下列哪种药物（　　）
   A. 放射性碘　　B. 甲状腺素
   C. 丙硫氧嘧啶　D. 普萘洛尔
   E. 小剂量碘剂

3. 下列哪种作用与甲状腺激素的药理作用无关（　　）
   A. 维持生长发育　　B. 升高血压
   C. 减慢心率　　D. 提高基础代谢率
   E. 兴奋中枢

4. 硫脲类抗甲状腺药的主要作用机制是（　　）
   A. 破坏甲状腺组织
   B. 抑制过氧化物酶，使甲状腺激素合成减少
   C. 阻止甲状腺细胞对碘的摄入
   D. 抑制甲状腺球蛋白水解酶
   E. 抑制下丘脑-垂体-甲状腺轴，使甲状腺激素合成减少

5. 需在体内转化成甲巯咪唑而发挥抗甲状腺作用的是（　　）
   A. 他巴唑　　　　　　B. 甲硫氧嘧啶

C. 格列苯脲　　　D. 卡比马唑
E. 丙硫氧嘧啶

6. 卡比马唑抗甲亢的作用机制是（　　）
   A. 抑制 $T_4$ 转化为 $T_3$
   B. 抑制过氧化物酶
   C. 抑制蛋白水解酶
   D. 抑制 β 受体
   E. 直接破坏甲状腺

7. 下列哪种药物长期服用口内可出现金属味（　　）
   A. 甲状腺激素　　B. 甲巯咪唑
   C. 碘及碘化物　　D. 普萘洛尔
   E. 丙硫氧嘧啶

8. 甲状腺功能亢进手术前给予复方碘溶液的目的是（　　）
   A. 降低血压
   B. 抑制呼吸道腺体分泌
   C. 降低血压增强患者对手术的耐受性
   D. 使甲状腺腺体变大，便于手术操作
   E. 使甲状腺腺体变小，血管网减少，变韧，利于手术

9. 大剂量碘产生抗甲状腺作用的机制是（　　）
   A. 抑制碘泵
   B. 抑制甲状腺激素的释放
   C. 阻断 β 受体改善甲亢的症状
   D. 加快甲状腺激素的灭活
   E. 直接破坏甲状腺组织

10. 普萘洛尔治疗甲亢主要的机制是（　　）

A. 抑制甲状腺激素的释放

B. 促进甲状腺激素的释放

C. 阻断 β 受体改善甲亢的症状

D. 加快甲状腺激素的灭活

E. 直接破坏甲状腺组织

11. 下列哪种药物可用于术后复发的甲亢（　　）

　　A. 甲状腺素　　　　B. 小剂量碘剂

　　C. 丙硫氧嘧啶　　　D. 大剂量碘剂

　　E. 放射性碘

12. 下列哪种药物可治疗单纯性甲状腺肿（　　）

　　A. 卡比马唑　　　　B. 放射性碘

　　C. 普萘洛尔　　　　D. 碘化钾

　　E. 甲状腺激素

13. 丙硫氧嘧啶治疗甲亢引起的严重不良反应是（　　）

　　A. 瘙痒　　　　　　B. 药疹

　　C. 粒细胞缺乏症　　D. 关节痛

　　E. 咽痛、喉咙水肿

14. 下列哪种酶可被大剂量碘抑制（　　）

　　A. 甲状腺过氧化物酶

　　B. 琥珀酸脱氢酶

　　C. 二氢叶酸合成酶

　　D. 多巴胺-β-羟化酶

　　E. 蛋白水解酶

15. 为什么硫脲类药物在重症甲亢、甲状腺危象时可列为首选（　　）

　　A. 促进腺体增生

　　B. 能抑制过氧化物酶的活性

　　C. 能迅速控制血清中 $T_4$ 水平

　　D. 能迅速控制血清中 $T_3$ 水平

　　E. 免疫抑制作用

16. 大剂量碘抗甲状腺作用达最大效应的时间是（　　）

　　A. 1～2 天　　　　　B. 10～15 天

　　C. 1 个月　　　　　D. 3 个月

　　E. 半年

17. 下列甲状腺激素的不良反应，哪项不正确（　　）

A. 心悸、多汗　　　　B. 手震颤

C. 脉搏减慢而不规则　D. 腹泻、呕吐

E. 心力衰竭

18. 碘化物不能单独用于甲亢内科治疗的原因是（　　）

　　A. 使甲状腺组织退化

　　B. 使腺体增大、肥大

　　C. 使甲状腺功能减退

　　D. 使甲状腺功能亢进

　　E. 失去抑制激素合成的效应

19. 放射性碘的不良反应是（　　）

　　A. 可导致粒细胞缺乏症

　　B. 可诱发心绞痛和心肌梗死

　　C. 可导致肝功能损害

　　D. 可导致甲状腺功能低下

　　E. 可导致血管神经性水肿、上呼吸道水肿及喉头水肿

（二）多项选择题

20. 甲状腺激素可用于治疗（　　）

　　A. 呆小病

　　B. 甲状腺功能亢进

　　C. 黏液性水肿

　　D. 甲状腺危象

　　E. 单纯性甲状腺肿

21. 硫脲类药物可用于治疗下列哪些疾病（　　）

　　A. 轻症甲亢　　　B. 甲状腺术前准备

　　C. 青少年甲亢　　D. 甲亢术后复发

　　E. 甲状腺危象

22. 普萘洛尔治疗甲亢的药理学基础是（　　）

　　A. 抑制甲状腺激素的合成

　　B. 拮抗 TSH，促进腺体增生

　　C. 阻断 β 受体，改善甲亢的症状

　　D. 抑制外周 $T_4$ 转化为 $T_3$

　　E. 与硫脲类药物合用疗效迅速而显著

23. 大剂量碘的主要临床应用包括（　　）

　　A. 甲亢的术前准备

B. 甲亢的内科治疗

C. 单纯性甲状腺肿

D. 甲状腺危象

E. 黏液性水肿

24. 下列哪种药物不能用于甲状腺危象的治疗
（　　）

A. 甲状腺素　　　　B. 小剂量碘剂

C. 大剂量碘剂　　　D. 普萘洛尔

E. 放射性碘

25. 属于硫脲类的药物是（　　）

A. 甲硫氧嘧啶　　　B. 丙硫氧嘧啶

C. 甲巯咪唑　　　　D. 卡比马唑

E. 格列齐特

26. 甲亢的内科治疗宜选用（　　）

A. 大剂量碘剂　　　B. 小剂量碘剂

C. 甲状腺素　　　　D. 甲硫氧嘧啶

E. 甲巯咪唑

27. 甲亢手术前可选用（　　）

A. 丙硫氧嘧啶　　　B. 小剂量碘剂

C. 大剂量碘剂　　　D. 普萘洛尔

E. 放射性碘

28. 临床常用的抗甲状腺药有（　　）

A. 硫脲类　　　　　B. 碘化物

C. β受体阻断药　　 D. 放射性碘

E. 钙拮抗药

## 二、判断题

1. 不同剂量的碘化物对甲状腺功能产生的影响是相同的。

2. 卡比马唑为甲巯咪唑的衍化物，在体内转化成甲巯咪唑而发挥作用，可用于治疗甲亢危象。

3. 碘可以促进甲状腺素的合成，也可抑制甲状腺素的合成。

4. 先天性甲状腺功能低下的婴幼儿，治疗迟的，即使智力发育正常，身体仍矮小。

5. 孕妇可长期服用碘化物。

6. 硫脲类抗甲状腺药的机制主要是抑制甲状腺激素的释放。

7. 大剂量碘剂不能单独用于甲状腺功能亢进长期内科治疗。

8. 甲硫氧嘧啶最严重的不良反应是粒细胞缺乏症。

9. 甲状腺素的主要适应证是黏液性水肿。

## 三、填空题

1. 硫脲类抗甲状腺药主要是通过抑制甲状腺激素的_____，此外还可抑制外周组织的_____转化为_____。

2. 硫脲类抗甲状腺药可分为_____类和_____类。

3. 放射性碘主要用于_____和_____。它可产生_____和_____两种射线，前者可破坏甲状腺实质，后者可用作甲状腺功能测定。

4. 硫脲类抗甲状腺药适用于_____、_____和_____。

5. 碘和碘化物在临床上可用于_____、_____和_____。

## 四、问答题

1. 简述 $^{131}$I 的禁忌证。

2. 试述甲状腺功能亢进患者术前应用硫脲类药物和碘剂的目的。

## 五、案例题

32岁，女性，甲亢6年，疏于治疗，长期不愈，临床疑诊甲亢心脏病，心功能Ⅱ级，甲状腺Ⅰ度肿大，甲状腺吸碘率3小时为68%，24小时为91%，下列哪项治疗应首先考虑（　　）

A. 甲硫咪唑治疗

B. 丙硫氧嘧啶治疗

C. 手术治疗

D. 甲硫咪唑＋普萘洛尔治疗

E. $^{131}$I 治疗

（罗海芸）

# 第三十一章

# 降 血 糖 药

　　**大纲要求**

　　**1. 掌握**　胰岛素药理作用、临床应用及不良反应。

　　**2. 熟悉**　噻唑烷二酮类、双胍类药理作用、临床应用、不良反应。磺酰脲类及非磺酰脲类药理作用、临床应用、不良反应。

　　**3. 了解**　其他类型的降糖药。

　　**学习要点**

## 一、胰岛素

　　胰岛素是一种由两条多肽链组成的酸性蛋白质，目前药用胰岛素多从猪、牛胰腺提取。胰岛素作为一种蛋白质，普通制剂易被消化酶破坏，口服无效，必须注射给药。皮下注射吸收快，半衰期约 10 分钟，但作用可维持数小时。

　　**（一）胰岛素的药理作用、临床应用、不良反应**

　　**1. 药理作用及作用机制**　胰岛素主要在肝、肾灭活。严重肝肾功能不良能影响其灭活。胰岛素主要促进肝脏、脂肪、肌肉等靶组织糖原和脂肪的储存；增加氨基酸的转运和核酸蛋白质的合成，抑制蛋白质的分解；加快心率，加强心肌收缩力和减少肾血流。它的主要作用机制为胰岛素不易进入靶细胞只作用于膜受体，通过第二信使而产生生物效应。

　　**2. 临床应用**　①IDDM；②NIDDM 经饮食控制或用口服降血糖药未能控制者；③发生各种急性或严重并发症的糖尿病，如酮症酸中毒及非酮症酸性高渗昏迷；④合并重度感染、消耗性疾病、妊娠、手术的各型糖尿病；⑤细胞内缺钾者，胰岛素与葡萄糖同用可促进钾内流。

　　**3. 不良反应**　低血糖症、过敏反应、胰岛素抵抗、脂肪萎缩等。

## 二、口服降血糖药

　　**（一）胰岛素增敏剂（如罗格列酮、曲格列酮等）**

　　其主要药理作用为改善胰岛素的抵抗，降低高血糖；改善脂肪代谢紊乱，对 2 型糖尿病血管并发症的防治作用和改善胰岛 B 细胞的功能。其临床主要用于治疗胰岛素抵抗和 2 型糖尿病，该药具有良好的安全性，主要副作用有嗜睡、肌肉和骨骼痛，头痛，消化道症状等。值得注意地是曲格列酮可使高敏人群肝功能损伤至衰竭甚至死亡。

**（二）磺酰脲类（如甲苯磺丁脲、氯磺丙脲、格列齐特、格列美脲等）**

其主要药理作用为降血糖作用，对正常人和胰岛功能尚存的患者均有效。其机制是刺激胰岛 B 细胞释放胰岛素，降低血清糖原水平，增加胰岛素与靶细胞的结合能力，还可影响水排泄和凝血功能。磺酰脲类用于胰岛功能尚存的非胰岛素依赖型糖尿病且单用饮食控制无效者和尿崩症。常见的不良反应为胃肠不适、皮肤过敏、嗜睡、神经痛，也可以引起肝损害，少数患者有白细胞、血小板减少及溶血性贫血。较严重的不良反应为持久性的低血糖，常因药物过量所致。由于磺酰脲类血浆蛋白结合率高，因此在蛋白结合上能和其他药物（如保泰松、水杨酸钠、吲哚美辛、双香豆素等）发生竞争，使游离药物浓度上升而引起低血糖反应，应用时应调节药物的用量。

**（三）双胍类化合物（如二甲双胍等）**

双胍类降糖机制可能是促进脂肪组织摄取葡萄糖，降低葡萄糖在肠的吸收及糖原异生，抑制胰高血糖素的释放等。主要用于轻症糖尿病患者，尤适用于肥胖及单用饮食控制无效者。不良反应为食欲下降、恶心、腹部不适、腹泻及低血糖等，危及生命的不良反应为乳酸血症。

**（四）α-葡糖苷酶抑制剂（阿卡波糖）与餐食血糖调节剂（瑞格列奈）**

阿卡波糖的降血糖机制是在小肠上皮刷状缘与糖类竞争水解糖类的糖苷水解酶，从而减慢糖类水解及产生葡萄糖的速度并延缓葡萄糖的吸收，常见的不良反应为胃肠道反应。瑞格列奈的作用机制可能是通过与胰岛 B 细胞膜上的特异受体结合，促进与受体耦联的 ATP 敏感性 $K^+$ 通道关闭，抑制 $K^+$ 从 B 细胞外流，使细胞膜去极化，从而开放电压依赖的 $Ca^{2+}$ 通道，使细胞外 $Ca^{2+}$ 进入细胞内，促进储存的胰岛素分泌。该药主要适用于 2 型糖尿病患者，老年糖尿病患者也可服用，且适用于糖尿病肾病者。

## 三、其他新型降血糖药

以胰高血糖素样肽-1（GLP-1）为作用靶点的药物（如依克那肽）和胰淀粉样多肽类似物（如醋酸普兰林肽）。

## 复习思考题

### 一、选择题

**（一）单项选择题**

1. 关于胰岛素下列叙述不正确的是（　　）

    A. 口服有效

    B. 酸性蛋白质

    C. 长效胰岛素不能静滴给药

    D. 糖蛋白锌胰岛素为长效胰岛素

    E. 主要在肝、肾灭活

2. 胰岛素的药理作用不包括（　　）

    A. 降低血糖

    B. 抑制脂肪分解

    C. 促进蛋白质合成

    D. 促进糖原异生

    E. 促进 $K^+$ 进入细胞

3. 下列属于长效胰岛素的药物是（　　）

    A. 精蛋白锌胰岛素

    B. 珠蛋白锌胰岛素

    C. 低精蛋白锌胰岛素

    D. 正规胰岛素

    E. 以上都不是

4. 不属于胰岛素不良反应的是（　　）

    A. 低血糖　　　　　B. 酮血症

    C. 过敏反应　　　　D. 脂肪萎缩

E. 休克

5. 具有胰岛素抵抗的患者宜选用（　　）

   A. 正规胰岛素　　　　B. 胰岛素增敏剂

   C. 硫脲类药　　　　　D. 双胍类药物

   E. α-糖苷酶抑制剂

6. 氯磺丙脲治疗糖尿病的适应证是（　　）

   A. 切除胰岛素的糖尿病

   B. 重症糖尿病

   C. 酮症酸中毒

   D. 胰岛功能尚存的 2 型糖尿病且单用饮食控制无效者

   E. 低血糖昏迷

7. 对正常人血糖水平无影响的药物是（　　）

   A. 胰岛素　　　　　　B. 罗格列酮

   C. 格列齐特　　　　　D. 二甲双胍

   E. 瑞格列奈

8. 下列有关瑞格列奈的叙述错误的是（　　）

   A. 禁用于糖尿病肾病患者

   B. 适用于 2 型糖尿病患者

   C. 是一种促胰岛素分泌剂

   D. 促进储存的胰岛素分泌

   E. 可以模仿胰岛素的生理性分泌

9. 下列何种药物有抗利尿作用（　　）

   A. 双香豆素　　　　　B. 保泰松

   C. 胰岛素　　　　　　D. 肾上腺素

   E. 氯磺丙脲

10. 苯乙双胍严重的不良反应是（　　）

   A. 肝毒性　　　　　　B. 肾毒性

   C. 粒细胞减少　　　　D. 乳酸血症

   E. 低血糖

11. 接受治疗的 1 型糖尿病患者突然出汗心跳加快、焦虑等可能是由于（　　）

   A. 胰岛素急性耐受　　B. 血压升高

   C. 过敏反应　　　　　D. 低血糖反应

   E. 胰岛素慢性耐受

12. 糖尿病患者高渗性昏迷抢救宜选用（　　）

   A. 罗格列酮口服

   B. 胰岛素皮下注射

   C. 格列齐特口服

   D. 胰岛素静脉注射

   E. 瑞格列奈口服

13. 单用饮食控制无效肥胖的轻型糖尿病患者最好选用（　　）

   A. 胰岛素　　　　　　B. 吡格列酮

   C. 氯磺丙脲　　　　　D. 二甲双胍

   E. 阿卡波糖

14. 阿卡波糖的降糖作用机制是（　　）

   A. 降低糖原异生

   B. 促进组织摄取葡萄糖

   C. 抑制 α-葡萄糖苷酶

   D. 增加肌肉对胰岛素的敏感性

   E. 促进胰岛素释放

15. 下列哪种药物对胰岛功能丧失的糖尿病患者无效（　　）

   A. 胰岛素　　　　　　B. 瑞格列奈

   C. 格列齐特　　　　　D. 二甲双胍

   E. 阿卡波糖

16. 胰岛素增敏剂曲格列酮的严重不良反应是（　　）

   A. 消化性溃疡　　　　B. 肝毒性

   C. 肾中毒　　　　　　D. 低血糖

   E. 骨髓抑制

17. 下列哪种诱因与胰岛素耐受无关（　　）

   A. 情绪激动　　　　　B. 手术

   C. 创伤　　　　　　　D. 感染

   E. 乳酸性酸中毒

18. 1 型糖尿病患者宜选用（　　）

   A. 胰岛素　　　　　　B. 格列美脲

   C. 氯磺丙脲　　　　　D. 二甲双胍

   E. 格列齐特

（二）多项选择题

19. 下列哪些药物属于中效胰岛素（　　）

   A. 正规胰岛素

   B. 精蛋白锌胰岛素

   C. 珠蛋白锌胰岛素

   D. 低精蛋白锌胰岛素

E．以上都是

20．引起胰岛素慢性耐受原因包括（　　）

A．产生抗胰岛素抗体

B．靶细胞胰岛素受体数目减少

C．胰岛素体内代谢灭活加快

D．靶细胞膜上的葡萄糖转运失常

E．血中游离脂肪酸和酮体增多

21．下列有关磺酰脲类药物相互作用，叙述正确的是（　　）

A．双香豆素合用可引起低血糖反应

B．消耗性患者易发生低血糖反应

C．氢氯噻嗪合用易引起低血糖反应

D．黄疸患者易发生低血糖反应

E．糖皮质激素可降低其降糖作用

22．不能用于静脉给药胰岛素制剂是（　　）

A．正规胰岛素

B．珠蛋白锌胰岛素

C．低精蛋白锌胰岛素

D．精蛋白锌胰岛素

E．单组分胰岛素

23．磺脲酰类降糖作用的机制是（　　）

A．刺激胰岛 B 细胞释放胰岛素

B．抑制胰岛素释放

C．降低食物吸收

D．增加胰岛素与靶组织结合能力

E．降低血清糖原水平

24．胰岛素主要用于下列哪些情况（　　）

A．重症糖尿病

B．非胰岛素依赖性糖尿病

C．糖尿病合并妊娠

D．糖尿病酮症酸中毒

E．糖尿病合并重度感染

二、判断题

1．所有胰岛素制剂都必须注射给药，因其易被消化酶破坏，口服无效。

2．正规胰岛素和低精蛋白锌胰岛素都可静脉注射用于急救。

3．胰岛素应用过量可出现低血糖反应，常用葡萄糖缓解。

4．胰岛素的相对或绝对不足可引起糖尿病。

5．糖尿病昏迷或胰岛功能丧失者可用磺酰脲类降糖药。

6．胰岛功能基本丧失的幼年型糖尿宜选用胰岛素。

7．氯磺丙脲有抗利尿作用。

8．胰岛中的 B 细胞可以合成、释放胰岛素。

三、填空题

1．口服降血糖药包括_____、_____、_____和_____等。

2．磺酰脲类降血糖药中口服半衰期最长的药物是_____。

3．胰岛素的不良反应有_____、_____、_____和_____等。

4．双胍类降血糖药主要用于治疗_____，严重不良反应为_____。

5．能抑制内源性胰岛素分泌的利尿药有_____和_____。

四、问答题

1．简述胰岛素的适应证及不良反应。

2．口服降糖药包括哪几类？每类的代表药物是什么？

3．简述磺酰脲类药物的药理作用及临床应用。

五、案例题

某患者因 2 型糖尿病就诊。该 2 型糖尿病可考虑选用何药治疗？列举选药依据。

（罗海芸）

# 第三十二章

## 抗菌药物概论

大纲要求

**1. 掌握** 化学治疗药物、抗菌谱、抗菌活性、化疗指数、抗菌药、抗菌后效应。耐药性和耐受性的概念及区别。

**2. 熟悉** 化学治疗、抑菌药、杀菌药、抗生素、广谱抗生素。抗菌药物的合理应用。

**3. 了解** 细菌耐药性产生的机制。抗菌药作用机制。

学习要点

## 一、抗菌药物的常用术语

**1. 抗菌药** 是一类对细菌具有抑制或杀灭作用，用于防治细菌性感染疾病的药物。抗菌药包括抗生素和人工合成抗菌药物。

**2. 抗生素** 指某些微生物（细菌、真菌、放线菌等）产生的具有抗病原体作用和其他活性的一类物质。

**3. 抗菌谱** 指每种药物抑制或杀灭病原菌的范围。仅作用于单个菌种或某些菌属的称窄谱抗菌药，如异烟肼仅对结核杆菌有效；抗菌谱广泛者称广谱抗菌药，如四环素类不仅对革兰阴、阳性菌有抗菌作用外，对支原体、衣原体、立克次体、螺旋体等也有抑制作用。

**4. 抗菌活性** 指抗菌药物抑制或杀灭病原菌的能力。可采用体外和体内两种方法定量测定抗菌活性。能抑制培养基内细菌生长的最低浓度称为最低抑菌浓度（MIC），能够杀灭培养基内细菌（即杀死 99.9%供试微生物）的最低浓度称为最低杀菌浓度（MBC）。最低抑菌浓度或最低杀菌浓度对临床用药具有指导作用。

**5. 抑菌药** 指仅有抑制病原菌生长繁殖而无杀灭作用的药物，如磺胺类、四环素、氯霉素和红霉素等。

**6. 杀菌药** 不仅能抑制而且能杀灭病原菌的药物，如β-内酰胺类、氨基糖苷类抗生素。

**7. 化疗指数** 是评价药物的安全性的指标，通常用某药的动物半数致死量（$LD_{50}$）与该药对动物的半数有效量（$ED_{50}$）的比值（即 $LD_{50}/ED_{50}$）来表示。化疗指数越大，表明该药物的疗效越好，毒性越小。但并不是绝对的，仅从评价药物的安全性的确切意义而言，安全指数（safety index, $LD_{50}/ED_{50}$）及安全范围（safety margin）较化疗指数更具临床价值。

**8. 抗菌后效应**（post antibiotic effects, PAE） 当抗菌药物与细菌短暂接触后，药物浓度逐渐下降，低于最小抑菌浓度或药物全部排出以后，仍然对细菌的生长繁殖继续有抑制作用，此现象称为抗菌后效应。

## 二、抗菌药物的主要作用机制

抗菌药物主要通过干扰病原菌的生化代谢过程，影响其结构与功能而产生抗菌作用。

**1. 抑制细菌细胞壁的合成** 抗菌药物可抑制敏感细菌细胞壁肽聚糖合成，使细胞壁缺损，菌体内部高渗，水分不断进入，引起菌体膨胀破裂死亡，起到抑菌或杀菌作用。主要包括 β-内酰胺类抗生素。

**2. 影响细胞膜功能** 使胞质膜通透性增加，导致菌体的氨基酸、蛋白质及离子等物质外漏而发挥抑制或杀灭细菌的作用。包括两性霉素 B、多黏菌素、制霉菌素和咪唑类等。

**3. 抑制或干扰蛋白质合成** 起始阶段；肽链延长阶段；终止阶段。抑制或干扰蛋白质合成的抗菌药物见表 32-1。

**表 32-1 抑制或干扰蛋白质合成抗菌药物作用靶点**

| 抗菌药物 | 作用靶点 |
| --- | --- |
| 四环素类 | 作用于细菌核糖体 70S 的 30S 亚基，阻止活化氨基酸和 tRNA 的复合物与 30S 上的 A 位结合 |
| 氯霉素、克林霉素 | 作用于 50S 亚基，抑制肽酰基转移酶 |
| 大环内酯类 | 作用于 50S 亚基，抑制移位酶，阻止了肽链的延长 |
| 氨基糖苷类 | 作用于细菌核糖体 70S 亚基，抑制始动复合物的形成； |
| | 作用于 30S 亚基，使 A 位变形，形成无用蛋白质； |
| | 还阻止终止因子与 A 位结合，使已形成的肽链不能从核糖体上释放使核糖体循环受阻 |

**4. 干扰核酸代谢** 干扰核酸代谢的抗菌药物见表 32-2。

**表 32-2 干扰核酸代谢的抗菌药物**

| 抗菌药物 | 作用靶点 |
| --- | --- |
| 喹诺酮类 | 抑制 DNA 回旋酶（拓扑异构酶Ⅳ） |
| | 抑制敏感细菌的 DNA 复制和 mRNA 的转录，从而导致细菌死亡 |
| 磺胺类 | 为对氨基苯甲酸（PABA）的类似物，可与其竞争二氢叶酸合成酶，阻止四氢叶酸的合成 |
| 甲氧苄啶 | 抑制二氢叶酸还原酶，阻止细菌核酸的形成 |
| 利福平 | 抑制细菌 DNA 依赖的 RNA 聚合酶，阻碍 mRNA 的合成 |

## 三、细菌的耐药性

细菌的耐药性分为固有耐药性和获得性耐药性，产生方式：①产生灭活酶；②改变靶部位；③增加代谢拮抗物；④改变通透性；⑤加强主动外排系统；⑥其他。

## 四、抗菌药物的合理应用

**1. 合理用药** 抗菌药物滥用会带来许多严重问题，如毒性反应、过敏反应、二重感染、细菌产生耐药性等。为了最大限度发挥抗菌作用，降低毒副反应，减少耐药，应注意以下合理用药原则：①明确病因，针对性选药；②根据 PK/PD 原理指导临床用药；③根据患者的生理病理情况合理用药；④严格控制抗菌药物的预防应用；⑤防止和杜绝抗菌药物滥用；⑥防止联合用药的滥用。

**2．联合用药**

（1）联合用药的目的：①发挥抗菌药的协同作用，以增强疗效，延迟或减少耐药菌的出现；②对混合感染或不能作细菌学诊断的患者，可大大扩大抗菌范围；③可减少个别药量，减少不良反应，以保证用药安全。

（2）联合用药的指征：因未明而又危及生命的严重感染，可采用扩大抗菌谱的经验方法；②混合感染，典型的混合感染常涉及需氧菌和厌氧菌，可采用抗革兰阴性菌和抗厌氧菌药物联合治疗；③减缓耐药的产生，治疗结核病，通常临床采用二联、三联用药；④降低不良反应；⑤患者的免疫功能低下。

（3）联合用药的协同作用及拮抗作用

1）相加作用：是两药联合应用所产生的效应等于或接近两药分别应用所产生的效应之和，除抗菌作用相加外，毒性也是相加的。

2）协同作用：是两药联合应用所产生的效应明显超过两者分别应用时效应之和，如内酰胺类和氨基糖苷类联合应用。

3）拮抗作用：两种或两种以上药物联合应用时，其抑菌或杀菌作用明显低于每种药物的单独应用，这种现象称为联合用药的拮抗作用。例如，青霉素与金霉素联合治疗肺炎球菌性脑膜炎。主要机制有二：其一，抑菌剂抑制杀菌剂的杀菌作用，如四环素、氯霉素等抑菌剂拮抗了 β-内酰胺类抗生素等的杀菌作用，因后者发挥杀菌作用时，需要细菌在繁殖旺盛时期，当抑制细菌生长时，则发挥了拮抗作用；其二，诱导灭活酶的产生，某些革兰阴性菌可诱导 β-内酰胺酶产生，亚胺培南、头孢西丁、氨苄西林是 β-内酰胺酶产生的潜在诱导剂，若其与可被其酶水解的哌拉西林合用，亦可产生拮抗作用。

抗菌药物的滥用联合用药有时还不如单独应用安全、有效。联合应用的药物越多，产生不良反应的可能性越大。对于抗菌药物的联合应用应严格控制。

## 复习思考题

一、选择题

（一）单项选择题

1．抗菌活性是指（　　）

A．药物的抗菌范围
B．药物的抗菌浓度
C．药物理化性质
D．药物的抗菌能力
E．药物的治疗指数

2．细菌的耐药性指（　　）

A．长期或反复用药机体对药物的敏感性降低，需加大剂量才能保持疗效
B．长期或反复用药细菌对药物的敏感性降低或消失
C．细菌可以代代相传的本身对药物不敏感
D．患者对抗菌药物产生依赖性
E．B+C

3．下列哪类药物是细菌繁殖期杀菌剂（　　）

A．青霉素类　　　B．氯霉素类
C．四环素类　　　D．磺胺类
E．氨基糖苷类

4．下列有关抗菌药作用机制的叙述哪项是错误

的（　　）

A. β-内酰胺类抗生素抑制细胞壁合成

B. 氟喹诺酮类抑制并阻碍细菌 DNA 合成

C. 磺胺类抑制 RNA 多聚酶

D. 氨基糖苷类抑制蛋白质合成的多个环节

E. 多粘菌素类与细菌细胞膜的磷脂结合使细胞壁通透性增加

5. 与细菌耐药性产生无关的是（　　）

A. 细菌产生 β-内酰胺酶水解青霉素

B. 细菌产生钝化酶灭活氨基糖苷类抗生素

C. 细菌内靶位结构的改变

D. 细菌改变对抗菌药的通透性降低抗菌药在菌体内的浓度

E. 细菌产生的内毒素增加

6. 化疗指数是指（　　）

A. $LD_5/ED_{50}$　　　　B. $ED_{95}/LD_5$

C. $LD_{50}/ED_{50}$　　　　D. $ED_{50}/LD_{50}$

E. $LD_1/ED_{99}$

7. 抑制 DNA 回旋酶，使 DNA 复制受阻，导致 DNA 降解而细菌死亡的药物是（　　）

A. 甲氧苄啶　　　　B. 诺氟沙星

C. 利福平　　　　D. 红霉素

E. 对氨基水杨酸

8. 与核糖体 30S 亚基结合，阻止氨基酰 tRNA 进入 A 位的抗菌药是（　　）

A. 四环素　　　　B. 链霉素

C. 庆大霉素　　　　D. 氯霉素

E. 克林霉素

9. 下列药物组合有协同作用的是（　　）

A. 青霉素＋螺旋霉素

B. 青霉素＋四环素

C. 青霉素＋氯霉素

D. 青霉素＋庆大霉素

E. 青霉素＋红霉素

10. 抗菌药物联合用药的目的不包括（　　）

A. 提高疗效　　　B. 扩大抗菌范围

C. 减少耐药性的发生　D. 延长作用时间

E. 降低毒性

（二）多项选择题

11. 化疗药物包括（　　）

A. 抗菌药　　　　B. 抗恶性肿瘤药

C. 抗寄生虫药　　　　D. 抗病毒药

E. 抗真菌药

12. 关于化疗指数下列说法正确的是（　　）

A. 评价化疗药物的临床应用价值和安全度

B. 半数致死量与半数有效量的比值

C. 5% 的致死量与 95% 的有效量的比值

D. 以 $LD_5/ED_{95}$ 表示

E. $ED_{50}/LD_{50}$

13. 关于抗菌药物的作用机制，下列哪些是正确的（　　）

A. 青霉素抑制转肽酶阻碍细菌细胞壁的合成

B. 利福平抑制依赖 DNA 的 RNA 多聚酶

C. 喹诺酮类抑制 DNA 回旋酶

D. 氨基糖苷类抑制细菌蛋白质合成的多个环节

E. 多粘菌素类与细菌胞质膜磷脂结合，使胞质膜通透性增加

14. 抑制细菌细胞壁合成的药物有（　　）

A. 青霉素　　　　B. 磷霉素

C. 链霉素　　　　D. 万古霉素

E. 环丝氨酸

15. 影响细菌胞质膜通透性的药物有

（　　）

A. 万古霉素　　　　B. 多粘菌素

C. 红霉素　　　　D. 制霉菌素

E. 林可霉素

16. 抑制细菌蛋白质合成的药物有（　　）

A. 链霉素　　　　B. 庆大霉素

C. 林可霉素　　　　D. 四环素

E. 红霉素

17. 抑制细菌核酸合成的药物有（　　）

A. 青霉素　　　　B. 磺胺米隆

C. 四环素　　　　D. 喹诺酮

E．利福平

18．采用哪些措施可减少细菌耐药性的产生（　　）

A．严格掌握抗菌药物的适应证

B．给予足够的剂量和疗程

C．尽量避免局部用药

D．有计划的轮换用药

E．必要的联合用药

19．不能获得协同作用的药物组合是（　　）

A．青霉素＋四环素

B．头孢菌素类＋氯霉素

C．青霉素＋红霉素

D．青霉素＋庆大霉素

E．克拉维酸＋磺胺类

20．肾功能不全的患者应避免用下列哪些抗菌药物（　　）

A．氯霉素　　　　　B．万古霉素

C．两性霉素 B　　　D．庆大霉素

E．青霉素

## 二、判断题

1．只有杀灭微生物的药物，才叫抗菌药物。

2．青霉素是杀菌剂，对静止期的细菌也具有杀灭的作用。

3．金黄色葡萄球菌对青霉素耐药可改用氨苄西林。

2．治疗指数越小，药物的毒性越小。

5．对青霉素过敏者可选用头孢菌素类。

6．头孢菌素类药物的抗菌机制与青霉素的抗菌机制相同。

7．部分细菌对链霉素产生耐药性可改用庆大霉素。

8．庆大霉素对耐药性金葡菌和铜绿假单胞菌感染疗效都好。

9．长期使用广谱抗生素易引起二重感染。

10．氯霉素引起的灰婴综合征是因为婴儿神经系统发育不全所致。

11．第三代头孢菌素类药物对铜绿假单胞菌感染最好，毒性低。

15．临床上可将红霉素和青霉素合用以加强后者的疗效。

16．氨基糖苷类与 β-内酰胺类抗生素对静止期细菌杀菌力强。

17．用碳酸氢钠碱化尿液可提高庆大霉素在泌尿道的抗菌作用。

18．四环素严重的不良反应是抑制骨髓造血功能。

19．氯霉素最严重的不良反应是再生障碍性贫血。

20．红霉素通过抑制转肽酶而阻止细菌细胞壁的合成而发挥抗菌作用。

21．青霉素与四环素类药物合用可增强抗菌效果。

22．庆大霉素可与羧苄西林混合使用。

## 三、填空题

1．应用药物对＿＿＿＿所致疾病进行＿＿＿＿称为化学疗法。

2．化疗药物包括＿＿＿＿、＿＿＿＿、＿＿＿＿、＿＿＿＿、＿＿＿＿。

3．应用化疗药物治疗感染性疾病的过程中，应注意＿＿＿＿、＿＿＿＿与＿＿＿＿三者之间的关系。

4．抗菌谱是指＿＿＿＿，它是临床选药的基础；抗菌活性是指＿＿＿＿。

5．抗菌药物的作用机制有＿＿＿＿、＿＿＿＿、＿＿＿＿、＿＿＿＿和＿＿＿＿五种方式。

6．抗菌药物的作用性质可分为＿＿＿＿、＿＿＿＿、＿＿＿＿、＿＿＿＿四类。

7．细菌获得耐药性的机制有：＿＿＿＿、＿＿＿＿、＿＿＿＿、＿＿＿＿、＿＿＿＿。

## 四、名词解释

1．化疗药物　　　2．化学疗法

3．化疗指数　　　4．抗菌药物

5．抗菌谱　　　　6．抗菌活性

7．耐药性　　　　8．最低抑菌浓度（MIC）

9．最低杀菌浓度（MBC）

10．抗生素　　　 11．抗生素后效应

## 五、问答题

1．简述抗菌药物的作用机制，并举例说明。

2．简述细菌产生耐药性的机制。

3．抗菌药物按化学结构分为哪几类?

## 六、案例题

某男，58 岁，因患肺感染住院治疗。医生给予头孢哌酮/舒巴坦（2g/次，2 次/日）静脉注射。用药 10 天后，患者出现腹泻，水样便每天 10 余次，伴有阵发性腹部绞痛，发热（38.5℃）。血常规检查：WBC10×10$^9$/L。

**问题：**

1．患者产生腹泻的原因是什么?

2．应如何处理患者的症状?

（黄　宁）

# 第三十三章

# β-内酰胺类抗生素

大纲要求

**1. 掌握** ①β-内酰胺类抗生素的概念、分类和抗菌作用机制。②天然青霉素——青霉素 G 的抗菌谱、临床应用、不良反应及过敏性休克防治措施。③各代头孢菌素类药物的药理学特点比较。

**2. 熟悉** ①半合成青霉素类药物的分类及代表药物、抗菌特点及应用。②β-内酰胺酶抑制药及其复方制剂的特点。

**3. 了解** ①青霉素 G 的体内过程、抗菌作用特点。②细菌的耐药性及机制。

## 学习要点

## 一、β-内酰胺类抗生素分类

β-内酰胺类抗生素是指化学结构中具有 β-内酰胺环的一类抗生素。包括以下类别：

**1. 青霉素类** 天然青霉素和半合成青霉素类。

**2. 头孢菌素类** 第一、二、三、四代头孢菌素。

**3. 非典型 β-内酰胺类** 单环 β-内酰胺类、头霉素类、氧头孢烯类、β-内酰胺酶抑制剂、碳青霉烯抗生素类。

它们主要对革兰阳性菌有作用，对阴性菌和厌氧菌亦有一定作用。

## 二、青霉素类抗生素

青霉素类抗生素可分为天然青霉素类和人工半合成的青霉素，其中 β-内酰胺环对抗菌活性起重要作用，通过抑制细菌细胞壁的合成发挥抗菌作用，为繁殖期杀菌药。通过其侧链改造，半合成的可口服的青霉素有青霉素 V 等。

### （一）天然青霉素青霉素 G

青霉素 G 由青霉菌培养液中提得。基本结构母核是 6-氨基青霉烷酸（6-APA）。青霉素 G 为治疗敏感菌所致感染的首选药。

**1. 体内过程** 青霉素口服约 1/3 可经肠道吸收，其余被胃酸及消化酶破坏。青霉素肌内注射吸收完全，能分布全身，脑膜炎症时，青霉素透入脑脊液能达到有效浓度，可用于治疗脑膜炎。原型经尿排泄，丙磺舒与其竞争肾小管分泌，两药合用能提高青霉素的血药浓度，延长半衰期。

**2. 抗菌作用**　青霉素与青霉素结合蛋白（PBPs）结合后，在细胞膜外抑制转肽酶，导致细菌细胞壁黏肽的合成受阻，细胞壁缺损，此外，增加细胞壁自溶酶活性，产生自溶或胞壁质水解。水分由外环境不断渗入高渗的菌体内，致使细菌膨胀，变形死亡。

对敏感菌的革兰阳性球菌和杆菌、革兰阴性球菌、螺旋体有强大的杀菌作用。

（1）革兰阳性球菌：溶血性链球菌、肺炎链球菌、草绿色链球菌、肺炎双球菌、不产青霉素酶的金黄色葡萄球菌和厌氧的阳性球菌。

（2）革兰阳性杆菌：白喉棒状杆菌、炭疽芽孢杆菌、厌氧的破伤风杆菌、产气荚膜梭菌、放线菌属、丙酸杆菌。

（3）螺旋体：梅毒螺旋体、钩端螺旋体。

（4）对大多数革兰阴性杆菌不敏感。

**3. 临床应用**　用于敏感的各种球菌、革兰阳性杆菌及螺旋体所致的各种感染。

（1）链球菌感染：A组溶血性链球菌引起的咽炎、疏松结缔组织炎、化脓性关节炎、肺炎、产褥热、败血症及猩红热。B组溶血性链球菌、肺炎链球菌、草绿色链球菌和粪链球菌引起的呼吸道感染、脑膜炎、心内膜炎、败血症等。

（2）脑膜炎双球菌和其他敏感菌引起的脑脊髓膜炎。

（3）螺旋体引起的感染：钩端螺旋体病、梅毒、回归热、放线菌病。

（4）革兰阳性杆菌引起的感染：破伤风、白喉、炭疽病。

丙磺舒与青霉素竞争肾小管的分泌，对青霉素有增效作用；青霉素与抑菌药四环素、氯霉素和大环内酯类合用有拮抗作用，因为青霉素为繁殖期杀菌药，抑菌药阻碍细菌繁殖，使青霉素不能充分发挥作用，应避免此类联合用药。不良反应青霉素毒性小，除局部刺激外，主要是过敏反应。

**（二）半合成青霉素**

以 6-APA 侧链改造获得的耐酸、耐酶、广谱类、抗铜绿假单胞菌类和主要作用于革兰阴性菌类半合成青霉素（表33-1）。

表33-1　常用半合成青霉素作用特点及临床应用

| 分类 | 常用药物 | 抗菌作用特点 | 临床应用 |
|---|---|---|---|
| 口服耐酸青霉素 | 青霉素 V | 抗菌谱与青霉素 G 相同，但抗菌作用不及青霉素 G 强。耐酸，能口服给药 | 用于革兰阳性球菌引起的轻度感染 |
| 耐酶青霉素 | 苯唑西林<br>氯唑西林<br>双氯西林 | 对产青霉素酶的耐药金黄色葡萄球菌具有强大杀菌作用，但近来耐甲氧西林的金黄色葡萄球菌不断增加 | 用于耐青霉素的葡萄球菌所致的感染等 |
| 广谱青霉素类 | 氨苄西林 | 耐酸、不耐酶、可口服。对革兰阴性和革兰阳性菌均有杀菌作用，对革兰阴性优于青霉 G | 用于敏感菌引起的尿路、呼吸道、胆道、肠道感染，脑膜炎，少数革兰阴性菌感染 |
| | 阿莫西林 | 抗菌谱、抗菌活性与氨苄西林相似，对肺炎球菌与变形杆菌作用强 | 用于敏感菌所致呼吸道、尿路、胆道等感染，伤寒，慢性胃炎和消化性溃疡 |
| 抗铜绿假单胞菌广谱青霉素类 | 羧苄西林 | 不耐酸，需注射给药。对铜绿假单胞菌及变形杆菌有效 | 单用易耐药，为哌拉西林代替 |

续表

| 分类 | 常用药物 | 抗菌作用特点 | 临床应用 |
|------|---------|------------|---------|
| | 替卡西林 | 口服不吸收，需肌内注射。抗菌谱与羧卡西林相似，但抗铜绿假单胞菌活性要强2~4倍，对其他革兰阳性杆菌作用更强（2~10倍） | 治疗铜绿假单胞菌感染，对呼吸道、泌尿道感染亦有效 |
| | 美洛西林 | 抗菌活性强，对耐羧苄西林和庆大霉素的铜绿假单胞菌有较好抗菌作用 | 治疗铜绿假单胞菌、大肠埃希菌感染 |
| | 哌拉西林 | 低毒、抗菌谱广、抗菌作用强，对铜绿假单胞菌等大多数革兰阴性菌、革兰阳性球菌、厌氧菌均有作用 | 治疗铜绿假单胞菌、大肠埃希菌及其他肠杆菌科细菌的感染及败血症 |
| 主要作用于革兰阴性菌的青霉素类 | 替莫西林 | 为窄谱抗生素。对大多数 β-内酰胺酶稳定，作用于产酶肠杆菌有较强活性 | 主要用于敏感革兰阴性菌所致的尿路、软组织和呼吸道感染 |

## 二、头孢菌素类

其主要特点是抗菌谱广，对厌氧菌有效，过敏反应少，对酸和酶较稳定，是目前抗生素开发研究和临床应用最为活跃的领域，分为一、二、三及四代（表33-2）。

**表33-2　各代头孢菌素作用特点及临床应用**

| | 常用药物 | 抗菌作用特点 | 临床应用 |
|------|---------|------------|---------|
| 第一代 | 头孢唑啉<br>头孢噻吩<br>头孢羟氨苄<br>头孢拉定 | ①对革兰阳性菌的抗菌作用较第二代略强，对革兰阴性杆菌较第二、三代弱；②对 β-内酰胺酶稳定性远较第二、三代差，可被革兰阴性菌产生的 β-内酰胺酶所破坏；③对肾有一定的毒性，与氨基糖苷类抗生素或强利尿剂合用毒性增加；④血浆半衰期短，脑脊液中浓度低 | 革兰阳性细菌感染，耐药金黄色葡萄球菌感染，适用于轻度、中度感染 |
| 第二代 | 头孢呋辛<br>头孢孟多<br>头孢克洛 | ①对革兰阳性菌的抗菌活性较第一代略差或者相仿，对革兰阴性杆菌的抗菌活性较第一代强，较第三代弱。对多数肠杆菌科细菌有相当活性，对厌氧菌有一定作用，对铜绿假单胞菌无效；②对多种 β-内酰胺酶较稳定；③对肾毒性较第一代小 | 用于革兰阴性和阳性细菌敏感的各种感染 |
| 第三代 | 头孢曲松<br>头孢唑肟<br>头孢哌酮<br>头孢他啶<br>头孢噻肟 | ①对革兰阳性菌虽有一定的抗菌活性，但较第一、二代弱；对革兰阴性菌包括肠杆菌、铜绿假单胞菌及厌氧菌如脆弱拟杆菌，均有较强的抗菌作用，对流感杆菌、淋球菌具有良好的抗菌活性。②对 β-内酰胺酶高度稳定。③血浆半衰期长，体内分布广，组织穿透力强，有一定量渗入炎症脑脊液中。④对肾基本无毒性 | 严重革兰阴性杆菌感染及混合感染 |
| 第四代 | 头孢匹罗<br>头孢吡肟<br>头孢克定 | ①对革兰阳性菌、革兰阴性菌、厌氧菌显示广谱抗菌活性，抗革兰阳性菌比第三代强，特别对链球菌、肺炎球菌有很强的活性；②抗铜绿假单胞菌作用同三代；③对产 β-内酰胺酶的革兰阴性杆菌有较强抗菌作用，对肠杆菌属的作用优于第三代 | 用于第三代头孢耐药的革兰阴性菌的重症感染 |

## 三、其他 β-内酰胺类

其他 β-内酰胺类药物的分类及其代表药物见表33-3。

**表 33-3　其他 β-内酰胺类**

| 分类 | 代表药 |
| --- | --- |
| 单环 β-内酰胺类 | 氨曲南：是第一个成功用于临床的单环 β-内酰胺类抗生素，它只对需氧革兰阴性菌有效，对革兰阳性菌和厌氧菌作用差，属窄谱抗菌药。与细菌细胞壁上 PBPs 结合，抑制细菌细胞壁合成而杀菌。对肠杆菌科铜绿假单胞菌、流感嗜血杆菌、淋球菌作用佳。副作用少，对多种 β-内酰胺酶稳定，对青霉素无交叉过敏。用于敏感菌所致呼吸道、尿路、软组织感染及败血症治疗，对青霉素、头孢菌素过敏者宜选用 |
| 头霉素类 | 头孢西丁：对肠杆菌科细菌作用强，对厌氧菌比第三代头孢菌素强。用于盆腔、腹腔和妇科的需氧和厌氧菌混合感染 |
| 氧头孢烯类 | 拉氧头孢、氟氧头孢：对厌氧菌尤其脆弱杆菌作用强于第一、二、三代头孢菌素。用于呼吸道、胆道、妇科感染及脑膜炎。用药后可致明显出血，有时致命 |
| β-内酰胺酶抑制剂 | 克拉维酸：属氧青霉烷类广谱 β-内酰胺酶不可逆的竞争型抑制剂，其抗菌谱广，抗菌活性低，常与其他 β-内酰胺类抗生素合用，以增强抗菌作用 |
|  | 舒巴坦：为半合成的竞争性 β-内酰胺酶抑制剂，抗菌作用略强于克拉维酸，与 β-内酰胺酶抗生素合用有抗菌协同作用 |
|  | 他唑巴坦：为不可逆的 β-内酰胺酶竞争抑制剂，对青霉素酶和 β-内酰胺酶均有较强的抑制作用，较舒巴坦抑酶作用强，与哌拉西林的配伍制剂他唑西林抗菌效果好 |
| 碳青霉烯类 | 迄今已知的抗菌药物中抗菌谱最广、抗菌作用最强、对 β-内酰胺酶高度稳定。亚胺培南：抗菌谱广，其通过与细菌的青霉素结合蛋白（PBPs）特异性结合，干扰细菌细胞壁的合成。对大多数革兰阳性菌、革兰阴性球菌、革兰阴性杆菌、厌氧菌中的脆弱类杆菌等均有强大抗菌活性。对各种内酰胺酶高度稳定，抗菌活性较 β-内酰胺类强，易透过细菌的细胞膜，对 PBPs 亲和力大；细菌对本品与青霉素类和头孢菌素类间一般无交叉耐药性，可作为后者耐药的替代品 |

# 复习思考题

## 一、选择题

### （一）单项选择题

1. 不属于 β-内酰胺类抗生素的是（　　）

   A. 青霉素类　　　　B. 头孢菌素类

   C. 头霉素类　　　　D. 硫霉素类

   E. 林可霉素类

2. β-内酰胺类抗生素的作用靶点是（　　）

   A. 细菌外膜　　　　B. 黏肽层

   C. 细胞质　　　　　D. 黏液层

   E. PBPs

3. 青霉素类抗生素的主要抗菌机制是（　　）

   A. 增加细胞质膜的通透性

   B. 抑制胞壁黏肽合成

   C. 抑制细菌蛋白质合成

   D. 抑制二氢叶酸还原酶活性

   E. 抑制 RNA 多聚酶活性

4. 青霉素 G 在体内的主要消除方式是（　　）

   A. 被血浆酶破坏　　B. 经肝脏代谢

   C. 随胆汁排泄　　　D. 肾小管分泌

   E. 肾小球滤过

5. 青霉素 G 的体内过程特点正确的叙述是（　　）

   A. 口服易吸收

   B. 主要分布于细胞内液

   C. 主要以原形随尿排出

   D. 脂溶性高

   E. 血浆蛋白结合率高

6. 有关青霉素 G 的错误叙述是（　　）

   A. 价格低廉　　　　B. 毒性低

   C. 水溶液性质稳定　D. 钠盐易溶于水

   E. 可引起过敏性休克

7. 下列不属于青霉素的抗菌谱的是（　　）

   A. 脑膜炎双球菌　　B. 肺炎球菌

   C. 破伤风杆菌　　　D. 伤寒杆菌

   E. 钩端螺旋体

8. 青霉素的长效制剂是（　　）

A. 青霉素 G      B. 氨苄西林

C. 苯唑西林      D. 羧苄西林

E. 苄星青霉素

9. 葡萄球菌产生的青霉素酶主要分解（　　）

  A. 7-氨基头孢烷酸    B. 侧链

  C. 6-氨基青霉烷酸    D. β-内酰胺环

  E. 噻唑烷环

10. 哪一项是青霉素类抗生素共同的特点（　　）

  A. 抗菌谱广

  B. 耐酸口服有效

  C. 耐 β-内酰胺酶

  D. 主要用于革兰阴性细菌感染

  E. 相互有交叉过敏反应，可致过敏性休克

11. 肺炎球菌引起的大叶性肺炎首选（　　）

  A. 庆大霉素      B. 青霉素

  C. 四环素      D. 氯霉素

  E. 红霉素

12. 青霉素 G 对下列哪种细菌基本无效（　　）

  A. 溶血性链球菌    B. 脑膜炎奈瑟菌

  C. 破伤风杆菌    D. 梅毒螺旋体

  E. 变形杆菌

13. 治疗破伤风惊厥宜首选（　　）

  A. 青霉素

  B. 四环素

  C. 红霉素

  D. 青霉素+破伤风抗毒素

  E. 青霉素+破伤风抗毒素+硫酸镁

14. 治疗梅毒、钩端螺旋体的首选药是（　　）

  A. 四环素      B. 红霉素

  C. 青霉素      D. 氯霉素

  E. 链霉素

15. 青霉素的抗菌谱不包括下列哪一项（　　）

  A. 肺炎球菌    B. 破伤风杆菌

  C. 脑膜炎双球菌    D. 伤寒杆菌

  E. 钩端螺旋体

16. 应用青霉素治疗下列哪一种疾病时可引起赫氏反应（　　）

  A. 大叶性肺炎

B. 梅毒或钩端螺旋体

C. 草绿色链球菌心内膜炎

D. 急性咽炎

E. 流行性脑脊髓膜炎

17. 治疗流行性细菌性脑脊髓炎的最佳联合用药是（　　）

  A. 青霉素+链霉素

  B. 青霉素+磺胺嘧啶

  C. 青霉素+氧氟沙星

  D. 青霉素+诺氟沙星

  E. 青霉素+四环素

18. 对青霉素 G 最易产生耐药性的细菌是（　　）

  A. 肺炎球菌    B. 溶血性链球菌

  C. 白喉棒状杆菌    D. 破伤风杆菌

  E. 金黄色葡萄球菌

19. 关于青霉素使用，正确的是（　　）

  A. 过敏史者绝对不皮试

  B. 合用碳酸氢钠可提高疗效

  C. 口服可治疗肠道感染

  D. 提前 24 小时配置才能溶解

  E. 外用治疗化脓球菌引起的感染

20. 青霉素属于（　　）

  A. 静止期杀菌药    B. 繁殖期杀菌剂

  C. 快速抑菌剂    D. 慢速抑菌剂

  E. 非特异性杀菌剂

（二）多项选择题

21. 具有 β-内酰胺结构的药物是（　　）。

  A. 氨苄西林    B. 克拉维酸

  C. 头孢哌酮    D. 氨曲南

  E. 青霉素 G

22. β-内酰胺类抗生素的抗菌作用机制是（　　）

  A. 抑制二氢叶酸合成酶

  B. 抑制胞壁黏肽合成酶

  C. 触发细菌自溶酶活性

  D. 抑制细菌核酸代谢

  E. 抑制细菌蛋白质合成

23. 可成为青霉素变态反应致敏原的是（　　）

A．制剂中的青霉噻唑蛋白

B．制剂中的青霉烯酸

C．制剂中的钾离子

D．6-APA 高分子聚合物

E．青霉素

24．关于 β-内酰胺酶抑制剂叙述，正确的是

（ ）

A．具有 β-内酰胺结构

B．抗菌作用弱

C．与 β-内酰胺类药合用

D．提高 β-内酰胺类抗菌效果

E．减少过敏性休克的发生

25．第三代头孢菌素的特点叙述正确的是

（ ）

A．血浆半衰期较长，体内分布广

B．对肾脏基本无毒性

C．对 β-内酰胺酶稳定性高

D．对革兰阳性菌作用不及第一、二代

E．对铜绿假单胞菌和厌氧菌有效

## 二、判断题

1．青霉素对静止期的细菌具有杀灭的作用。

2．金黄色葡萄球菌对青霉素素耐药可改用氨苄西林。

3．对青霉素素过敏者可选用头孢菌素类。

4．头孢菌素类药物的抗菌机制与青霉素的抗菌机制相同。

5．第三代头孢菌素类药物对铜绿假单胞菌感染最好，毒性低。

6．庆大霉素可与羧苄西林混合使用。

## 三、填空题

1．青霉素类抗菌机制是抑制细菌的_____，使细菌_____不能合成以达到杀菌的目的。

2．β-内酰胺类抗生素的作用机制均相似，都能抑制细菌细胞壁_____的活性，从而阻碍细胞壁_____的合成，使_____缺损，菌体_____而死亡。

3．天然青霉素的主要优点是_____、_____；主要缺点是_____。

4．细菌对 β-内酰胺类抗生素产生耐药性的机制有_____、_____、_____、_____和_____。

5．青霉素应用时需临时新鲜配制是为了防止_____和_____。

6．青霉素 G 与丙磺舒合用可以提高药效的原因是_____。

7．半合成青霉素根据不同特点，可分为_____、_____、_____、_____等几类。

8．青霉素的主要不良反应是_____，因此，用药前要做_____，并准备_____，以便进行应急抢救。

9．第一代头孢菌素有_____和_____等；第二代头孢菌素有_____、_____和_____等；第三代头孢菌素有_____、_____和_____等。第四代有_____、_____等。

10．在 β-内酰胺类抗生素中，除青霉素类外，还有_____、_____、_____、_____、_____等五类。β-内酰胺酶抑制剂有_____、_____和_____。它们与青霉素类组成复方制剂，目的是_____。

## 四、名词解释

1．耐药金葡菌　　2．β-内酰胺类

## 五、问答题

1．简述青霉素的抗菌机制，详述青霉素抗菌谱，说出其体内过程特点。

2．简述青霉素不良反应表现及防治措施。

3．试述头孢菌素类抗生素的特点。

4．β-内酰胺类抗生素产生耐药性的机制是什么？常用的 β-酰胺酶抑制剂有哪些？

## 六．案例题

1．早产男婴，10 天前发热昏迷入院，皮肤黄染，囟门饱满，病理反射阳性，脑脊液中有大量的中性粒细胞。

问题：（1）对于此男婴的治疗应该首先什么药物？

（2）该药物最严重的不良反应是什么，应该采取哪些防治措施？

2．根据案例回答以下问题

案例：男性患者，55 岁。既往有慢性肾病史。突发高热、呕吐、惊厥，数小时后出现面色苍白、四肢厥冷、脉搏细速、血压下降、体温升高。经实验室检查诊断为暴发型流行性脑脊髓膜炎，需要进行治疗。

（1）选择哪种抗菌药？（单选）

    A．磺胺嘧啶

    B．庆大霉素

    C．大剂量青霉素

    D．氨苄西林

（2）除了抗菌药之外，还必须使用（单选）

    A．呋塞米

    B．阿托品

    C．酚妥拉明

    D．糖皮质激素

（3）使用上述药物的目的是（单选）

    A．升高血压

    B．减轻组织器官损害以度过危险期

    C．促进脑细胞功能恢复

    D．利尿降低颅内压

（4）应用上述药物的原则是（多选）

    A．短期用药

    B．大剂量用药

    C．长期用药

    D．早期用药

    E．小剂量用药

（黄　宁）

# 第三十四章

# 大环内酯类、林可霉素类及其他抗生素

**大纲要求**

**1. 掌握** 大环内酯类抗生素的共同抗菌作用特点及机制。

**2. 熟悉** 红霉素的抗菌作用、临床应用及不良反应。林可霉素、克林霉素的体内过程特点及临床应用。

**3. 了解** 新型大环内酯类抗生素的作用特点。林可霉素及克林霉素的抗菌作用。

**学习要点**

## 一、大环内酯类抗生素

**1. 大环内酯类抗生素的共同抗菌作用特点及机制**

（1）作用特点：对革兰阳性菌、部分革兰阴性菌和厌氧菌有强大的抗菌活性；对产 β-内酰胺酶的葡萄球菌和耐甲氧西林金黄色葡萄球菌也有一定的抗菌活性；对衣原体、支原体、非典型分枝杆菌也有良好的抗菌作用；通常为抑菌药，高浓度时为杀菌药。

（2）作用机制：与细菌核糖体 50S 亚基结合抑制转肽作用及 mRNA 移位而抑制蛋白质合成。

**2. 红霉素的抗菌作用、临床应用及不良反应**

（1）抗菌作用：具有大环内酯类抗菌作用的共性。

（2）临床应用：对青霉素过敏的链球菌感染；耐青霉素的金黄色葡萄球菌感染；敏感病原微生物引起的呼吸系统、泌尿生殖系统感染。

（3）不良反应：胃肠道反应、肝损害、过敏反应。

**3. 其他大环内酯类抗生素**

（1）克拉霉素抗菌作用与应用特点。

（2）阿奇霉素抗菌作用与应用特点：组织中浓度高，药物从组织中缓慢释放，以致半衰期长；与其他大环内酯类比较有较广的抗菌谱；与其他大环内酯类比较有较强的杀菌作用；应用于呼吸道、皮肤、软组织及泌尿生殖器的严重感染。

（3）罗红霉素抗菌作用与应用特点：抗菌谱与红霉素相似，口服吸收好，广泛分布于体液及组织，半衰期长。

## 二、林可霉素类抗生素

林可霉素类抗生素包括林可霉素和克林霉素。

**1. 林可霉素抗菌作用及机制**

（1）抗菌作用：主要对革兰阳性菌、金黄色葡萄球菌和链球菌敏感。

（2）机制：与敏感细菌核糖体 50S 亚基结合，通过抑制肽酰基转移酶的活性，使肽链延长受阻而抑制蛋白质的合成。

**2. 林可霉素临床应用**　首选用于金黄色葡萄球菌感染引起的急慢性骨髓炎。

## 复习思考题

### 一、选择题

#### （一）单项选择题

1. 下列哪种药物对克林霉素所致假膜性肠炎有较好疗效（　　）
   - A. 红霉素
   - B. 林可霉素
   - C. 万古霉素
   - D. 麦迪霉素
   - E. 青霉素

2. 治疗金黄色葡萄球菌引起的骨及关节感染应首选（　　）
   - A. 红霉素
   - B. 林可霉素
   - C. 麦迪霉素
   - D. 万古霉素
   - E. 青霉素

3. 红霉素和林可霉素合用可（　　）
   - A. 降低毒性
   - B. 增强抗菌活性
   - C. 扩大抗菌谱
   - D. 竞争结合部位相互拮抗
   - E. 双重阻断细菌

4. 男性患者，6 岁，高热、呼吸困难，双肺有广泛小水泡音，诊断为"支气管肺炎"，青霉素皮试阳性，宜选用下列哪种药物（　　）
   - A. 氯霉素
   - B. 四环素
   - C. 头孢唑啉
   - D. 红霉素
   - E. 阿莫西林

5. 以下哪种药物适用于儿童支原体肺炎的治疗（　　）
   - A. 氯霉素
   - B. 四环素
   - C. 阿奇霉素
   - D. 头孢唑啉
   - E. 阿莫西林

6. 革兰阳性菌感染对青霉素过敏者可选用（　　）
   - A. 苯唑西林
   - B. 红霉素
   - C. 氨苄西林
   - D. 羧苄西林
   - E. 阿莫西林

7. 林可霉素类可能发生的最严重的不良反应是（　　）
   - A. 过敏性休克
   - B. 肾功能损害
   - C. 永久性耳聋
   - D. 假膜性肠炎
   - E. 恶心、呕吐

8. 万古霉素的抗菌作用机制是（　　）
   - A. 阻碍细菌细胞壁的合成
   - B. 干扰细菌的叶酸代谢
   - C. 影响细菌胞质膜的通透性
   - D. 抑制细菌蛋白质的合成
   - E. 抑制细菌叶酸合成

#### （二）多项选择题

9. 大环内酯类抗生素包括（　　）
   - A. 阿奇霉素
   - B. 螺旋霉素
   - C. 克拉霉素
   - D. 林可霉素
   - E. 阿莫西林

### 二、判断题

1. 大环内酯类抗生素与林可霉素类抗生素的抗菌作用机制相同。

2. 红霉素对革兰阳性菌的作用强于青霉素。

3. 阿奇霉素是大环内酯类中对肺炎支原体作用最强者。

4. 万古霉素可首选用于金黄色葡萄球菌引起的

急慢性骨髓炎。

5．对青霉素过敏者可使用红霉素。

6．红霉素耐酸，口服吸收好。

7．红霉素低浓度抑菌，高浓度可杀菌。

8．林可霉素的抗菌机制与红霉素相似。

### 三、填空题

1．大环内酯类的抗菌作用机制是和_____结合，抑制细菌蛋白质合成。

2．唯一用于临床的 15 元大环内酯类抗生素是_____。

3．林可霉素类首选应用于_____
_____。

4．红霉素的不良反应包括_____、_____、_____。

5．大环内酯类抗生素常用于对_____过敏患者。

### 四、问答题

1．大环内酯类抗生素临床可应用于哪些疾病？

2．林可霉素的抗菌作用机制是什么？

### 五、案例题

患者，女，2 岁，发热咳嗽 3 天，体温 39℃，心率 150 次/分，鼻翼煽动，三凹征阳性，双肺湿啰音，肺炎支原体 IgM 抗体检测阳性，胸片可见双肺纹理增多、斑片状阴影。已给予阿莫西林治疗 3 天，病情无好转。请说明是否需要调整药物治疗方案，为什么？

（郭　英）

# 第三十五章

# 氨基糖苷类抗生素

## 大纲要求

1. **掌握** 氨基糖苷类抗生素的共性：抗菌作用特点、抗菌谱、作用机制、主要耐药机制、体内过程特点及不良反应。
2. **熟悉** 链霉素、庆大霉素的抗菌作用特点及临床应用。
3. **了解** 妥布霉素、卡那霉素、阿米卡星、奈替米星的抗菌作用特点及临床应用。

## 学习要点

### 一、氨基糖苷类抗生素的共性

1. **抗菌作用** 主要抗 G⁻杆菌，为静止期杀菌药。其中，链霉素对结核杆菌有效。
2. **作用机制** 多环节阻碍细菌蛋白质的合成。
3. **主要耐药机制** 细菌产生钝化酶：乙酰化酶、腺苷化酶、磷酸化酶。
4. **不良反应** 耳毒性、肾毒性、神经肌肉接头的阻滞作用、过敏反应。

### 二、各种氨基糖苷类抗生素的抗菌作用特点及应用

1. **链霉素**
（1）抗菌作用：抗菌谱较广。
（2）临床应用：鼠疫、兔热病、布氏杆菌病、感染性心内膜炎、结核。
2. **庆大霉素**
（1）抗菌作用：抗菌范围广。
（2）临床应用：严重的 G⁻杆菌感染、感染性心内膜炎、原因未明的 G⁻菌混合感染、口服用于肠道感染或术前准备。

## 复习思考题

### 一、选择题

#### （一）单项选择题

1. 某患者在连续肌内注射了庆大霉素后出现耳鸣、听力减退，可能与庆大霉素的哪种不良反应有关（  ）
   - A. 肾毒性
   - B. 耳毒性
   - C. 变态反应
   - D. 胃肠道反应
   - E. 神经肌肉阻断作用

2. 某患者因感染心内膜炎使用链霉素后出现多尿、蛋白尿，这可能是（  ）

A. 肾毒性　　　　B. 耳毒性

C. 变态反应　　　D. 胃肠道反应

E. 神经肌肉阻断作用

3. 可用于治疗结核的氨基糖苷类药物是（　　）

A. 链霉素　　　　B. 庆大霉素

C. 妥布霉素　　　D. 阿米卡星

E. 异烟肼

4. 庆大霉素与青霉素合用后，正确的是（　　）

A. 增加肾毒性

B. 抗菌作用增强

C. 增加耳毒性

D. 对两药抗菌作用无影响

E. 抗菌作用减弱

5. 以下哪种药物可以和氨基糖苷类药物合用
（　　）

A. 万古霉素　　　B. 头孢噻吩

C. 呋塞米　　　　D. 青霉素

E. 顺铂

6. 链霉素目前临床应用较少是由于（　　）

A. 口服不易吸收

B. 肾毒性大

C. 抗菌作用较弱

D. 耐药菌株较多、毒性较大

E. 过敏反应严重

7. 氨基糖苷类抗生素消除的主要途径是（　　）

A. 以原形经肾小球滤过排出

B. 经肾小管分泌排出

C. 经肝微粒体酶氧化灭活

D. 经乙酰化灭活

E. 被磷酸化酶钝化

8. 对前庭功能损害作用发生率最低的氨基糖苷
类药物是（　　）

A. 奈替米星　　　B. 新霉素

C. 庆大霉素　　　D. 卡那霉素

E. 链霉素

9. 肾脏毒性最低的氨基糖苷类药物是（　　）

A. 庆大霉素　　　B. 奈替米星

C. 链霉素　　　　D. 卡那霉素

E. 新霉素

10. 耳、肾毒性最大的氨基糖苷类抗生素是
（　　）

A. 卡那霉素　　　B. 庆大霉素

C. 西索米星　　　D. 新霉素

E. 奈替米星

11. 氨基糖苷类抗生素不包括哪种药物（　　）

A. 卡那霉素　　　B. 庆大霉素

C. 西索米星　　　D. 四环素

E. 奈替米星

12. 氨基糖苷类抗生素的不良反应不包括
（　　）

A. 红人综合征　　B. 肾毒性

C. 耳毒性　　　　D. 过敏反应

E. 神经肌肉阻断作用

（二）多项选择题

13. 氨基苷类抗生素包括哪些药物（　　）

A. 卡那霉素　　　B. 庆大霉素

C. 西索米星　　　D. 青霉素

E. 头孢拉定

14. 氨基苷类抗生素的不良反应包括（　　）

A. 红人综合征　　B. 肾毒性

C. 耳毒性　　　　D. 过敏反应

E. 再生障碍性贫血

二、判断题

1. 氨基糖苷类抗生素不适合和其他具有耳毒
性、肾毒性的药物合用。

2. 氨基糖苷类抗生素在酸性环境中抗菌活性可
增强。

3. 庆大霉素具有耳毒性和肾毒性。

4. 庆大霉素可首选用于兔热病和鼠疫的治疗。

5. 氨基糖苷类抗生素可抑制细菌蛋白质合成的
始动、延长、终止阶段。

6. 新霉素引起前庭功能障碍发生率高于链霉素。

7. 链霉素与抗组胺药合用可减少耳毒性。

8. 卡那霉素引起的肾脏损害发生率低于链霉素。

9. 链霉素较青霉素不易引起过敏性休克，且死
亡率低。

10．庆大霉素可与羧苄西林同时混合滴注治疗铜绿假单胞菌感染。

## 三、填空题

1．氨基糖苷类抗生素的抗菌作用机制是_____。

2．氨基糖苷类抗生素在_____环境中抗菌活性增强。

3．首选用于治疗鼠疫的氨基糖苷类抗生素是_____。

4．氨基糖苷类抗生素的不良反应包括_____、_____、_____、_____。

5．可用于治疗结核的氨基糖苷类抗生素是_____。

## 四、问答题

1．氨基糖苷类抗生素的不良反应包括哪些？

2．庆大霉素可用于治疗哪些疾病？

## 五、案例题

患者，女，12岁，上呼吸道感染经青霉素、链霉素治疗7天，上呼吸道感染痊愈，但患者自觉听力变弱，耳鸣，听力检查结果为平均听阈左25dB、右25dB。请分析患者出现听力减退的原因是什么？

（郭 英）

# 第三十六章

# 四环素类及氯霉素

## 大纲要求

1. **掌握** 二重感染的概念。

2. **熟悉** 四环素类药物的抗菌作用共性、临床应用及主要不良反应。氯霉素药物的抗菌作用特点、临床应用及主要不良反应。

## 学习要点

### 一、四环素类药物的抗菌作用共性、临床应用及主要不良反应

1. **抗菌作用** 广谱抑菌药。与细菌核糖体 30S 亚基结合，阻碍细菌蛋白质的合成。

2. **临床应用** 立克次体感染、螺旋体病、支原体肺炎、衣原体感染。

3. **主要不良反应** 胃肠道反应、光敏反应、肝毒性、肾毒性、对牙齿及骨骼发育的影响、二重感染。

### 二、氯霉素的抗菌作用特点、临床应用及主要不良反应

1. **抗菌作用及机制** 广谱。与细菌核糖体 30S 亚基结合，阻碍细菌蛋白质的合成。

2. **临床应用** 伤寒、副伤寒，细菌性脑膜炎和脑脓肿，立克次体感染。

3. **主要不良反应** 骨髓功能障碍（常见为可逆性红细胞生成抑制）、灰婴综合征。

## 复习思考题

### 一、选择题

#### （一）单项选择题

1. 氯霉素的主要不良反应为（　　　）

   A. 变态反应　　　　B. 假膜性肠炎

   C. 骨髓抑制　　　　D. 胃肠道反应

   E. 耳毒性

2. 可引起灰婴综合征的抗生素是（　　　）

   A. 氯霉素　　　　　B. 四环素

   C. 红霉素　　　　　D. 链霉素

   E. 青霉素

3. 引起幼儿牙釉质发育不全的药物是（　　　）

   A. 链霉素　　　　　B. 四环素

   C. 青霉素　　　　　D. 红霉素

   E. 氯霉素

4. 四环素的不良反应不正确的是（　　　）

   A. 二重感染　　　　B. 肝损伤

   C. 变态反应　　　　D. 耳毒性

   E. 四环素牙

5. 新生儿应避免使用（　　　）

A. 青霉素　　　　B. 红霉素

C. 阿奇霉素　　　D. 氯霉素

E. 头孢克肟

6. 斑疹伤寒首选（　　）

A. 链霉素　　　　B. 四环素

C. 磺胺嘧啶　　　D. 多粘菌素

E. 青霉素

7. 用于治疗立克次体感染的抗菌药物是（　　）

A. SMZ+TMP　　　B. 氨苄西林

C. 四环素　　　　D. 链霉素

E. 青霉素

8. 氯霉素在临床应用受限的主要原因是（　　）

A. 抗菌活性弱　　B. 血药浓度低

C. 细菌易耐药　　D. 严重损害造血系统

E. 抗菌谱窄

（二）多项选择题

9. 影响骨骼发育的药物是（　　）

A. 苯妥英钠　　　B. 诺氟沙星

C. 氯霉素　　　　D. 四环素

E. 青霉素

10. 下列四环素类药物不良反应中，哪些是正确的（　　）

A. 空腹口服易发生胃肠道反应

B. 长期大量给药可引起严重肝脏损害

C. 长期应用后可发生二重感染

D. 抑制骨髓造血系统

E. 耳毒性

## 二、判断题

1. 四环素可影响儿童的牙齿、骨骼发育。

2. 四环素类抗生素的抗菌机制是抑制细菌细胞壁的合成。

3. 多西环素较四环素的不良反应轻微。

4. 氯霉素属于广谱抗生素。

5. 氯霉素造成的再生障碍性贫血与剂量和疗程有关。

6. 氯霉素引起的可逆性白细胞减少症与药物用量和疗程无关。

7. 氯霉素是肝药酶诱导剂，与其他药物合用可加强其他药物的代谢。

8. 氯霉素的抗菌作用靶点是 50S 亚基。

9. 四环素的抗菌作用靶点是 30S 亚基。

## 三、填空题

1. 四环素的抗菌作用机制是_____。

2. 氯霉素的抗菌作用机制是_____。

3. 四环素类抗生素属于_____谱_____菌药（抗菌作用）。

4. 氯霉素属于_____谱抗菌药。

5. 四环素类抗生素的临床应用包括_____、_____、_____、_____。

6. 氯霉素的临床应用包括_____、_____、_____。

7. 四环素类抗生素的不良反应包括_____、_____、_____、_____、_____。

8. 氯霉素的不良反应包括_____、_____。

## 四、名词解释

super infection

## 五、问答题

1. 四环素类抗生素的不良反应包括哪些？

2. 氯霉素的不良反应包括哪些？

## 六、案例题

患者，男 33 岁。全身乏力、高热 7 天，体温 39.5℃，心率 110 次/分，中性粒细胞 72%，白细胞 4.2×10$^9$/L，淋巴细胞 28%，肥达反应阳性，血培养阳性，嗜酸粒细胞直接计数 0。请给出用药建议。

（郭　英）

## 第三十七章

# 人工合成抗菌药

■ 大纲要求

1. **掌握** 喹诺酮类药物的抗菌作用机制。磺胺类药物、甲氧苄啶的抗菌机制及其合用的药理学基础。
2. **熟悉** 磺胺类药物的体内过程特点和主要不良反应。
3. **了解** 氟喹诺酮类药物的抗菌作用特点、临床应用及主要不良反应。磺胺类药物的分类、临床应用。

■ 学习要点

## 一、喹诺酮类药物

1. **体内过程特点** 口服吸收较好，血药浓度相对较高；血浆蛋白结合率低；体内分布广；肾排泄差异较大。
2. **抗菌作用及作用机制** 广谱杀菌药，通过阻碍 DNA 复制达到杀菌作用。
3. **临床应用** 呼吸系统感染、胃肠道感染、泌尿生殖系统感染、骨骼系统和皮肤软组织系统感染。
4. **不良反应** 胃肠道反应、中枢神经系统症状、光敏反应、软骨损害、其他反应。
5. **常用氟喹诺酮类药物** 诺氟沙星、环丙沙星、氧氟沙星、左氧氟沙星、洛美沙星、氟罗沙星的特点。

## 二、磺胺类药物

1. **抗菌作用与机制**
（1）抗菌作用：广谱抑菌药。
（2）机制：通过抑制二氢叶酸合成酶干扰细菌的叶酸代谢而抑制细菌的生长繁殖。
2. **不良反应** 泌尿系统损害、过敏反应、血液系统反应、神经系统反应。
3. **常用磺胺类药物** 磺胺嘧啶的临床应用；柳氮磺吡啶、磺胺米隆、磺胺嘧啶银的临床应用。

## 三、甲氧苄啶与磺胺甲[S1]唑合用增效的机制

甲氧苄啶通过抑制二氢叶酸还原酶，干扰细菌的叶酸代谢而抑制细菌的生长繁殖。合

用后双重阻断细菌叶酸合成，抗菌效果增加数十倍，减少耐药。

# 复习思考题

## 一、选择题

### （一）单项选择题

1. 喹诺酮类药物抗菌作用机制正确的是（　　）
   A. 抑制细菌细胞壁合成
   B. 抑制 DNA 回旋酶
   C. 抑制细菌蛋白质合成
   D. 抑制细菌叶酸合成
   E. 抑制二氢叶酸合成酶

2. 喹诺酮类药物抗革兰阳性菌的作用机制是（　　）
   A. 抑制细菌细胞壁合成
   B. 抑制 DNA 回旋酶
   C. 抑制细菌蛋白质合成
   D. 抑制拓扑异构酶Ⅳ
   E. 抑制细菌叶酸合成

3. 喹诺酮类药物的不良反应错误的是（　　）
   A. 胃肠道反应
   B. 软骨损害
   C. 中枢神经系统症状
   D. 再生障碍性贫血
   E. 光敏反应

4. 磺胺类药物的抗菌作用机制是（　　）
   A. 抑制二氢叶酸合成酶
   B. 抑制 DNA 回旋酶
   C. 抑制拓扑异构酶Ⅳ
   D. 抑制二氢叶酸还原酶
   E. 抑制细菌细胞壁合成

5. 甲氧苄啶的抗菌作用机制是（　　）
   A. 抑制二氢叶酸合成酶
   B. 抑制 DNA 回旋酶
   C. 抑制拓扑异构酶Ⅳ
   D. 抑制二氢叶酸还原酶
   E. 抑制细菌细胞壁合成

6. 磺胺类药物的不良反应错误的是（　　）
   A. 泌尿系统损害
   B. 血液系统反应
   C. 过敏反应
   D. 软骨损害
   E. 新生儿黄疸

### （二）多项选择题

7. 甲氧苄啶和磺胺类药物合用的原因正确的是（　　）
   A. 抗菌活性增强
   B. 减少耐药
   C. 双重阻断细菌叶酸合成
   D. 减少不良反应
   E. 抗菌活性减弱

8. 喹诺酮类药物的抗菌作用机制是（　　）
   A. 抑制细菌细胞壁合成
   B. 抑制 DNA 回旋酶
   C. 抑制细菌蛋白质合成
   D. 抑制拓扑异构酶Ⅳ
   E. 抑制细菌细胞壁合成

9. 如何预防磺胺类药物造成的泌尿系统损伤（　　）
   A. 碱化尿液
   B. 适当多饮水
   C. 避免长期用药
   D. 脱水、少尿及休克患者禁用
   E. 酸化尿液

## 二、判断题

1. 甲氧苄啶和磺胺类药物合用可双重阻断细菌叶酸的合成。

2. 抑制 DNA 回旋酶是喹诺酮类药物抗革兰阳性菌的作用机制。

3. 喹诺酮类药物可致软骨损害，故儿童禁用。

4. 甲氧苄啶的抗菌作用机制抑制二氢叶酸还原酶。

5. 磺胺类药物的抗菌作用机制抑制二氢叶酸还原酶。

6. 适当增加饮水及碱化尿液可减少磺胺对肾脏的损伤。

7. 磺胺嘧啶可首选用于防治流行性脑脊髓膜炎。

8. 甲氧苄啶单独使用较磺胺抗菌活性弱。

### 三、填空题

1. 磺胺类的抗菌作用机制是抑制_____，抑制细菌叶酸的合成。

2. 喹诺酮类药物的不良反应包括_____、_____。

3. 首选应用于防治流行性脑脊髓膜炎的药物是_____。

4．常用的磺胺类药物包括_____、_____、_____。

5．甲氧苄啶和磺胺类药物合用可_____阻断细菌叶酸的合成。

### 四、问答题

1. 喹诺酮类药物可能引起哪些不良反应？

2．磺胺类药物可能引起哪些不良反应？

### 五、案例题

患者，女，60 岁，发热咳嗽 7 天，体温 39℃，心率 80 次/分，血常规 WBC11.90×10$^9$/L，中性粒细胞 79.4%，胸部 CT 示右肺中下叶阴影。已给予头孢哌酮及阿奇霉素治疗 3 天，病情无好转，改用莫西沙星 3 天后体温降至正常，原因是什么？

（郭 英）

# 第三十八章

## 抗真菌药

**大纲要求**

1. **掌握** 常用抗真菌药的特点及临床应用。
2. **熟悉** 常用抗真菌药的分类。
3. **了解** 常用抗真菌药的作用机制、不良反应和体内过程特点。

**学习要点**

常用的抗真菌药物抗菌作用与临床应用见表38-1。

表38-1　常用的抗真菌药物抗菌作用与临床应用

| | 药物 | 抗菌作用 | 临床应用 |
|---|---|---|---|
| 抗深部真菌感染药 | 两性霉素B | 1. 广谱抗真菌药<br>2. 选择性地与真菌细胞膜的麦角固醇相结合在膜上形成微孔，从而增加膜的通透性，引起菌体细胞内容物外漏，导致真菌死亡<br>3. 损伤细胞膜，使其他药物易进入真菌细胞内，与其他抗真菌药合用可出现协同作用 | 1. 首选于全身性深部真菌感染<br>2. 用于真菌性肺炎、心内膜炎及败血症、脑膜炎、尿路感染及败血症等<br>3. 局部用于眼科、皮肤科和妇产科的真菌病<br>4. 口服仅用于肠道感染<br>5. 鞘内注射用于中枢神经系统真菌感染其他药物无效时主要用于致命性念珠菌综合征、心内膜炎、脑膜炎、新型隐球脑膜炎等 |
| | 氟胞嘧啶 | 1. 抗真菌谱较两性霉素B窄<br>2. 通过真菌细胞的渗透系统进入细胞，转化为氟胞嘧啶，阻断核酸的合成<br>3. 单用极易耐药，与两性霉素B合用可发挥协同作用 | 1. 主要用于全身心的念珠菌、隐球菌和着色菌感染<br>2. 单用不及两性霉素B，且易产生耐药性，与两性霉素B合用本品进入真菌细胞增多发挥协同作用 |
| | 氟康唑 | 1. 抗真菌谱与酮康唑相似，体内抗真菌作用比酮康唑强10～20倍<br>2. 血浆蛋白结合率低，可渗入脑脊液 | 用于全身和局部念珠菌与隐球菌脑膜炎、新内膜炎、肺及尿路感染，为中枢，尿路感染理想药物，不良反应为本类药物中最低 |
| | 伊曲康唑 | 1. 较酮康唑抗真菌谱广，抗菌活性强<br>2. 主要用于浅表真菌感染，也可用于深部真菌感染 | 治疗非致命性的组织胞质菌病和芽生菌病的首选药物<br>对甲癣、体癣、手癣、足癣疗效好 |
| | 特比萘酚 | 对深部真菌作用强，但对酵母菌和白色念珠菌无效 | |

续表[S3]

| | 药物 | 抗菌作用 | 临床应用 |
|---|---|---|---|
| 抗浅表真菌感染药 | 酮康唑 | 1. 口服广谱抗真菌药，对念珠菌和浅表癣菌有强大的抗菌力<br>2. 血浆蛋白结合率高，不易渗入脑脊液 | 1. 用于治疗多种浅部真菌感染<br>2. 首选治疗甲癣 |
| | 咪康唑 | 抗菌谱和抗菌力与克霉唑基本相同；对深部真菌和部分浅表真菌有良好的抗菌作用；口服吸收差，不易透过血-脑屏障 | 1. 用于治疗皮肤黏膜和指甲、趾甲真菌感染<br>2. 静脉给药治疗多种深部真菌感染，用于两性霉素B无效或者不能耐受的患者<br>3. 可导致血钾静脉炎 |
| | 克霉唑 | 最早用于临床的广谱抗真菌药，对于浅表真菌感染疗效与灰黄霉素相似，对头癣无效，对深部真菌作用不及两性霉素B | 用于治疗浅表真菌和皮肤黏膜的念珠菌感染 |

# 复习思考题

## 一、选择题

### （一）单项选择题

1. 对灰黄霉素疗效最好的癣病是（　　）
   A. 头癣 　　　　 B. 体、股癣
   C. 甲癣 　　　　 D. 手足癣
   E. 叠瓦癣

2. 灰黄霉素不作外用给药是因为（　　）
   A. 透过皮肤药量难于控制
   B. 不易透过皮肤角质层
   C. 透过病变皮肤刺激性太大
   D. 不易透过皮下组织
   E. 局部给药无效，全身给药效高

3. 两性霉素B的不良反应是（　　）
   A. 高血钾
   B. 血压升高
   C. 寒战、高热、头痛、恶心呕吐
   D. 血白细胞升高
   E. 血小板升高

4. 下列哪种药物主要用于治疗阴道、胃肠道和口腔的念珠菌病（　　）
   A. 制霉菌素 　　 B. 灰黄霉素
   C. 碘化物 　　　 D. 两性霉素B
   E. 利福平

5. 两性霉素B的作用机制是（　　）
   A. 影响真菌细胞膜通透性
   B. 抑制真菌DNA合成
   C. 抑制真菌蛋白质合成
   D. 抑制真菌细胞壁的合成
   E. 抑制真菌细胞膜麦角固醇结合

6. 不良反应最小的咪唑类抗真菌药是（　　）
   A. 克霉唑 　　　 B. 咪康唑
   C. 酮康唑 　　　 D. 氟康唑
   E. 以上都不是

7. 咪唑类抗真菌药的作用机制是（　　）
   A. 多与真菌细胞膜中麦角固醇结合
   B. 抑制真菌细胞膜角固醇的生物合成
   C. 抑制真菌DNA的合成
   D. 抑制真菌蛋白质的合成
   E. 以上均不是

8. 下列哪种药物与两性霉素B合用可减少复发率（　　）
   A. 酮康唑 　　　 B. 灰黄霉素
   C. 阿昔洛韦 　　 D. 制霉菌素
   E. 氟胞嘧啶

9. 对浅表和深部真菌感染都有较好疗效的药物是（　　）
   A. 酮康唑 　　　 B. 灰黄霉素
   C. 两性霉素B 　　 D. 制霉菌素
   E. 氟胞嘧啶

10. 抗真菌药的分类及代表药搭配正确的是

　　　　　　　　　　　　　　　（　　）

　　A. 抗生素类 —— 克霉唑

　　B. 唑类 —— 伊曲康唑

　　C. 烯丙胺类 —— 5-氟胞嘧啶

　　D. 抗生素类 —— 特比萘芬

　　E. 烯丙胺类 —— 两性霉素 B

11. 治疗全身性深部真菌感染的首选药是（　　）

　　A. 酮康唑　　　　B. 灰黄霉素

　　C. 两性霉素 B　　D. 制霉菌素

　　E. 克霉唑

12. 对浅表和深部真菌感染均有效的是（　　）

　　A. 酮康唑　　　　B. 灰黄霉素

　　C. 两性霉素 B　　D. 制霉菌素

　　E. 克霉唑

13. 口服后在指甲中存留数周，对甲癣有效的药物是（　　）

　　A. 两性霉素 B　　B. 制霉菌素

　　C. 水杨酸　　　　D. 灰黄霉素

　　E. 咪康唑

（二）、多项选择题

14. 能治疗白色念珠菌感染的药物有（　　）

　　A. 氟胞嘧啶　　　B. 两性霉素 B

　　C. 制霉菌素　　　D. 氟康唑

　　E. 多粘菌素

15. 能治疗体癣又能治疗深部真菌感染的药物有（　　）

　　A. 灰黄霉素

　　B. 两性霉素 B

　　C. 制菌霉素

　　D. 克霉唑

　　E. 酮康唑

16. 两性霉素 B 的药理学特点是（　　）

　　A. 口服有效

　　B. 治疗全身性真菌感染

　　C. 能与 DNA 结合

　　D. 有严重肾脏损害

　　E. 损害细胞膜的通透性

17. 酮康唑的特点（　　）

　　A. 为口服与外用广谱抗真菌药

　　B. 口服需酸性环境才能吸收

　　C. 口服应制成肠溶片，不致被胃酸破坏

　　D. 抗酸药等不能同服

　　E. 脑脊液浓度低

18. 灰黄霉素的特点（　　）

　　A. 抑制真菌核酸合成

　　B. 局部用药对浅表真菌感染有效

　　C. 吸收后以脂肪、皮肤、毛发等组织含量较高

　　D. 大部分在肝内代谢

　　E. 与巴比妥类药物合用，药效减弱

二、判断题

1. 两性霉素 B 是多烯类抗浅部真菌感染药。

2. 两性霉素 B 具有广谱的抗真菌作用。

3. 真菌感染可以分为浅部感染和深部感染两类。

4. 灰黄霉素为多烯类抗深部抗真菌药。

5. 克霉唑是第一个可以口服的抗真菌药。

三、填空题

1. 抗真菌药能选择性抑制或者杀灭真菌一般对_____、_____无效。

2. 抗生素类抗真菌药包括_____和_____。

3. 两性霉素 B 主要用于全身_____真菌感染。

4. 灰黄霉素为非多烯类抗_____真菌感染抗生素。

5. 两性霉素 B 是通过与真菌细胞膜的_____结合而发挥抗真菌作用。

四、问答题

咪唑类抗真菌药的作用机制是什么？主要有哪些代表药物？这些代表药的特点是什么？

（黄　宁）

## 第三十九章

# 抗病毒药

**大纲要求**

1. **掌握** 常用抗病毒药的特点及临床应用。
2. **熟悉** 常用抗病毒药的分类。
3. **了解** 常用抗病毒药的作用机制、不良反应和体内过程特点。

**学习要点**

本章主要学习抗病毒药物，常用抗病毒药的药理作用与临床应用见表39-1。

表 39-1　常用抗病毒药的药理作用于临床应用

| 分类 | 药物 | 药理作用 | 临床应用 |
|---|---|---|---|
| 广谱抗病毒药 | 利巴韦林（病毒唑） | 抑制病毒核酸的合成，广谱抗病毒。对甲、乙型流感病毒、呼吸道合胞病毒、麻疹病毒、乙脑病毒、副黏病毒、甲型肝炎病毒、HIV病毒等RNA和DNA病毒均有抑制作用 | 1. 口服用于治疗丙型肝炎 <br> 2. 气雾疗法用于甲型或乙型流感 <br> 3. 静脉给药用于流行性出血热或麻疹并发肺炎 <br> 4. 局部用于带状疱疹、生殖器疱疹等 |
| | 干扰素 | 通过抗病毒作用和免疫调节作用而抗病毒感染 | 用于多种病毒感染性疾病：慢性肝炎、疱疹性角膜炎、带状疱疹等，亦用于抗肿瘤 |
| 抗RNA病毒药 | 齐多夫定 | FDA首个批准用于治疗艾滋病病毒感染的药物。抑制DNA链的增长，阻碍病毒的复制和繁殖 | 艾滋病病毒感染治疗首选药，有骨髓抑制作用 |
| | 金刚烷胺 | 特异性地抑制甲型流感病毒早期的复制和增殖，通过影响血凝素而干扰病毒组装 | 主要用于亚洲甲型流感的预防和治疗。还可预防流行性腮腺炎、风疹、病毒性支气管炎、麻疹等病 |
| 抗DNA病毒药 | 阿昔洛韦 | 对病毒DNA聚合酶产生抑制作用，阻止病毒DNA的复制。对疱疹病毒的选择性高。对单纯疱疹、带状疱疹病毒有很强的抑制作用 | 1. 局部用药用于单纯疱疹性角膜炎，皮肤、黏膜疱疹病毒感染，生殖器疱疹、带状疱疹 <br> 2. 静脉或口服给药治疗单纯疱疹病毒所致各种感染 |
| | 阿糖腺苷 | 体内代谢为阿糖肌苷，抑制病毒DNA的复制。抑制单纯疱疹病毒（HSV） | 1. 主要用于HSV脑炎、角膜炎 <br> 2. 新生儿单纯疱疹、艾滋病患者合并带状疱疹等 |
| | 拉米夫定 | 在细胞内磷酸化的产物可以抑制DNA病毒的反转录酶，抑制HIV的复制；对HBV的DNA多聚酶也有抑制作用，产生抗HBV作用 | 治疗HIV感染和慢性乙型肝炎 |

# 复习思考题

## 一、选择题

### （一）单项选择题

1. 抗病毒药的代表药是（　　）
    A. 5-氟胞嘧啶　　　B. 阿昔洛韦
    C. 氟康唑　　　D. 酮康唑
    E. 两性霉素 B

2. 金刚烷胺主要用于预防（　　）
    A. 丹毒
    B. 亚洲甲型流感病毒引起的流感
    C. 手癣
    D. 钩端螺旋体病
    E. 细菌性腹泻

3. 金刚烷胺的作用机制是（　　）
    A. 阻止病毒外壳蛋白质生成
    B. 阻止病毒体释放
    C. 干扰病毒渗入宿主细胞
    D. 干扰核酸的合成
    E. 引起细胞内溶酶体释放所致的感染细胞的溶解

4. 碘苷主要用于（　　）
    A. 结核病　　　B. 疟疾
    C. DNA 病毒感染　　D. 念珠菌感染
    E. 血吸虫病

5. 聚肌胞（　　）
    A. 有强大的抗真菌作用
    B. 诱导干扰素，阻止病毒复制
    C. 口服易吸收，治疗多种病毒感染
    D. 杀灭疟原虫
    E. 局部应用治疗疱疹性角膜炎疗效好于阿昔洛韦

6. 第一个获准用于治疗 AIDS 感染的药物是（　　）
    A. 更昔洛韦　　　B. 伐昔洛韦
    C. 齐多夫定　　　D. 阿糖腺苷

E. 金刚烷胺

7. 兼具有抗震颤麻痹作用的抗病毒药有（　　）
    A. 碘苷　　　B. 阿昔洛韦
    C. 阿糖腺苷　　D. 利巴韦林
    E. 金刚烷胺

8. 全身应用毒性大，仅供局部应用的抗病毒药是（　　）
    A. 金刚烷胺　　　B. 碘苷
    C. 阿昔洛韦　　　D. 阿糖腺苷
    E. 利巴韦林

9. 下列药物抗疱疹病毒作用最强的是（　　）
    A. 金刚烷胺　　　B. 碘苷
    C. 阿昔洛韦　　　D. 阿糖腺苷
    E. 利巴韦林

### （二）多项选择题

10. 阿昔洛韦（　　）
    A. 抑制病毒 DNA 多聚酶
    B. 局部应用治疗单纯疱疹性角膜炎
    C. 经肝代谢
    D. 口服吸收差
    E. 不良反应多，故少用于全身

11. 抗病毒药主要包括（　　）
    A. 阿昔洛韦　　　B. 氮唑核苷
    C. 金刚烷胺　　　D. 碘苷
    E. 吗啉胍

12. 抗病毒药物的作用机制描述正确的有（　　）
    A. 肝素与病毒竞争细胞表面的受体，阻止病毒的吸附
    B. 金刚烷胺能抑制流感病毒的脱壳而预防流感
    C. 阿糖腺苷干扰 DNA 聚合酶，阻碍 DNA 的合成
    D. 吗啉胍对病毒增殖周期各个阶段几乎均有抑制作用
    E. 阿昔洛韦可被由病毒基因编码的酶磷酸化，阻止病毒 DNA 的合成

13. 对 RNA 病毒无效的药物是（　　）
    A. 金刚烷胺　　　B. 碘苷

C. 阿昔洛韦　　　　D. 阿糖腺苷

E. 利巴韦林

14. 金刚烷对哪些病毒有效（　　）

A. 甲型流感病毒

B. 乙型流感病毒

C. 麻疹病毒

D. 腮腺炎病毒

E. 单纯疱疹病毒

## 二、判断题

1. 齐多夫定是第一个用于治疗 HIV 的药物。

2. 齐多夫定属于非核苷类反转录酶抑制剂。

3. 奈韦拉平是核苷类反转录酶抑制剂。

4. 齐多夫定可以抑制母婴传播率。

5. 利巴韦林是广谱抗病毒药。

## 三、填空题

1. 抗病毒药包括抗_____和_____。

2. 抗 HIV 药物包括_____、_____和_____。

3. 抗病毒药有些仅对_____病毒有效而有些则对_____病毒也有效。

4. 碘苷竞争性地与脱氧尿嘧啶核苷争夺胸苷酸合成酶，使_____受阻从而抑制 DNA 病毒。

5. 阿昔韦洛是嘌呤核苷类抗_____药。

## 四、问答题

试述抗病毒药物的分类及代表药物及其作用机制？

（黄　宁）

# 第四十章

## 抗结核药

大纲要求

**1. 掌握** 抗结核病药分类及一线药。第一线抗结核病药异烟肼、利福平等的抗结核作用特点、体内过程的特点、临床应用及主要不良反应。

**2. 熟悉** 抗结核病药的应用原则。

**3. 了解** 其他抗结核病药。

学习要点

## 一、抗结核病药

**1. 一线抗结核病药** 异烟肼、利福平、乙胺丁醇、吡嗪酰胺、链霉素。

**2. 异烟肼的体内过程、抗菌作用、临床应用及不良反应**

（1）体内过程特点：异烟肼在组织细胞的穿透性强，容易吸收，并迅速分布于全身体液及细胞液中；异烟肼大部分在肝脏乙酰化后失效，乙酰化率存在明显的个体差异。

（2）抗菌作用及机制：对繁殖期结核杆菌有杀灭作用，对静止期结核杆菌有抑制作用；抑制分枝菌酸的合成。

（3）临床应用：各种类型的结核。

（4）不良反应：神经系统毒性、肝脏毒性反应。

**3. 利福平的体内过程、抗菌作用、临床应用及不良反应**

（1）体内过程特点：肝药酶诱导剂；利福平及其代谢物为橘红色。

（2）抗菌作用及机制：低浓度抑菌，高浓度杀菌；抑制 DNA 依赖性 RNA 多聚酶。

（3）临床应用：各种类型的结核；麻风病；耐药金葡菌等敏感菌引起感染，如严重胆道感染。

（4）不良反应：胃肠刺激反应、肝损害、药热等。

## 二、抗结核药的应用原则

早期用药、联合用药、规律用药、适量用药、适宜的疗程。

**复习思考题**

## 一、选择题

### （一）单项选择题

1. 下列哪种药物不属于一线抗结核药（　　）
   - A．异烟肼
   - B．司帕沙星
   - C．利福平
   - D．链霉素
   - E．吡嗪酰胺

2. 以下关于异烟肼的说法错误的是（　　）
   - A．穿透力弱
   - B．可进入结核杆菌内
   - C．是肝药酶抑制剂
   - D．可用于治疗各种结核
   - E．穿透力强

3. 以下不属于异烟肼的不良反应的是（　　）
   - A．中枢神经系统毒性
   - B．再生障碍性贫血
   - C．肝脏毒性反应
   - D．共济失调
   - E．手脚麻木

4. 关于利福平的临床应用，错误的是（　　）
   - A．各种结核
   - B．麻风病
   - C．严重胆道感染
   - D．流行性脑脊髓膜炎
   - E．耐药金黄色葡萄球菌感染

5. 利福平的作用机制是（　　）
   - A．阻碍细菌细胞壁的合成
   - B．干扰细菌的叶酸代谢
   - C．抑制 DNA 依赖性 RNA 多聚酶
   - D．抑制细菌蛋白质的合成
   - E．抑制二氢叶酸合成酶

6. 以下抗结核药物的应用原则错误的是（　　）
   - A．晚期用药
   - B．适量用药
   - C．联合用药
   - D．规律用药
   - E．早期用药

### （二）多项选择题

7. 下列哪些药物属于一线抗结核药（　　）
   - A．异烟肼
   - B．司帕沙星
   - C．利福平
   - D．链霉素
   - E．四环素

8. 以下关于异烟肼的说法正确的是（　　）
   - A．穿透力弱
   - B．可进入结核杆菌内
   - C．是肝药酶抑制剂
   - D．可用于治疗各种结核
   - E．是肝药酶诱导剂

9. 以下属于异烟肼的不良反应的是（　　）
   - A．中枢神经系统毒性
   - B．再生障碍性贫血
   - C．肝脏毒性反应
   - D．皮疹
   - E．耳毒性

## 二、判断题

1. 异烟肼在体内主要经肝脏乙酰转移酶水解为乙酰异烟肼。

2. 异烟肼可降低合用药物的血药浓度。

3. 异烟肼对繁殖期结核杆菌有杀灭作用，对静止期结核杆菌有抑制作用。

4. 利福平低浓度抑菌，高浓度杀菌。

5. 异烟肼造成的周围神经炎表现为失眠、神经兴奋。

6. 利福平及其代谢物为橘红色。

7. 肝病患者应慎用异烟肼。

8. 合用维生素 $B_6$ 可以预防异烟肼引起的神经系统毒性。

## 三、填空题

1. 异烟肼的抗菌作用机制是抑制_____的

合成，使细胞壁合成受阻而导致细菌死亡。

2．异烟肼是肝药酶_____剂，使合用的药物血药浓度_____。

3．利福平的抗结核作用机制是_____。

4．利福平的不良反应包括_____、_____、_____。

5．异烟肼的肝脏毒性反应更容易出现于_____乙酰化代谢患者。

## 四、问答题

1．抗结核病药的应用原则是什么？

2．异烟肼的不良反应包括哪些？

## 五、案例题

患者，女，42岁，发热、体温37.7℃，咳嗽、咳痰3周，痰中带血，乏力、消瘦，偶有盗汗。曾接受阿莫西林、左氧氟沙星等药物治疗2周，症状无改善。痰涂片抗酸杆菌阳性，胸片可见右上肺小斑片状阴影，边缘不清。请分析患者的用药方案。

（郭　英）

# 第四十一章

# 抗 疟 药

■ 大纲要求

**1. 掌握** 氯喹、伯氨喹、乙氨嘧啶的抗疟作用、不良反应和适应证。

**2. 熟悉** 奎宁、青蒿素的抗疟作用特点、用途、不良反应，以及药物对疟原虫不同生活阶段的作用。

**3. 了解** 其他抗寄生虫药物的作用与用途。

■ 学习要点

本章主要介绍抗疟药，常用抗疟药的药理作用、临床应用与不良反应见表41-1。

表41-1 抗疟药药理作用、临床应用与不良反应

| 药物 | 药理作用 | 临床应用 | 不良反应 |
| --- | --- | --- | --- |
| 氯喹 | 能杀灭红细胞内期的间日疟、三日疟及敏感的恶性疟原虫,能迅速控制疟疾症状的发作,根治恶性疟 | 1. 控制疟疾的急性发作和根治恶性疟,为治疗疟疾的首选药物<br>2. 治疗肠外阿米巴病<br>3. 具有免疫抑制作用 | 治疗量时不良反应少,较大剂量或长时间应用可引起蓄积中毒,有致畸作用 |
| 奎宁 | 对红细胞内期原虫有杀灭作用 | 用于耐氯喹及耐多药的恶性疟,尤其是脑型恶性疟 | 金鸡纳反应,引起血压下降,心律失常等 |
| 青蒿素 | 高效、速效、低毒,对红细胞内期原虫有强大的杀灭作用 | 控制间日疟和恶性疟的症状以及耐氯喹株的治疗,凶险型恶性疟 | 胃肠道反应,偶见四肢麻木感和心动过速 |
| 乙胺嘧啶 | 1. 抑制疟原虫的二氢叶酸还原酶,阻碍疟原虫的核酸合成,抑制疟原虫的生长繁殖<br>2. 抑制原发性红细胞外期疟虫 | 为病因性预防首选药 | 常用量基本无毒,长期大剂量可引起巨幼红细胞贫血、胃肠道症状 |
| 伯氨喹 | 对红细胞外期及各型疟原虫的配子体均有较强的灭杀作用 | 作为控制复发和阻止疟疾传播的首选药 | 疲倦、头晕、恶心、呕吐、腹痛等 |

## 复习思考题

一、选择题

（一）单项选择题

1. 下列抗疟药的错误叙述项是（　　　）

A. 奎宁可引起金鸡纳反应

B. 氯喹用于控制疟疾症状

C. 青蒿素毒性较大

D. 伯氨喹用于控制疟疾复发和传播

E. 乙胺嘧啶用于疟疾的病因性预防

2. 下列何药可控制疟疾的复发性传播（　　）
A. 氯喹　　　　B. 奎宁
C. 青蒿素　　　D. 伯氨喹
E. 乙胺嘧啶

3. 下列何药不能控制疟疾症状（　　）
A. 氯喹　　　　B. 奎宁
C. 青蒿素　　　D. 甲氟喹
E. 伯氨喹

4. 主要用于病因性预防的抗疟药是（　　）
A. 伯氨喹　　　B. 乙胺嘧啶
C. 氯喹　　　　D. 奎宁
E. 青蒿素

5. 治疗暴发性脑性疟（　　）
A. 青蒿素＋糖皮质激素
B. 氯喹＋伯氨喹
C. 乙胺嘧啶＋磺胺多辛
D. 乙胺嘧啶
E. 甲氟喹

6. 控制症状，根治良性疟，防治传播（　　）
A. 青蒿素＋泼尼松
B. 氯喹＋伯氨喹
C. 甲氟喹
D. 乙胺嘧啶
E. 乙胺嘧啶＋磺胺多辛

7. 氯喹抗疟原虫的作用机制（　　）
A. 抑制二氢叶酸合成酶
B. 抑制二氢叶酸还原酶
C. 抑制葡萄糖-6-磷酸脱氢酶
D. 抑制 DNA 复制
E. 抑制蛋白质合成

8. 乙胺嘧啶抗疟原虫的作用机制（　　）
A. 抑制二氢叶酸合成酶
B. 抑制二氢叶酸还原酶
C. 抑制葡萄糖-6-磷酸脱氢酶
D. 抑制 DNA 复制
E. 抑制蛋白质合成

9. 导致红细胞内谷胱甘肽缺乏而引起的高铁血红蛋白血症的是（　　）

A. 磺胺类　　　B. 砜类
C. 伯氨喹　　　D. 青蒿素
E. 乙胺嘧啶

10. 某女 25 岁，怀孕 3 个月，确诊为恶性疟疾，应选用（　　）
A. 氯喹　　　　B. 氯喹＋伯氨喹
C. 奎宁　　　　D. 奎宁＋伯氨喹
E. 阿米帕林＋伯氨喹

（二）多项选择题

11. 奎宁（　　）
A. 耐氯喹恶性疟有效
B. 抑制心肌
C. 有金鸡纳反应
D. 抑制子宫，延缓产程
E. 强烈兴奋子宫，可致强制性收缩

12. 青蒿素（　　）
A. 对继发性红细胞外期疟原虫有杀灭作用
B. 高脂溶性，易透过血-脑屏障
C. 耐氯喹恶性疟有良效
D. 易复发
E. 不良反应多

13. 伯氨喹抗疟原虫的特点（　　）
A. 对配子体有杀灭作用
B. 对继发性红细胞外期疟原虫作用
C. 对良性疟的红细胞内期作用弱
D. 对恶性疟原虫的原发性红细胞外期有效，但不作病因性预防用药
E. 对恶性疟红细胞内期裂殖体完全无效

14. 乙胺嘧啶（　　）
A. 杀灭原发性红细胞外期疟原虫
B. 杀灭继发性红细胞外期疟原虫
C. 抑制红细胞内期未成熟的裂殖体
D. 阻止疟原虫在蚊子体内的孢子增殖
E. 抑制二氢叶酸合成酶

## 二、判断题

1. 青蒿素治疗疟疾最大缺点是复发率高。
2. 伯氨喹用于控制疟疾复发和传播。

3. 伯氨喹引起特异质者发生溶血性贫血和高铁血红蛋白血症，是因为叶酸缺乏。

4. 氯喹的抗疟作用机制：影响疟原虫 DNA 复制和 RNA 转录。

5. 乙胺嘧啶是通过抑制二氢叶酸合成酶来发挥抗疟作用。

## 三、填空题

1. 抗疟药分为：主要用于控制_____、_____、_____药物。

2. 氯喹能杀灭_____的间日疟、三日疟。

3. 奎宁有_____反应。

4. 氯喹的抗疟作用机制：影响疟原虫_____和_____。

5. 乙胺嘧啶是通过抑制_____来发挥抗疟作用。

## 四、名词解释

抗疟药（anti-malarial drugs）

## 五、问答题

试述常用抗疟药防治疟疾的作用环节及各自的特点（举例说明）。

## 六、案例题

患者，女，35 岁。主诉：畏寒、发热 1 周。现病史：患者入院前 1 周突然出现畏寒，先是四肢末端发凉，很快出现背部、全身发冷。皮肤起既不疼痒[S1]，口唇、指甲发绀，颜面苍白，全身肌肉关节酸痛，全身发抖，牙齿打颤，盖几床被子都不能制止，10 多分钟后面色慢慢转红，发绀消失，全身发热，此时量体温达到 40℃，感觉心悸、口渴、头痛、呕吐，全身大汗淋漓，衣服湿透，持续 2～6 小时，然后体温渐渐降至 35.5℃左右，自己感觉舒适，但是十分困倦，就安然入睡。一觉醒来，精神轻快，又可照常工作。但是 2 天后有出现同样的畏寒、发热症状。不发作时可照常生活。入院查体：体温 37.7℃，脉搏 85 次/分，呼吸 21 次/分，血压 17/9.5kPa，心、肺、腹均正常。辅助检查：尿常规，相对密度 1.015、尿白蛋白 15mg/L（正常值<22mg/L）、红细胞（±）、管型（一）；血常规，红细胞 500 万/mm³，血红蛋白 10.5g/L，中性粒细胞 0.82，淋巴细胞 0.028。空腹血糖 5.9mmol/L。其余正常。

问题：1. 该患者要确诊应做何检查？最有可能为何疾病？

2. 为该患者制定一套治疗方案？说出选药依据。

（黄 宁）

# 第四十二章

## 抗血吸虫病药

### 大纲要求

1. **掌握** 吡喹酮的药理作用和临床应用。
2. **了解** 吡喹酮的作用机制及不良反应。

### 学习要点

#### 吡喹酮

1. **药理作用** 对各种血吸虫的成虫及其他吸虫如华支睾吸虫、姜片吸虫、肺吸虫有显著的杀灭作用，对绦虫和囊虫也有较强的作用。

2. **作用机制** 可能是通过增加表膜对 $Ca^{2+}$ 的通透性，干扰虫体内 $Ca^{2+}$ 平衡，使虫体发生痉挛性麻痹。

3. **临床应用** 治疗血吸虫病及各种绦虫病的首选药物；对囊虫感染有良效；也可用于肝脏华支睾吸虫病、肠吸虫病、卫氏并殖吸虫病等。

4. **不良反应** 少且短暂，少数出现心电图异常，孕妇禁用。

## 复习题

### 一、选择题

#### （一）单项选择题

1. 抗血吸虫病的首选药物是（　　）

   A. 甲硝唑

   B. 乙胺嘧啶

   C. 吡喹酮

   D. 金刚烷胺

   E. 乙胺嗪

2. 抗绦虫病的首选药物是（　　）

   A. 阿苯达唑

   B. 氯硝柳胺

   C. 乙胺嗪

   D. 吡喹酮

   E. 甲氟喹

3. 吡喹酮促使血吸虫出现肝移的主要原因是（　　）

   A. 在肝脏内的浓度较高

   B. 虫体痉挛性麻痹，被血流冲入肝

   C. 首关消除明显

   D. 对肝脏的选择性比较高

   E. 肝肠循环的影响

#### （二）多项选择题

4. 关于吡喹酮的药理作用描述正确的是（　　）

   A. 口服吸收迅速而完全

   B. 对各种血吸虫的成虫有显著的杀灭作用

   C. 对其他吸虫和各种绦虫感染有效

   D. 促进血吸虫的肝转移，并在肝内死亡

E．抑制 $Ca^{2+}$进入虫体，使虫体发生痉挛性麻痹

5．吡喹酮的临床应用包括（　　）

A．绦虫病

B．肝脏华支睾吸虫病

C．肠吸虫病

D．卫氏并殖吸虫病

E．血吸虫病

## 二、判断题

1．吡喹酮对各种血吸虫的成虫和童虫都有显著的杀灭作用。

2．吡喹酮抗血吸虫的主要作用机制是增加表膜对 $Ca^{2+}$的通透性，引起虫体痉挛性麻痹。

## 三、填空题

治疗血吸虫病及绦虫病的首选药物是_____，具有_____、_____、_____、_____等优点。

（和丽芬）

# 第四十三章

# 抗恶性肿瘤药

## 大纲要求

1. **掌握** 抗肿瘤药的分类。
2. **熟悉** 各类抗肿瘤药物的作用机制、临床应用和不良反应。
3. **了解** 抗恶性肿瘤药物的应用原则。

## 学习要点

## 一、抗恶性肿瘤药的分类

### （一）按生化作用机制分类

抗恶性肿瘤药按生化作用机制分类及其代表药物见表 43-1。

**表 43-1 抗恶性肿瘤药按生化作用机制分类**

| 作用机制 | 药物分类 | 代表药 |
|---------|---------|--------|
| 影响核酸生物合成的药物（抗代谢药） | 二氢叶酸还原酶抑制剂 | 甲氨蝶呤 |
| | 胸苷酸合成酶抑制剂 | 氟尿嘧啶 |
| | 嘌呤核苷酸合成抑制剂 | 巯嘌呤 |
| | 核苷酸还原酶抑制剂 | 羟基脲 |
| | DNA 多聚酶抑制剂 | 阿糖胞苷 |
| 影响DNA结构与功能的药物 | 烷化剂 | 氮芥、环磷酰胺、塞替派、白消安 |
| | 破坏 DNA 的铂类配合物 | 顺铂、卡铂 |
| | 破坏 DNA 的抗生素类 | 丝裂霉素、博来霉素 |
| | 拓扑异构酶抑制剂 | 喜树碱类 |
| 干扰转录过程和阻止RNA 合成的药物 | | 放线菌素、多柔比星、柔红霉素 |
| 抑制蛋白质合成与功能的药物 | 微管蛋白活性抑制剂 | 长春碱类、紫杉醇类 |
| | 干扰核糖体功能的药物 | 三尖杉生物碱类 |
| | 影响氨基酸供应的药物 | L-门冬酰胺酶 |
| 调节体内激素水平的药物 | | 雌激素类、雄激素类、他莫昔芬、糖皮质激素类、氨鲁米特 |

**（二）按作用的周期或时相特异性分类**

**1. 周期非特异性药物**（cell cycle nonspecific agents，CCNSA）　能杀灭处于增殖周期各时相的细胞甚至包括 $G_0$ 期细胞的药物，如烷化剂、抗肿瘤抗生素及铂类配合物等。

**2. 周期特异性药物**（cell cycle specific agents，CCSA）　仅对增殖周期的某些时相敏感而对 $G_0$ 期细胞不敏感的药物。

（1）作用于 S 期的药物：如影响核酸生物合成的药物（抗代谢药）。

（2）作用于 M 期细胞的药物：如长春碱类药物。

（3）作用于 $G_1$ 期细胞的药物：如 L-门冬酰胺酶等。

# 二、常用抗肿瘤药物

## （一）影响核酸生物合成的药物（抗代谢药）

影响叶酸合成的常用抗肿瘤药物见表 43-2。

表 43-2　影响核酸生物合成的药物

| 药物 | 作用机制 | 临床应用 | 主要不良反应 |
|---|---|---|---|
| 甲氨蝶呤 | 抑制二氢叶酸还原酶 | 1. 儿童急性白血病<br>2. 绒毛膜上皮癌<br>3. 中枢神经系统白血病的预防和症状缓解（鞘内注射） | 1. 消化道反应<br>2. 骨髓抑制 |
| 氟尿嘧啶 | 抑制脱氧胸苷酸合成酶 | 1. 消化系统癌（食管癌、胃癌、肠癌、胰腺癌、肝癌）和乳腺癌<br>2. 宫颈癌、卵巢癌、绒毛膜上皮癌、膀胱癌、头颈部肿瘤 | 1. 消化道反应<br>2. 骨髓抑制 |
| 巯嘌呤 | 阻止次黄嘌呤核苷酸转变为腺苷酸及鸟苷酸 | 1. 急性淋巴细胞白血病<br>2. 绒毛膜上皮癌 | 1. 消化道黏膜损害<br>2. 骨髓抑制 |
| 羟基脲 | 抑制核苷酸还原酶，阻止胞苷酸转变为脱氧胞苷酸 | 1. 慢性粒细胞白血病<br>2. 暂时缓解黑色素瘤 | 1. 骨髓抑制<br>2. 轻度消化道反应 |
| 阿糖胞苷 | 抑制 DNA 多聚酶的活性 | 1. 急性粒细胞性白血病<br>2. 单核细胞白血病 | 1. 骨髓抑制<br>2. 胃肠道反应 |

## （二）影响 DNA 结构与功能的药物

影响 DNA 结构与功能的抗肿瘤药物的作用机制、临床应用与主要不良反应见表 43-3。

表 43-3　影响 DNA 结构与功能的药物

| 药物 | 作用机制 | 临床应用 | 主要不良反应 |
|---|---|---|---|
| 环磷酰胺 | 体外无活性，在肿瘤细胞内分解出磷酰胺氮芥而发挥作用 | 1. 恶性淋巴瘤<br>2. 多发性骨髓瘤、急性淋巴细胞白血病、肺癌、乳腺癌、卵巢癌、神经母细胞瘤和睾丸肿瘤 | 1. 骨髓抑制<br>2. 胃肠道反应<br>3. 出血性膀胱炎 |
| 白消安 | 在体内通过其磺酸酯基团与 DNA 中的鸟嘌呤起烷化作用 | 慢性粒细胞性白血病 | 骨髓抑制 |

| 药物 | 作用机制 | 临床应用 | 主要不良反应 |
|---|---|---|---|
| 顺铂 | 作用机制似氮芥,可与 DNA 链上的鸟嘌呤结合,形成交叉联结,从而破坏 DNA 结构和功能 | 1. 非精原细胞性睾丸瘤<br>2. 头颈部鳞状细胞癌、卵巢癌、膀胱癌、前列腺癌、淋巴肉瘤及肺癌 | 1. 骨髓抑制<br>2. 胃肠道反应<br>3. 周围神经炎、耳毒性<br>4. 肾毒性 |
| 丝裂霉素 | 化学结构中有乙撑亚胺及氨甲酰酯基团,具有烷化作用。能与 DNA 的双链交叉联结,可抑制 DNA 复制,也能使部分 DNA 链断裂 | 1. 胃癌、肺癌、乳腺癌<br>2. 慢性粒细胞性白血病、恶性淋巴瘤 | 1. 骨髓抑制<br>2. 胃肠道反应 |
| 喜树碱类 | 抑制 DNA 拓扑异构酶 I | 1. 胃癌、绒毛膜上皮癌、恶性葡萄胎、急性及慢性粒细胞性白血病<br>2. 膀胱癌、大肠癌及肝癌 | 1. 泌尿道刺激症状<br>2. 消化道反应<br>3. 骨髓抑制 |

### (三)干扰转录过程和阻止 RNA 合成的药物

**表 43-4　干扰转录过程和阻止 RNA 合成的药物**

| 药物 | 作用机制 | 临床应用 | 主要不良反应 |
|---|---|---|---|
| 放线菌素 | 抑制 RNA 多聚酶的活性 | 1. 恶性葡萄胎、绒毛膜上皮癌、霍奇金病<br>2. 恶性淋巴瘤、肾母细胞瘤、骨骼肌肉瘤及神经母细胞瘤 | 1. 消化道反应<br>2. 骨髓抑制 |
| 多柔比星（阿霉素） | 嵌入 DNA 碱基对之间,阻止 RNA 转录过程,抑制 RNA 合成,也能阻止 DNA 复制 | 1. 常用抗肿瘤药耐药的急性淋巴细胞白血病或粒细胞白血病<br>2. 恶性淋巴肉瘤、乳腺癌、卵巢癌、小细胞肺癌、胃癌、肝癌及膀胱癌 | 1. 心脏毒性<br>2. 骨髓抑制<br>3. 消化道反应 |
| 柔红霉素 | 同多柔比星 | 1. 常用抗肿瘤药耐药的急性淋巴细胞白血病或粒细胞白血病 | 1. 骨髓抑制<br>2. 消化道反应 |

### (四)抑制蛋白质合成与功能的药物

抑制蛋白质合成与功能的抗肿瘤药的作用机制、临床应用与主要不良反应见表 43-5。

**表 43-5　抑制蛋白质合成与功能的药物**

| 药物 | 作用机制 | 临床应用 | 主要不良反应 |
|---|---|---|---|
| 长春碱类 | 与微管蛋白结合,抑制微管聚合,从而使纺锤体不能形成,细胞有丝分裂停止于中期 | 1. 长春碱:急性白血病、恶性淋巴瘤及绒毛膜上皮癌<br>2. 长春新碱:儿童急性淋巴细胞白血病（与泼尼松合用） | 1. 骨髓抑制<br>2. 神经毒性<br>3. 消化道反应 |
| 紫杉醇类 | 能促进微管聚合,同时抑制微管的解聚,从而使纺锤体失去正常功能,细胞有丝分裂停止 | 1. 卵巢癌和乳腺癌（一线）<br>2. 肺癌、食管癌、大肠癌、黑色素瘤、头颈部癌、淋巴瘤、脑瘤 | 1. 骨髓抑制<br>2. 神经毒性<br>3. 心脏毒性<br>4. 过敏反应 |

续表

| 药物 | 作用机制 | 临床应用 | 主要不良反应 |
|---|---|---|---|
| 三尖杉生物碱类 | 抑制蛋白合成的起始阶段，使核糖体分解，释出新生肽链，抑制有丝分裂 | 1. 急性粒细胞白血病<br>2. 急性单核细胞白血病、慢性粒细胞白血病、恶性淋巴瘤 | 1. 骨髓抑制<br>2. 消化道反应<br>3. 心脏毒性 |
| L-门冬酰胺酶 | 催化门冬酰胺水解而使肿瘤细胞缺乏门冬酰胺供应，阻断其蛋白质合成 | 1. 急性淋巴细胞白血病<br>2. 非霍奇金淋巴瘤 | 1. 消化道反应<br>2. 骨髓抑制<br>3. 过敏反应 |

### （五）调节体内激素水平的药物

调节体内激素水平的抗肿瘤药的作用机制、临床应用与主要不良反应见表 43-6。

**表 43-6　调节体内激素水平的药物**

| 药物 | 作用机制 | 临床应用 | 主要不良反应 |
|---|---|---|---|
| 雌激素类 | 减少垂体促间质细胞刺激激素的分泌，使睾丸间质细胞与肾上腺皮质的雄激素分泌减少；直接对抗雄激素促进前列腺癌组织生长发育的作用 | 1. 前列腺癌<br>2. 绝经期乳腺癌 | 消化道反应 |
| 雄激素类 | 抑制垂体前叶分泌促卵泡激素，使卵巢雌激素分泌减少；对抗雌激素作用 | 晚期乳腺癌，尤其骨转移者 | 肝损害 |
| 他莫昔芬 | 雌激素受体的部分激动剂，具有雌激素样作用；也有一定抗雌激素的作用，抑制雌激素依赖性肿瘤细胞生长 | 乳腺癌（雌激素受体阳性者较好） | 1. 胃肠道反应<br>2. 继发性抗雌激素作用<br>3. 骨髓抑制 |
| 氨鲁米特 | 抑制雄激素转化为雌激素的芳香化酶，从而阻止雄激素转变为雌激素；抑制肾上腺皮质激素合成 | 1. 绝经后晚期乳腺癌<br>2. 库欣综合征 | 1. 骨髓抑制<br>2. 神经系统毒性<br>3. 过敏反应 |

# 复习思考题

## 一、选择题

### （一）单项选择题

1. 下列抗肿瘤药物中，主要作用于 M 期的是
（　　）
   A. 抗代谢药　　　　B. 长春碱类
   C. 抗肿瘤抗生素　　D. 烷化剂
   E. 激素类

2. 抑制叶酸合成的抗肿瘤药是（　　）
   A. 甲氨蝶呤　　　　B. 氟尿嘧啶
   C. 阿糖胞苷　　　　D. 巯嘌呤
   E. 羟基脲

3. 抑制蛋白质合成的抗肿瘤药是（　　）
   A. 氟尿嘧啶　　　　B. 甲氨蝶呤
   C. 长春碱类　　　　D. 羟基脲、
   E. 顺铂

4. 主要作用于 S 期的抗肿瘤药物是（　　）
   A. 抗代谢药　　　　B. 长春碱类
   C. 抗肿瘤抗生素　　D. 烷化剂
   E. 激素类

5. 下列药物中对前列腺癌效果较好的药物是
（　　）
   A. 氨鲁米特　　　　B. 雄激素类
   C. 雌激素类　　　　D. 他莫昔芬
   E. 紫杉醇

6. 下列抗肿瘤药物中属于周期特异性药物的是（　　）

A. 白消安　　　B. 丝裂霉素

C. 甲氨蝶呤　　D. 顺铂

E. 环磷酰胺

7. 临床大剂量使用甲氨蝶呤引起的严重不良反应是（　　）

A. 心肌损伤　　B. 膀胱炎

C. 骨髓毒性　　D. 惊厥

E. 耳毒性

8. 体外无抗肿瘤活性，在肝脏转化后发挥作用的药物是（　　）

A. 氮芥　　　　B. 塞替派

C. 白消安　　　D. 环磷酰胺

E. 丝裂霉素

9. 5-氟尿嘧啶对下列哪种肿瘤疗效好（　　）

A. 膀胱癌和肺癌　B. 消化道癌

C. 卵巢癌　　　D. 子宫颈癌

E. 绒毛膜上皮癌

10. 环磷酰胺抗肿瘤的机制是（　　）

A. 干扰核酸的合成

B. 破坏 DNA 的结构与功能

C. 嵌入 DNA 干扰转录过程及阻止 RNA 的合成

D. 干扰蛋白质合成

E. 影响激素平衡，抑制肿瘤生长

（二）多项选择题

11. 影响核酸生物合成的抗肿瘤药物是（　　）

A. 羟基脲　　　B. 氮芥

C. 环磷酰胺　　D. 巯嘌呤

E. 甲氨蝶呤

12. 下列药物中可以治疗急性淋巴细胞白血病的是（　　）

A. L-门冬酰胺酶

B. 他莫昔芬

C. 多柔比星

D. 巯嘌呤

E. 环磷酰胺

13. 干扰 RNA 合成的抗肿瘤药物是（　　）

A. 放线菌素　　B. 柔红霉素

C. 丝裂霉素　　D. 环磷酰胺

E. 喜树碱类

14. 影响 DNA 结构与功能的抗肿瘤药物是（　　）

A. 长春碱　　　B. 甲氨蝶呤

C. 丝裂霉素　　D. 顺铂

E. 环磷酰胺

15. 影响蛋白质合成和功能的抗肿瘤药物是（　　）

A. 顺铂　　　　B. 长春碱类

C. 紫杉醇　　　D. 喜树碱类

E. 三尖杉类

## 二、判断题

1. 甲氨蝶呤通过抑制二氢叶酸合成酶阻碍细胞 DNA 合成。

2. 放线菌素通过抑制 DNA 拓扑异构酶 I 干扰 DNA 结构和功能。

3. 长春碱类药物属于周期特异性药物，主要作用于 S 期细胞。

4. 他莫昔芬是雌激素受体的部分激动剂，既具有雌激素样作用，也具有一定抗雌激素的作用。

5. 雄激素类可以用于治疗前列腺癌。

6. 环磷酰胺在体内外都具有抗肿瘤活性。

7. 柔红霉素属于破坏 DNA 的抗生素类。

8. 羟基脲对治疗急性粒细胞白血病有显著疗效。

## 三、填空题

1. 甲氨蝶呤常用于治疗_____和_____，鞘内注射可用于_____白血病的预防和缓解症状。

2. 巯嘌呤主要用于_____的维持治疗，大剂量对_____亦有较好疗效。

3. 羟基脲对治疗_____有显著疗效，对_____有暂时缓解作用。

4. 环磷酰胺为目前广泛应用的烷化剂，对_____疗效显著，而白消安仅对_____

疗效显著。

5. 氟尿嘧啶对_____和_____疗效较好。

6. 多柔比星（阿霉素）抗瘤谱广，疗效高，主要用于对常用抗肿瘤药耐药的_____或_____。

## 四、问答题

1. 抗肿瘤药物按生化作用机制分类可以分成哪几类？

2. 氟尿嘧啶的作用机制是什么？并简述其临床应用及不良反应。

3. 试述影响核酸生物合成的药物（抗代谢药）的分类及其代表药。

（王 蕾）

## 第四十四章

# 作用于免疫系统的药物

**大纲要求**

1. **掌握** 免疫抑制剂、免疫增强剂的概念。免疫增强剂的分类及作用特点。
2. **熟悉** 皮质激素、环孢素、干扰素、转移因子、白细胞介素的应用和不良反应。
3. **了解** 免疫佐剂、单克隆抗体的应用。

**学习要点**

## 一、免疫抑制剂

作用特点：缺乏选择性；对初次免疫应答反应的抑制作用强，而对再次免疫应答反应抑制作用弱；作用强度取决于给药时间与抗原刺激的时间间隔和先后顺序。常用免疫抑制药见表44-1。

### 表 44-1　免疫抑制剂

| 类别 | 代表药物 | 作用机制 | 主要临床应用 | 不良反应 |
|---|---|---|---|---|
| 钙调激酶抑制药 | 环孢素 | 选择性抑制细胞免疫和胸腺依赖性抗原的体液免疫抑制 T 细胞活化与基因表达 | 器官移植；自身免疫性疾病 | 肾毒性；肝毒性；神经毒性；诱发肿瘤；继发感染；胃肠道反应 |
| 肾上腺皮质激素 | 地塞米松 | 抑制免疫反应的多个环节与特异性受体结合，影响靶基因表达 | 器官移植；自身免疫性疾病；过敏性疾病 | 诱发感染；引起高血糖、高血压、消化道反应；类肾上腺批准及功能亢进 |
| 抗增值与抗代谢 | 环磷酰胺 | 抑制淋巴细胞；降低 NK 细胞活性 | 器官移植；自身免疫反应；恶性肿瘤 | 骨髓抑制；胃肠道反应；脱发、出血性膀胱炎 |
| 抗体类 | 抗胸腺细胞球蛋白 | 破坏 T、B 淋巴细胞；非特异性抑制细胞免疫反应，抑制初次免疫应答强 | 器官移植；白血病、类风湿关节炎等 | 全身症状：发热、血小板减少；关节疼痛、血栓性静脉炎、过敏性休克等局部注射：肌肉剧烈疼痛 |

### 表 44-2　免疫增强药物

| 常用药 | 作用 | 临床应用 | 不良反应 |
|---|---|---|---|
| 左旋咪唑 | 对免疫功能低下者有效；促进抗体生成，促进细胞免疫功能恢复 | 免疫功能低下者；恶性肿瘤；改善自身性免疫性疾病的免疫功能异常症状 | 消化道、神经系统、变态反应，肝炎活动期禁用 |
| 白细胞介素 | 激活 B 细胞产生抗体；活化巨噬细胞；增强 NK 细胞及增强淋巴因子活性 | 肿瘤：黑色素瘤、肾细胞癌、霍奇金淋巴瘤；自身免疫性疾病、免疫缺陷；衰老 | 全身反应：发热；胃肠道反应；神经系统反应 |

续表

| 常用药 | 作用 | 临床应用 | 不良反应 |
| --- | --- | --- | --- |
| 干扰素 | 作用总效应与用药剂量和时间有关。小剂量：调节抗体生成；激活单核/巨噬细胞功能；激活 NK 细胞杀伤作用。大剂量：抑制免疫 | 病毒感染；恶性肿瘤：成骨肉瘤、骨髓瘤、乳腺癌、肝癌等 | 发热、神经系统反应 |
| 转移因子 | 转移供体免疫信息给未致敏受体，以获得供体样的特异性和非特异的细胞免疫功能；促进干扰素释放 | 先天性和获得性细胞免疫缺陷、免疫性血小板减少性紫癜、难治性病毒或真菌感染及肿瘤的辅助治疗 | 不良反应少；有注射部位局部反应；偶发风疹性皮炎等；肝功能损害 |
| 胸腺素 | 促使 T 淋巴细胞分化成熟 | 胸腺依赖性免疫缺陷病；艾滋病等；肿瘤 | 过敏反应 |

# 复习思考题

## 一、选择题

### （一）单项选择题

1. 下列何种药物属于免疫抑制药（ ）

　　A. 干扰素　　　　B. 左旋咪唑

　　C. 白细胞介素　　D. 环孢素

　　E. 转移因子

2. 左旋咪唑的作用机制是（ ）

　　A. 激活环核苷酸磷酸二酯酶，降低淋巴细胞和巨噬细胞内 cAMP 含量

　　B. 抑制 T 细胞生成白细胞介素

　　C. DNA 和蛋白质合成

　　D. 促进 NK 细胞分化增殖

　　E. 抑制淋巴细胞生成干扰素

3. 器官移植最常用的免疫抑制剂是（ ）

　　A. 泼尼松　　　　B. 左旋咪唑

　　C. 硫唑嘌呤　　　D. 环孢素

　　E. 环磷酰胺

4. 环孢素的不良反应是（ ）

　　A. 心律失常　　　B. 中枢症状

　　C. 过敏反应　　　D. 肝肾损伤

　　E. 出血表现

5. 能抑制淋巴细胞产生干扰素的药物是（ ）

　　A. 干扰素　　　　B. 环孢素

　　C. 泼尼松　　　　D. 卡介苗

　　E. 胸腺素

6. 主要抑制巨噬细胞对抗原吞噬处理的免疫抑制药是（ ）

　　A. 干扰素　　　　B. 环孢素

　　C. 胸腺素　　　　D. 转移因子

　　E. 泼尼松龙

7. 小剂量增强体液免疫，大剂量抑制体液免疫的药物是（ ）

　　A. 泼尼松　　　　B. 环孢素

　　C. 干扰素　　　　D. 硫唑嘌呤

　　E. 依他西脱

8. 可用于免疫功能低下的患者，也可治疗自身免疫性疾病的药物（ ）

　　A. 地塞米松　　　B. 巯嘌呤

　　C. 左旋咪唑　　　D. 干扰素

　　E. 胸腺素

9. 能促进 B 细胞及 NK 细胞分化增殖的药物是（ ）

　　A. 白细胞介素　　B. 地塞米松

　　C. 泼尼松　　　　D. 环孢素

　　E. 干扰素

10. 地塞米松不用于（ ）

　　A. 系统性红斑狼疮

　　B. 类风湿关节炎

　　C. 痛风

　　D. 血小板减少性紫癜

　　E. 肾病综合征

（二）多项选择题

11. 免疫抑制药的作用是（ ）
 A. 抑制粒细胞功能
 B. 抑制巨噬细胞吞噬功能
 C. 抑制抗体生成
 D. 抑制红细胞再生
 E. 抑制T淋巴细胞生成白介素

12. 免疫抑制剂常见的不良反应（ ）
 A. 脱发　　　B. 肿瘤发生
 C. 过敏反应　D. 引起感染
 E. 不育不孕

13. 免疫增强剂通常用于治疗（ ）
 A. 免疫缺陷性疾病
 B. 慢性感染
 C. 恶性肿瘤
 D. 器官移植
 E. 感冒

14. 转移因子通常用于治疗（ ）
 A. 继发性细胞免疫缺陷的补充治疗
 B. 慢性感染
 C. 恶性肿瘤
 D. 贫血
 E. 过敏性疾病

15. 环孢素的不良反应通常有（ ）
 A. 肾毒性　　B. 诱发肿瘤
 C. 继发感染　D. 神经痛
 E. 诱发癫痫发作

二、判断题

1. 免疫抑制药可以根治自身免疫性疾病。
2. 环孢素、泼尼松、硫唑嘌呤都属于免疫抑制药。
3. 环孢素可以口服，也可静脉注射给药。
4. 他克莫司用于防治器官移植排异反应的疗效优于环孢素。
5. 硫唑嘌呤和甲氨蝶呤常用于肾移植排异反应和类风湿关节炎，用药过程安全，无毒性。
6. 抗胸腺细胞球蛋白临床用于防治器官移植的排异反应，通常与皮质激素合用，以减少皮质激素的用量。
7. 卡介苗通常用于预防结核病，同时可用于肿瘤的辅助治疗。
8. 白细胞介素-2能增强NK细胞和淋巴因子活化的杀伤细胞活性，但是不能诱导干扰素产生，因此限制了其临床应用。
9. 免疫核糖核酸主要用于恶性肿瘤的辅助治疗，也试用于治疗乙型脑炎和病毒性肝炎。
10. 胸腺素目前主要用于治疗胸腺依赖性免疫缺陷病，如艾滋病。

三、填空题

1. 免疫抑制药长期应用可能诱发_____、_____、_____。
2. 免疫抑制药大致可分为_____、_____、_____、_____。
3. 西罗莫司对_____疗效更佳，与_____合用，能减少_____毒性。
4. 环磷酰胺常见的不良反应有_____、_____、_____、_____。
5. 转移因子的作用是将_____，不转移_____。

四、名词解释

1. immunosuppressive drugs
2. immunopotentiating drags

五、问答题

1. 举例简述临床常用各类免疫抑制剂的临床应用？
2. 简述干扰素的作用、临床应用及不良反应。

六、案例题

男，60岁，因严重二尖瓣狭窄导致慢性心功能不全，接受心脏移植，随即开始使用环孢素、糖皮质激素和硫唑嘌呤，机体状况良好，但在3个月后患者出现呼吸困难和疲劳，入院后诊断为急性排斥反应，给予OKT3治疗，患者出现嗜睡、发热、肌肉疼痛、恶心、腹泻等不良反应，未做特殊处理，心脏功能改善后出院。

问题：1. 患者心脏移植后，所用药物中，何药可能降低了免疫反应？为什么？

2. 解释患者心脏 3 个月后入院，诊断为急性排斥反应所用药物 OKT3 后，出现的一系列不良反应的现象。

钙调激酶抑制剂：常用环孢素，防治异体器官移植的排异及自身免疫性疾病。

肾上腺皮质激素：常用地塞米松，防治器官移植的排异反应、自身免疫性疾病、过敏性疾病。

抗增值药物：常用霉酚酸酯，用于肾脏和心脏移植、自身免疫性疾病、预防卡氏肺囊虫感染；常用环磷酰胺，防止移植排异反应、恶性淋巴瘤等。

抗代谢药物：常用甲氨蝶呤，用于肾移植排异反应和自身免疫性疾病。

抗体类：常用抗胸腺细胞球蛋白，防止器官移植的排异反应，临床试用于白血病、重症肌无力、溃疡性结肠炎、类风湿关节炎及系统红斑狼疮等。

2. 简述干扰素的作用、临床应用及不良反应。

干扰素具有抗病毒、抗肿瘤和免疫调节作用。

临床主要用于：预防病毒感染性疾病，如呼吸道病毒感染、乙型肝炎等。

常见的不良反应有：发热、流感样症状、神经系统症状、皮疹及肝功能异常等。局部注射可出现疼痛、红肿等。

过敏体质、严重肝功能不良、白细胞及血小板减少者慎用。

## 七. 案例题

1. 患者接受心脏移植手术后，使用环孢素、糖皮质激素和硫唑嘌呤均具有免疫抑制作用，其中，环孢素选择性移植 T 细胞活化，部分抑制 T 细胞依赖的 B 细胞反应，通过干扰素的产生间接影响 NK 细胞的活力，实现免疫抑制作用，临床常用于与小剂量糖皮质激素合用，防止心脏移植后的排异反应。

糖皮质激素具有抑制免疫反应的多个环节，对各种免疫因子的抑制作用源于许多组织细胞的细胞质中含有糖皮质激素特异性结合受体，糖皮质激素最终通过与其他转录因子的相互作用，影响靶基因的表达，改变靶组织蛋白的合成。糖皮质激素与环孢素、硫唑嘌呤合用，可用于防治器官移植后的急慢性排异反应。

硫唑嘌呤：通过干扰嘌呤代谢的各个环节，抑制 DNA、RNA 和蛋白质合成，发挥抑制 T、B 淋巴细胞和 NK 细胞的效应，同时抑制体液免疫和细胞免疫反应，临床用于器官移植和类风湿关节炎等自身免疫性疾病。

2. 患者 3 个月后，出现急性排斥反应，所用药物为 OKT3，这是一种抗体类免疫抑制药，可与 T 细胞表面的 CD3 糖蛋白结合，阻断抗原与抗原识别物结合，活化 T 细胞，诱导细胞因子释放，抑制 T 细胞参与的免疫反应，抑制器官移植排斥反应。患者用药后出现的一系列不良反应属于 OKT3 常见的细胞因子释放综合征，表现在初始剂量时产生，症状可有感冒样表现，如发热、肌肉疼痛、乏力、嗜睡或消化道反应等。

（龙 榕）

# 参 考 文 献

陈新谦. 2011. 新编药物学. 第 17 版. 北京：人民卫生出版社

李家泰. 2008. 临床药理学. 第 3 版. 北京：人民卫生出版社

吴基良. 2012. 药理学. 第 2 版. 北京：科学出版社

杨宝峰. 2013. 药理学. 第 8 版. 北京：人民卫生出版社

杨世杰. 2010. 药理学. 第 2 版. 北京：人民卫生出版社

Laurence Brunton, Bruce Chabner, Bjorn Knollman. 2010.Goodman and Gilman's The pharmacology basis of therapeutics. 12th ed. New York: McGraw-Hill Professional